Alternative Medizin

Die Wurzeln der Naturheilkunde

Alternative Medizin

Die Wurzeln der Naturheilkunde

Martine und Caroline Laffon

Aus dem Französischen von
Egbert Baqué

KNESEBECK

Unter der Haut unsrer Leiber strömt
Pulsierendes Blut, Lebenssaft,
Verzweigt sich zeichnend, entwirft und schafft
Den ewigen Plan für Körper und Erden,
Vergehen und Werden.

Robert Desnos

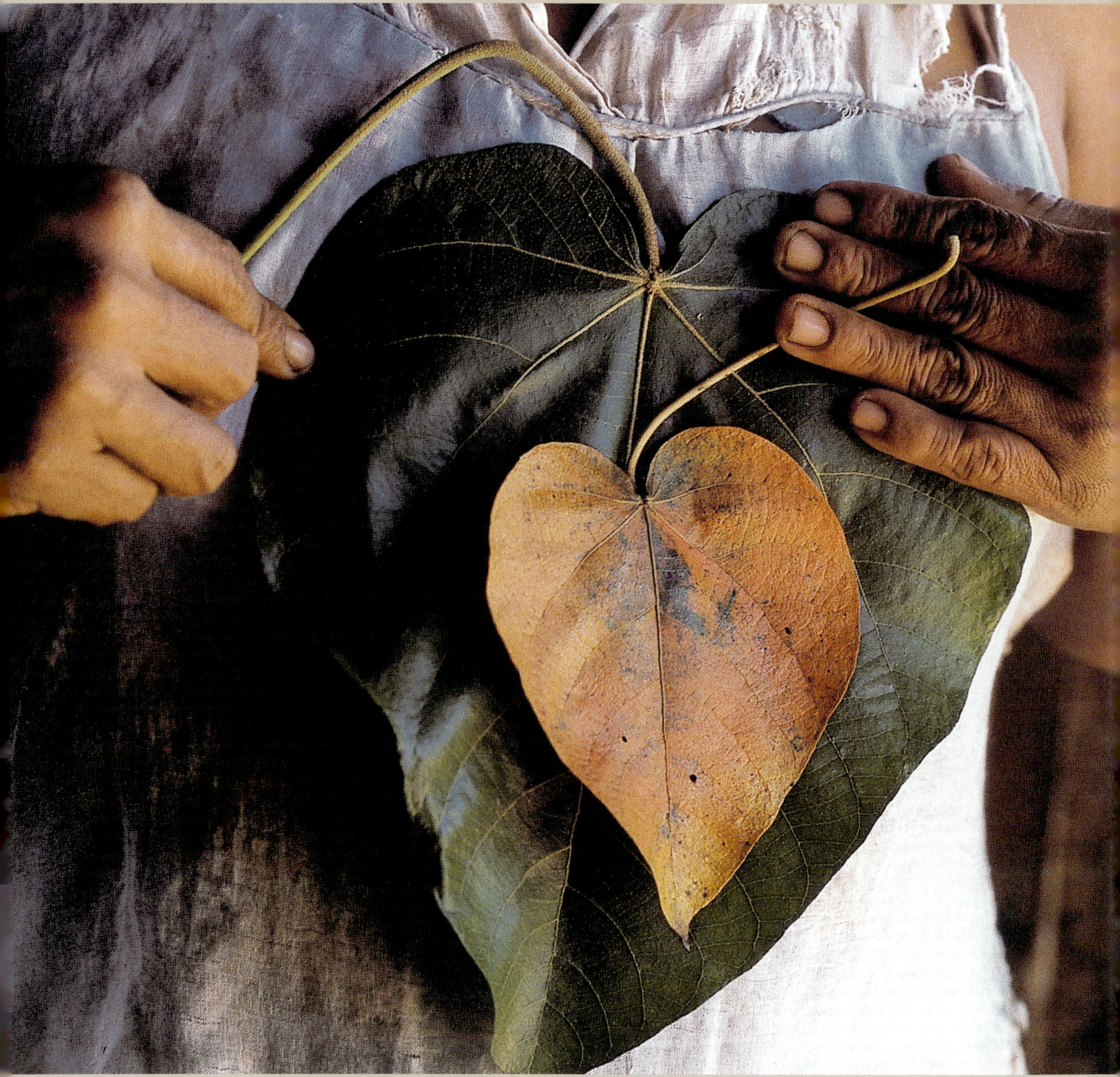

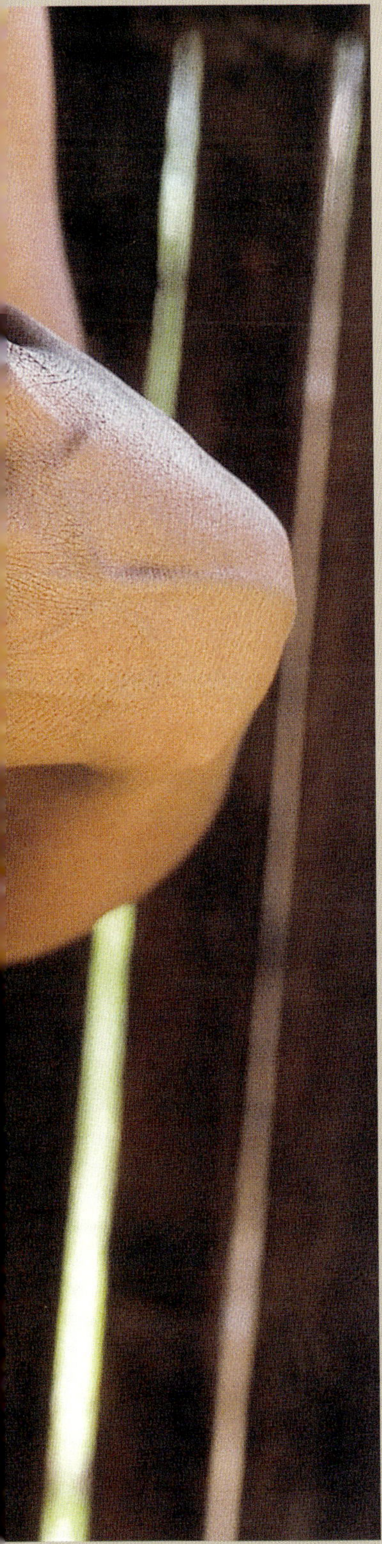

Inhaltsverzeichnis

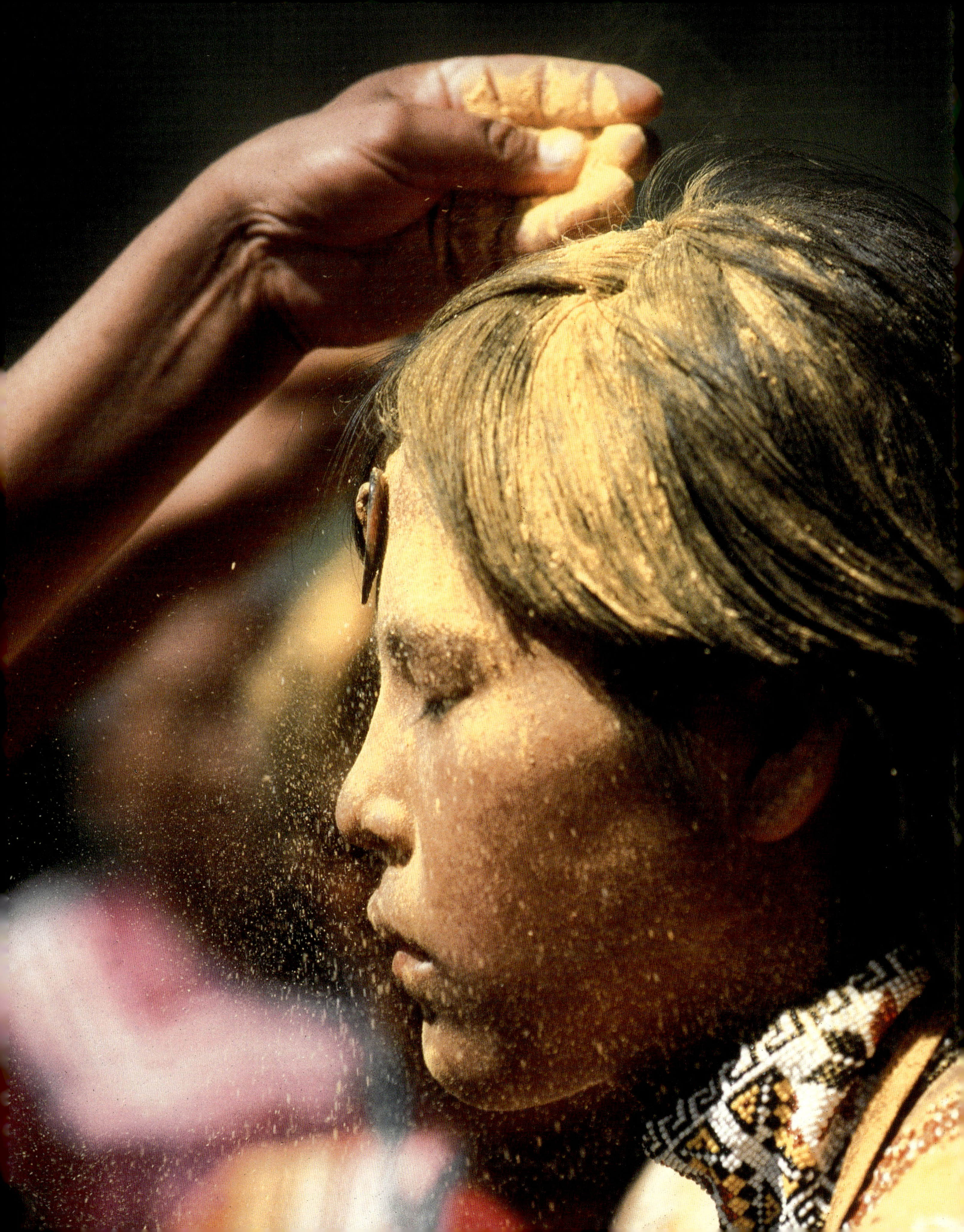

Prolog

Niemand weiß, wann uns der Tod ereilt. Doch seit unvordenklichen Zeiten versucht der Mensch immer wieder, diesen Zeitpunkt hinauszuzögern. Ob in China, Indien, Tibet, in Afrika oder Südamerika – die Geschichte der Heilkunst macht deutlich, dass überall mit der gleichen wilden Entschlossenheit versucht wurde, jeglicher Bedrohung des Lebens entgegenzuwirken. Ob die Krankheiten den Menschen heimsuchten, kaum dass er auf Erden war, weil sie schon vor ihm existierten, ob sie erst mit dem Menschen auftraten, oder ob sie vielleicht nur ein fürchterlicher Irrtum Gottes sind, eines ist sicher: Dann und wann machen sie uns bewusst, wie flüchtig doch unser Aufenthalt hienieden ist. Wir sollten also, des eigenen Todes gewiss, unser Leben glücklich gestalten, uns freimachen von allem, was uns bedrängt, um mit Gelassenheit jene Übel angehen zu können, die uns eigen sind. So ist wohl die tibetische Sicht des irdischen Lebens zu verstehen.

Tagtäglich macht die medizinische Wissenschaft Fortschritte. Manchmal allerdings, scheint sie mit den überlieferten Riten und Pharmakopöen nichts mehr anzufangen zu wissen. Doch ob der Jaguar die Guajiro nicht ruhig schlafen lässt, weil er auf seinen nächtlichen Streifzügen Epidemien verbreitet, ob man sich entschließt, den »Kräuterdoktor« oder den Akupunkteur aufzusuchen, an einer Schamanenkrankheit leidet oder ob man von einem Verrückten sagt, er habe eine »zu schöne Seele«, dann ist dies nicht nur eine poetischere Art über das Morbide, das Makabre oder Pathologische zu reden: Es sind Elemente eines zusammenhängenden therapeutischen Ganzen, die im Symbolischen wurzeln. Jede Heilkunst hat ihre Riten, und würde man sich gewisse, bei uns übliche medizinische Praktiken etwas genauer anschauen, wäre es leicht nachzuweisen, wie sehr auch sie auf magische oder religiöse Bräuche verweisen. Nichts daran ist lächerlich, jede Kultur hat nun einmal ihre ganz eigene Auffassung vom Menschen und seinem Universum. Versuchen wir, die Traditionen der Heilkunst aus aller Welt zu verstehen, dann dürfen wir vielleicht auch hoffen, dass es der Menschheit eines Tages gelingen wird, alles Wissen zusammenzufassen, um unsere Körper und Seelen zu heilen und das Leben zu genießen.

Vereinigte Staaten, Arizona. Initiationszeremonie für ein Apachenmädchen.

VORHERGEHENDE DOPPELSEITE:
Peru, Milagro. Blätter des Drachenblutbaums. Der Name der Pflanze kommt von der blutroten Farbe ihres Safts, der zur Behandlung verschiedener Krankheiten eingesetzt wird.

Ein Element des Universums

Der Körper des Menschen, ein Mikrokosmos

Wenn alles eine Ursache hat, wie die Bambara in Mali meinen, was sind dann die genauen Ursachen jener Dinge, die uns ereilen, uns berühren: der glücklichen Ereignisse, der Unfälle, Krankheiten? Nicht immer ist es einfach, diese zu erkennen. Verdanken wir sie dem Zufall, dem Einfluss der Sterne, dem Willen der Götter oder einer unabwendbaren Verkettung physikalischer oder biologischer Gesetzmäßigkeiten? Die Mythen versuchen das Unerklärliche auf ihre Weise zu erklären. Sie fördern die verschiedenen Beziehungen zwischen der Ordnung des Kosmos und der Organisation des menschlichen Körpers, zwischen dem Natürlichen und dem Übernatürlichen zu Tage, um auf die beklemmende, immer wieder gestellte, doch nie wirklich geklärte Frage der Menschen nach Leben und Tod eine Antwort zu geben. Die Philosophen bezeichnen sie als Urrätsel.

Im Laufe der Zeiten hat sich, bereichert durch Beobachtungen und Erfahrungen, ein traditionelles Wissen angesammelt, mit dem man versucht, so gut es eben geht, die kleinen und großen Probleme des Daseins zu meistern. Doch wählt jede Kultur, jede Gesellschaft oder auch jedes Individuum aus dieser Fülle von Möglichkeiten stets nur bestimmte Vorgehensweisen und bevorzugt in bestimmten Momenten ihrer sozialen Geschichte oder eines persönlichen Schicksals eher die eine als die andere Lösung. Den meisten Menschen sind die tieferen Gründe dieser Wahl nicht mehr bewusst, manche Kulturen aber geben dieses Wissen von Generation zu Generation weiter und bewahren jene Geheimnisse unter Eingeweihten. Solche Traditionen sind eng mit den Vorstellungen vom Ursprung der Welt und der Menschen verknüpft. Kosmisches, Göttliches und Menschliches findet in ihnen zusammen, geht über in Riten und Symbole und erleichtert die Deutung dessen, was man kennt, sieht oder fühlt.

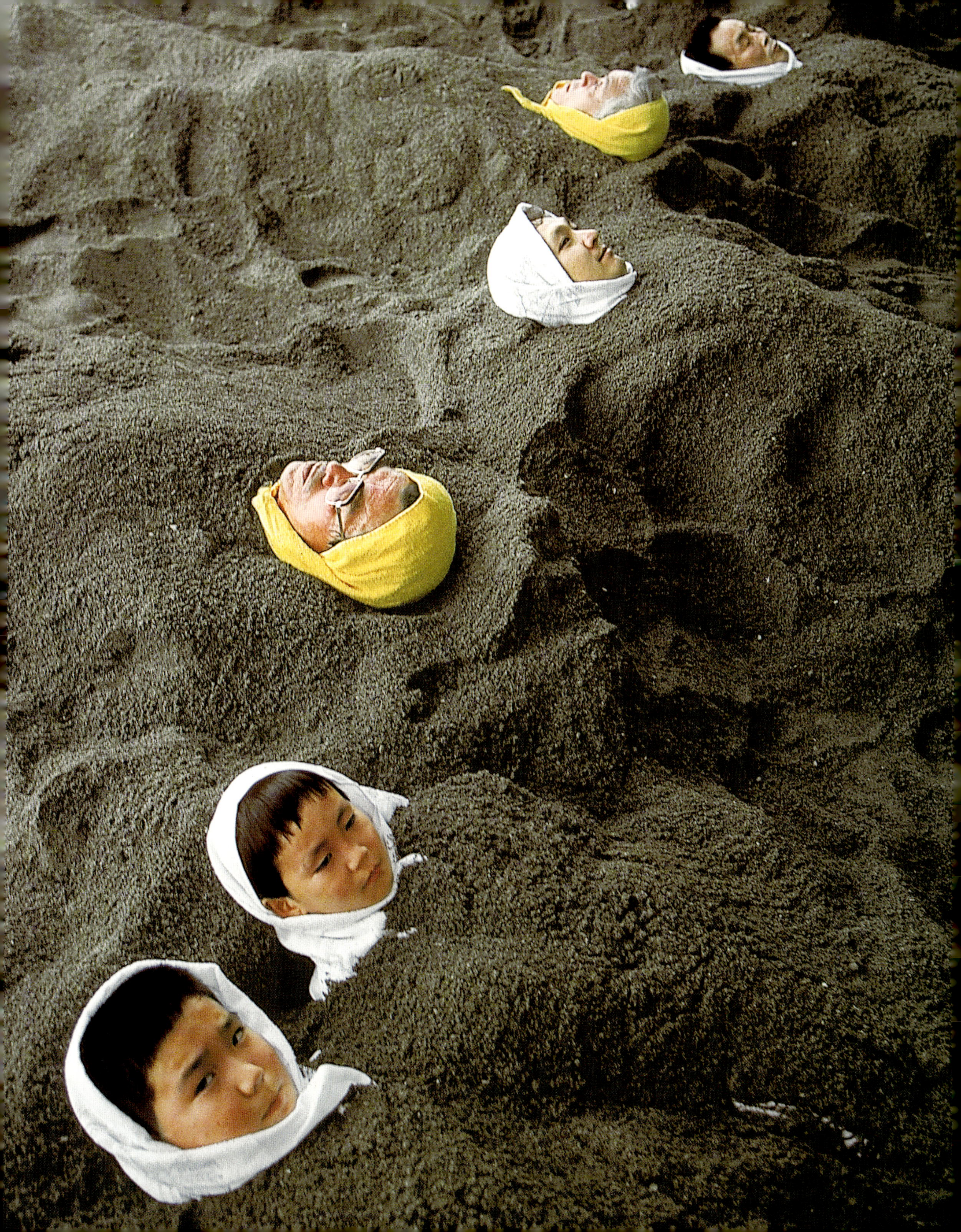

Um die traditionellen Heilkünste zu verstehen, genügt es nicht, ihre Mythen zu erkunden, die Geheimnisse der Eingeweihten zu erforschen. Man muss auch berücksichtigen, auf welche kulturelle Vorstellung vom Körper des Menschen sie sich bei der Erklärung von Krankheitsursachen beziehen. Manchmal geht diese, wie bei der westlichen, der chinesischen, der tibetischen Medizin oder auch der ayurvedischen Heilkunst Indiens auf Jahrtausende alte Texte zurück. Kenner der indischen Geistesgeschichte meinen, das Wort Ayurveda stamme zweifelsfrei aus dem 4. Jahrhundert vor Christus und sei aus zwei Sanskrit-Wörtern gebildet, die »Leben« und »Wissen« bedeuten. Darin schwingt mit, dass die lebensnotwendige Gesundheit nur gewahrt werden kann, wenn man Heilmittel und Rezepturen, aber auch den eigenen Körper kennt.

All jene Kenntnisse, Praktiken und Glaubensvorstellungen, auch die eigentümlichen geistigen Erfahrungen, die in Afrika wie in Asien mündlich überliefert werden, bieten immer noch ein überaus reichhaltiges Spektrum an Heilmethoden.

Natürlich gibt es keine universale, objektive, nur rational begründete Heilkunde, die, in welchen Fällen auch immer, sämtliche Beschwerden und Krankheiten kurieren oder ihnen auch nur vorbeugen könnte. Was bei den einen Wirkung zeigt, muss nicht zwangsläufig auch die Heilung anderer befördern, und auch die Vorstellungen, die man sich von den Ursachen einer Krankheit macht, beeinflussen die Wahl der Arznei und den Prozess der Gesundung. Für jedes Zeitalter, jeden Ort, jede Kultur aber gilt, dass Leben und Tod zusammen gehören. Oder, wie es die afrikanische Volksweisheit in einem Spruch von fatalistischer Eindeutigkeit zu erkennen gibt, der in roter Schrift auf manchen Dschungeltaxis prangt: »Geboren, um zu sterben.«

Besser als zu heilen, um den Tod aufzuschieben, ist es, bei guter Gesundheit zu bleiben und gegen körperliche Leiden und Schicksalsschläge Vorsorge zu treffen. Aber wie? Jede Kultur schafft sich ihr eigenes System symbolischer, religiöser oder wissenschaftlicher Erklärungsmuster für den Ursprung der Krankheiten und von speziellen Behandlungsmethoden, um den ursprünglichen Zustand vor Ausbruch der Leiden, als Körper, Geist und Umwelt des Betroffenen noch ungefährdet im Einklang waren, wiederherzustellen.

Sofern man der Ansicht ist, dass positive und negative, physische und geistige Kräfte sich gegenseitig abstoßen oder anziehen, sich verbinden oder einander ausschließen, um den Gesundheitszustand zu beeinträchtigen, wer könnte es dann besser wissen, wie man Krankheiten bekämpft, als die Götter, die doch über sie erhaben sind? Und stehen sie erst einmal im Verdacht, die Krankheiten über die Menschen gebracht zu haben, neigt manch einer auch schnell dazu, ihnen dabei bösen Willen zu unterstellen …

An der Elfenbeinküste werden Erdgeister und Zauberei für den Ausbruch von Krankheiten verantwortlich gemacht, oder die Missachtung von Versprechen gegenüber den Ahnen wird zur Ursache der Leiden erklärt, die nie als naturgegeben angesehen werden. In Brasilien, so der Anthropologe David Lebreton, sollte man den Namen Xapanas, des Königs der Erde und Herrschers alles Außenliegenden, eines höchst gefährlichen Gottes, der während der Stunden großer Hitze umherstreift, besser nicht aussprechen. Denn er hat die Macht über Pocken und Fieberausschläge. In Rumänien sollte man sich vor dem bösen Blick schützen, um nicht krank zu werden. Während man nach Ansicht der Serer im Senegal eher die Schwächung des Lebensprinzips vermeiden sollte. In China dagegen versucht man, auf die Ausgewogenheit der Energieströme zu achten, während man in den westlichen Ländern Tabak, allzu fetthaltige Ernährung, Alkohol, einen hektischen Lebensrhythmus, die klimatischen oder ökologischen Bedingungen oder auch die Erbanlagen als »gesundheitsschädigende Faktoren« betrachtet.

Indien, Ladakh. Ein Astrologe studiert eine Himmelskarte.

VORHERGEHENDE SEITE:
Japan, Kagoshima. Baden in heißem Sand.

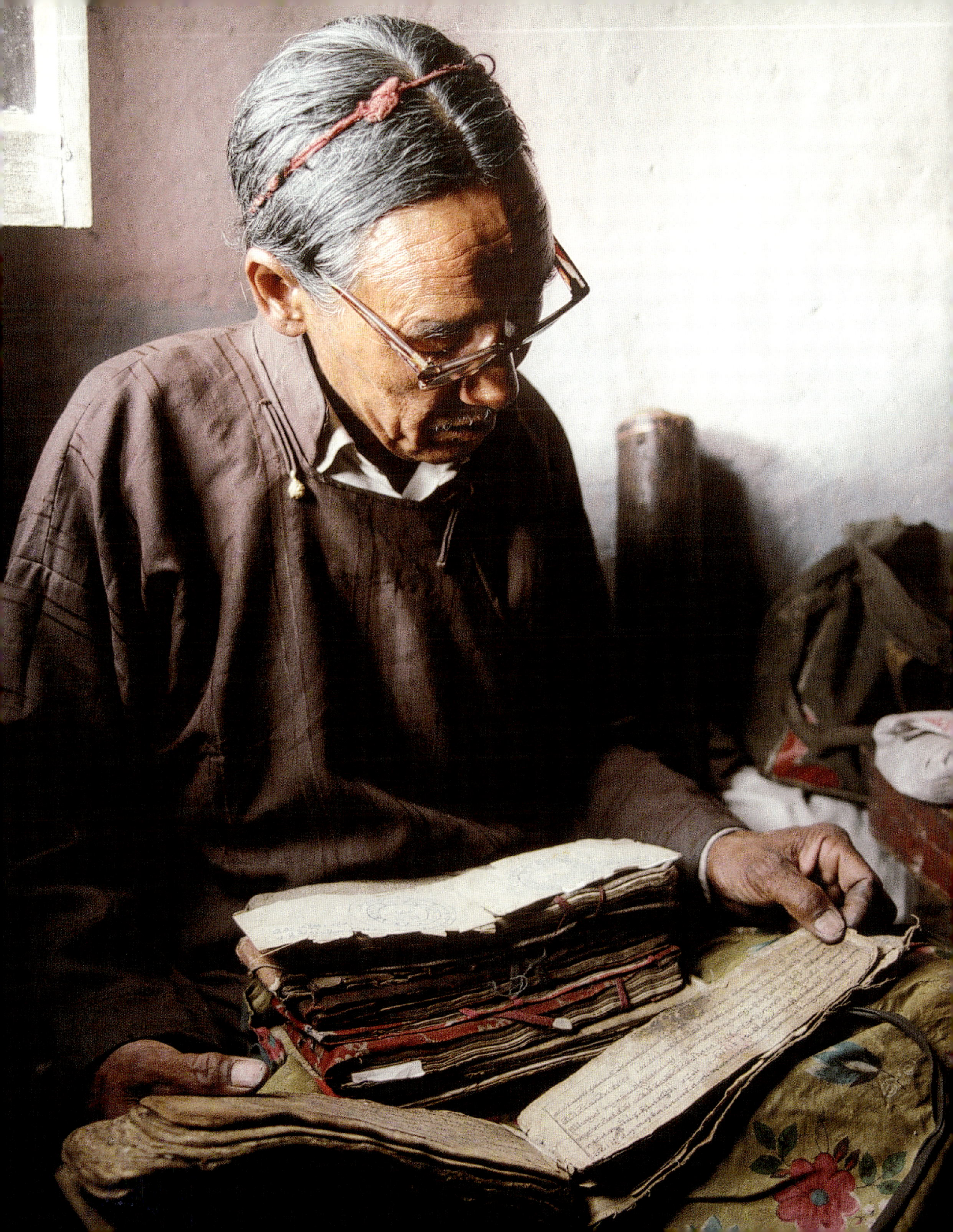

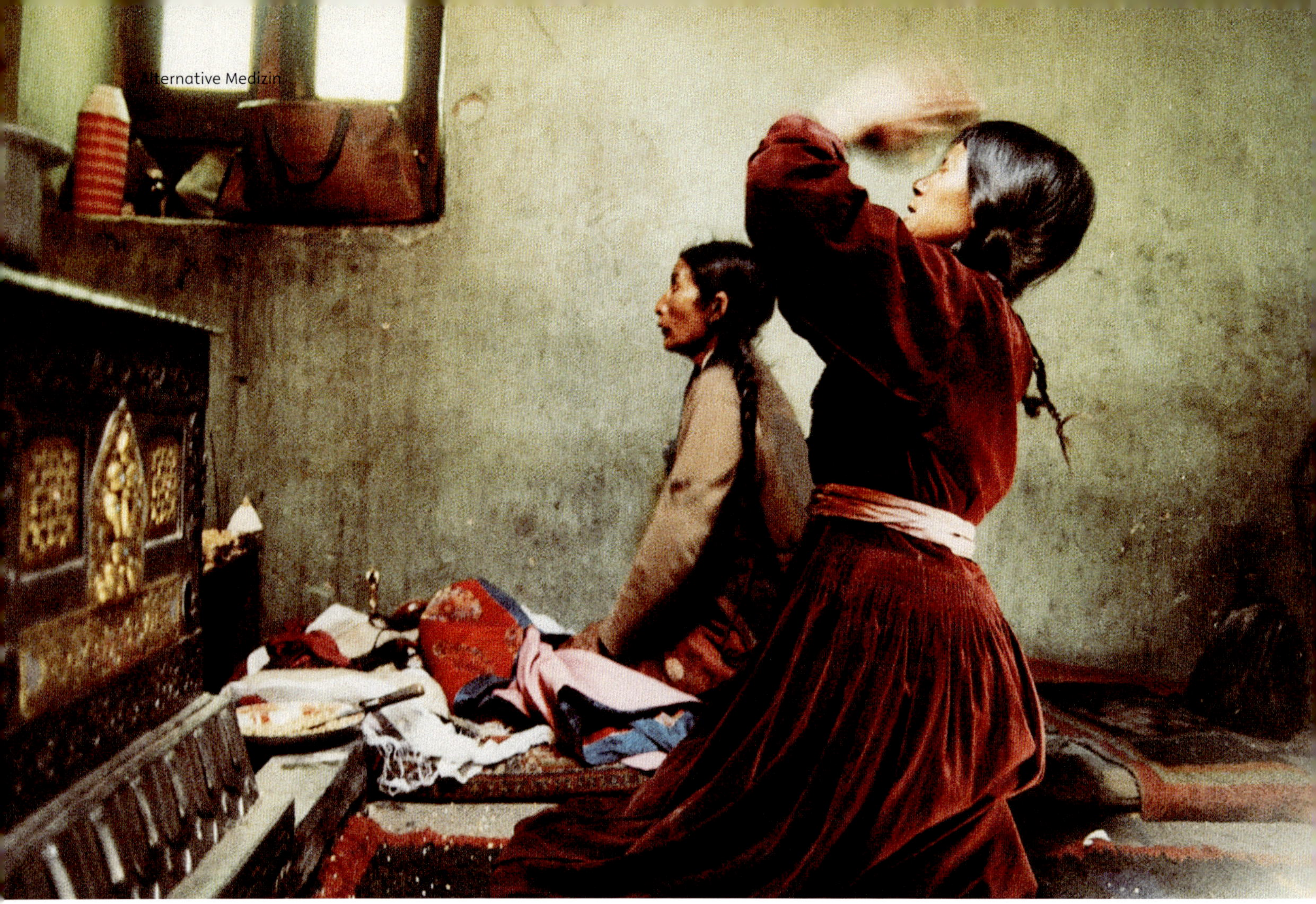

Indien. Zwei Seherinnen in Trance.

Im Belagerungszustand

Was auch immer die bekannten oder erkannten Ursachen von Krankheiten sein mögen, das erste und unumgängliche Problem ist, diese nicht nur zu behandeln, sondern auch zu heilen – und das ist nicht unbedingt das Gleiche. Man kann es mit Medikamenten versuchen, die unmittelbar auf die Krankheit, gewissermaßen wie auf einen sichtbaren Gegner, gerichtet sind. Dann werden, um sie zu benennen, häufig Begriffe der Militärstrategie benutzt. Die Krankheit muss bekämpft werden wie ein Eindringling, der den Kranken attackiert. Der Patient ist Opfer feindlicher Mächte, die ihn buchstäblich überfallen haben. Genau dieses Gefühl haben wir doch, wenn wir uns fragen, wann und wie wir uns eine Erkältung, eine Grippe eingefangen haben, diesen »hinterhältigen Angriff«, der just in jenem Moment kam, da wir uns etwas schwächer fühlten.

Keime, Viren, Mikroben, aber auch Dämonen oder Geister der Ahnen müssen, bevor sie den gesamten Körper in ihre Gewalt bringen, so schnell wie möglich ausgetrieben werden. Ärzte und Medizinmänner versuchen herauszufinden, wo sich die Krankheit eingenistet hat, welches Körperteil, welches Organ befallen ist, um sie in die Enge zu treiben, in die Flucht zu schlagen, auszutreiben, auszulöschen.

Die Krankheit wird wie ein ungebetener Gast erlebt, der sich rücksichtslos eingerichtet hat. Doch manchmal wird man aus »Erschöpfung« krank, weil irgendetwas dem Körper verloren gegangen ist, ihm, ohne dass der Betroffene es merkte, entströmt ist. Er hat Lebenskräfte verloren. Energie, Geist oder Seele haben sein Lebenszentrum verlassen und die verbliebene Leere wird von Krankheiten genutzt. Der Heilende muss also sein ganzes Können darauf verwenden, die geraubten Kräfte wieder zurückzuführen, sie wieder zu stärken, aufzubauen.

Ein Balancespiel

Um sich kurieren zu lassen, kann man sich auch Heilmethoden anvertrauen, die sich nicht nur den äußerlichen Ursachen zuwenden, sondern den Menschen ganzheitlich sehen, die untersuchen, was ihn physisch und psychisch quält und schwächt. Dabei geht es darum, die Harmonie zwischen dem Einzelnen und seinem Selbst, zwischen dem Einzelnen und seiner Umwelt oder der Gesellschaft wiederherzustellen. Die Krankheit wird als eine durch Übermaß oder Mangel hervorgerufene Beeinträchtigung des Gleichgewichts verstanden, als im Vergleich zum Normalzustand äußerst heftige Reaktion des Organismus. Auf irgendeine Weise hat die Krankheit etwas mit dem Wesen des Betroffenen zu tun, mit seinem Temperament, seinem Sternbild, seiner Lebenswelt, seinem genetischen Erbe. Das hört sich manchmal so an: »In unserer Familie haben wir alle empfindliche Bronchien«, oder auch »In unserer Verwandtschaft ist Krebs relativ häufig«. So wird eine ererbte Veranlagung unterstellt. Für die Krankheit, die man entwickelt, ist in gewissem Maße jeder selbst verantwortlich. Ein Schriftsteller geht sogar so weit zu behaupten: »Jeder hat die Krankheit, die er verdient.«

Diese Vorstellung von Krankheit als Phänomen, das mit der Störung des inneren Gleichgewichts einhergeht, ist sowohl in den traditionellen chinesischen und tibetischen Heilkünsten zu finden, denen es vor allem um den Erhalt eines Gleichgewichts der Energieströme geht, als auch in der ayurvedischen Medizin Indiens, der es auf das ausgeglichene Verhältnis und Zusammenspiel der drei Grundströme des Körpers – Atem, Galle und Phlegma – ankommt. In der westlichen Medizin entscheidet die Harmonie oder die mehr oder weniger starke Schwankung und Beschaffenheit der vier Körpersäfte, die in jedem Menschen fließen – Blut, Phlegma, gelbe und schwarze Galle –, über einen guten Gesundheitszustand oder den Ausbruch einer Krankheit. Der griechische Arzt Hippokrates (460–ca. 377 v. Chr.) hat diese Theorie entwickelt. Auch die Griechen hielten, wie seit dem 5. Jahrhundert vor unserer Zeitrechnung Chinesen und Inder, ihr medizinisches Wissen in grundlegenden Abhandlungen fest. Auch ist bekannt, dass es zwischen dem Mittelmeerraum, Indien und China damals schon einen Handel mit Heilkräutern gab. Alle drei Kulturen nutzten zum Beispiel die Wirkungen von Pfeffer, der allerdings unter-

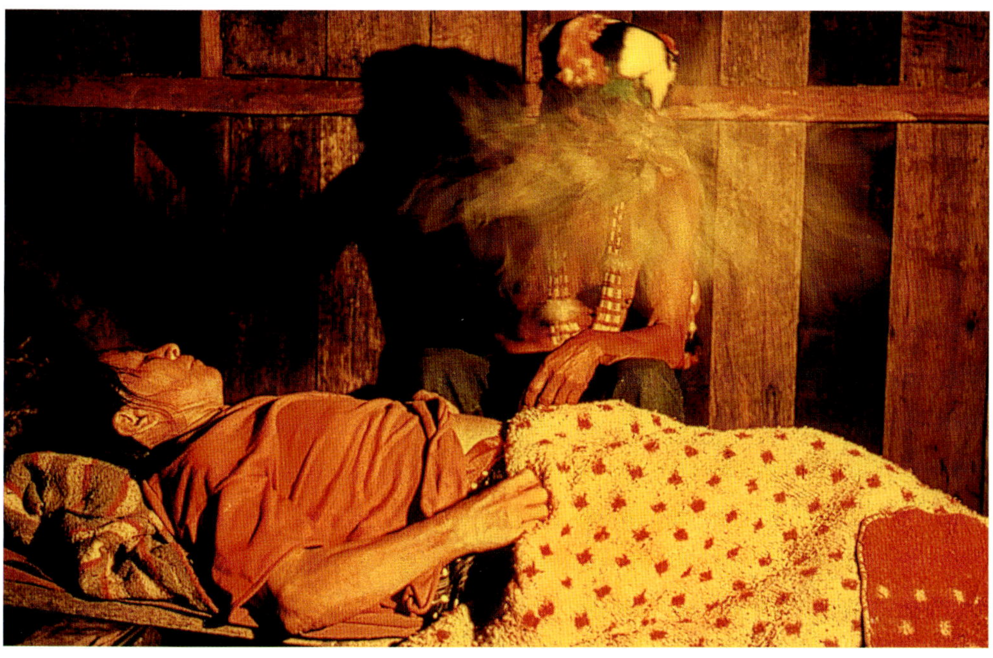

Ecuador. Bei einem Medizinmann der Jivaro.

FOLGENDE DOPPELSEITE:
Vietnam. In Hanoi praktiziert ein Akupunkteur auf offener Straße.

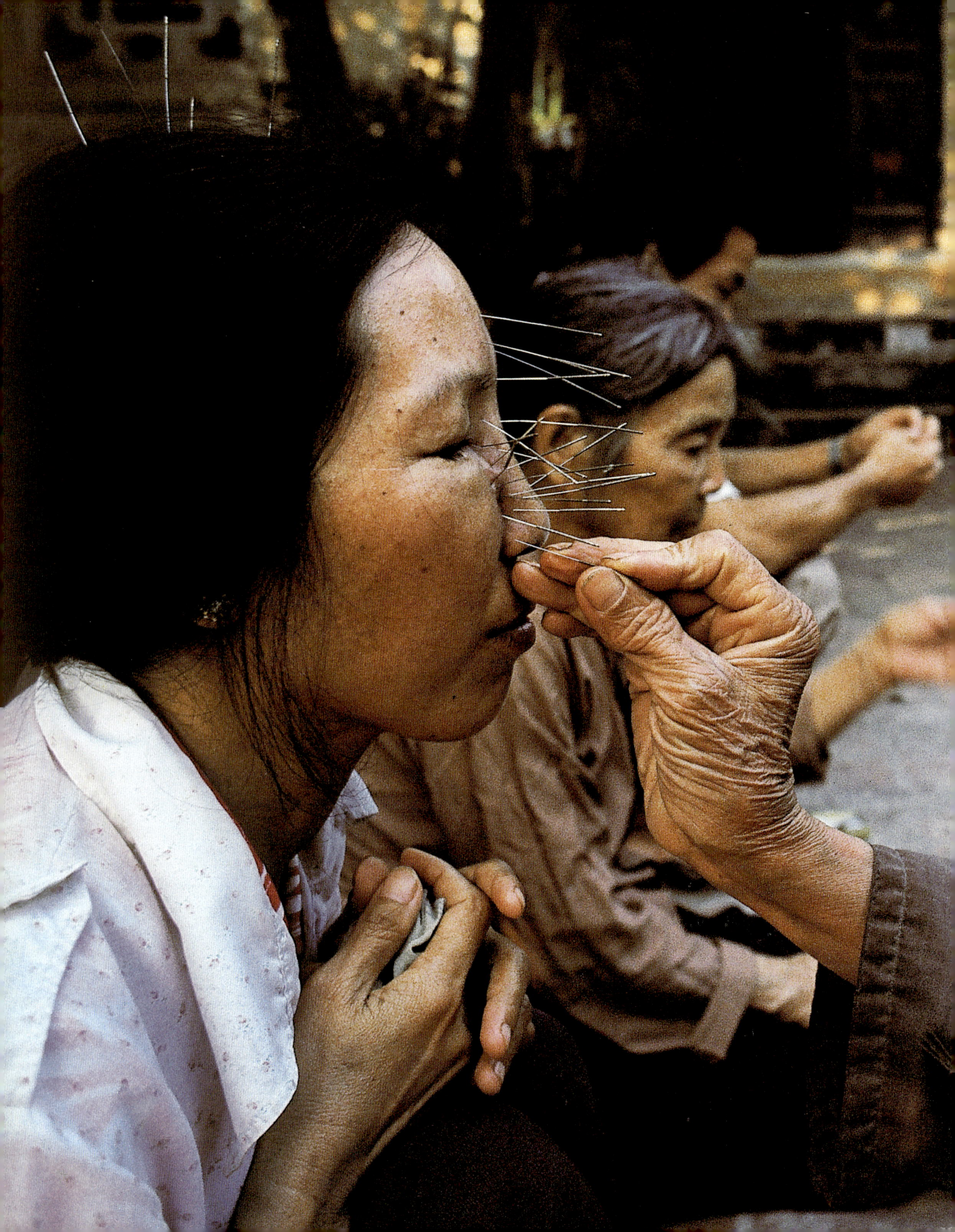

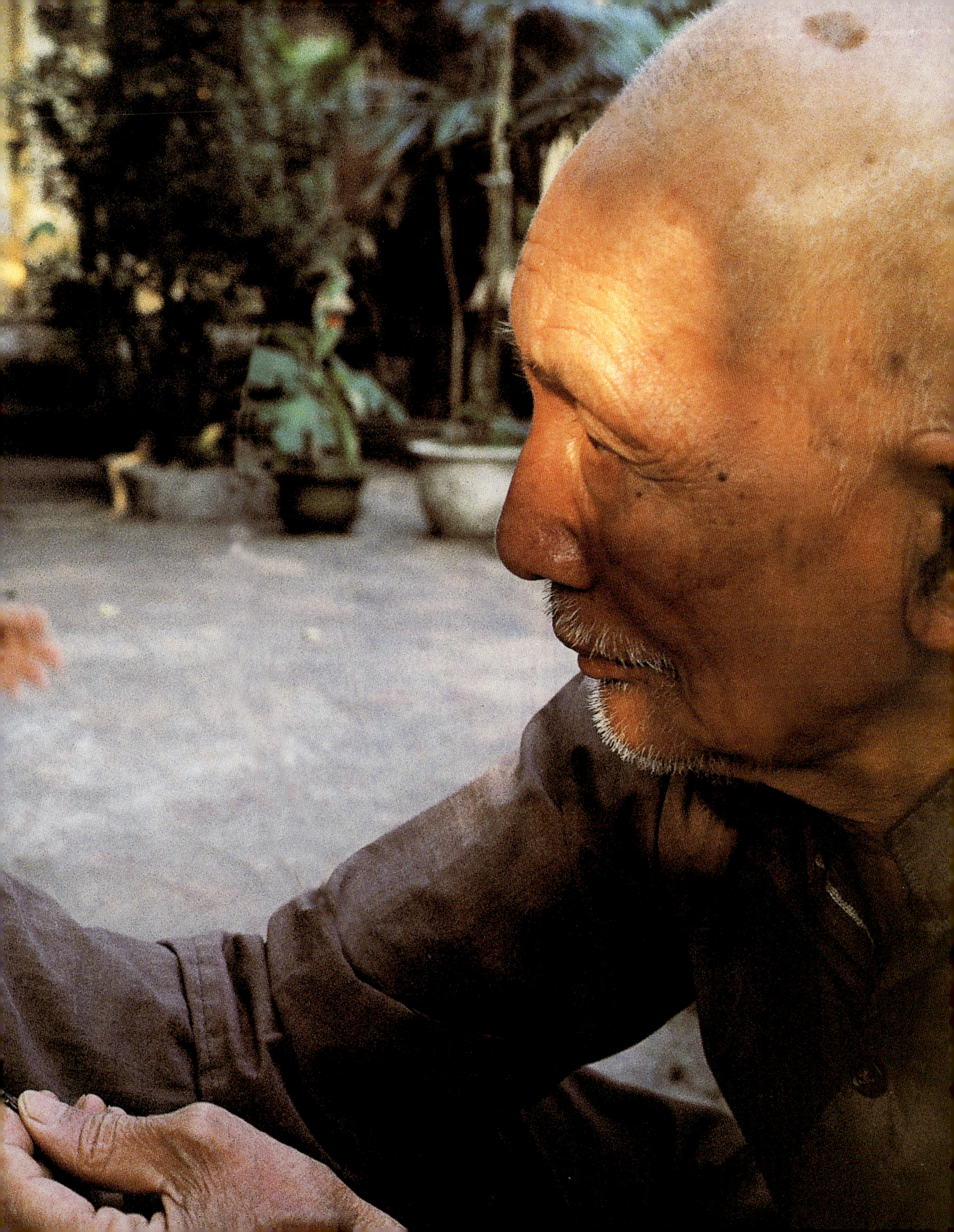

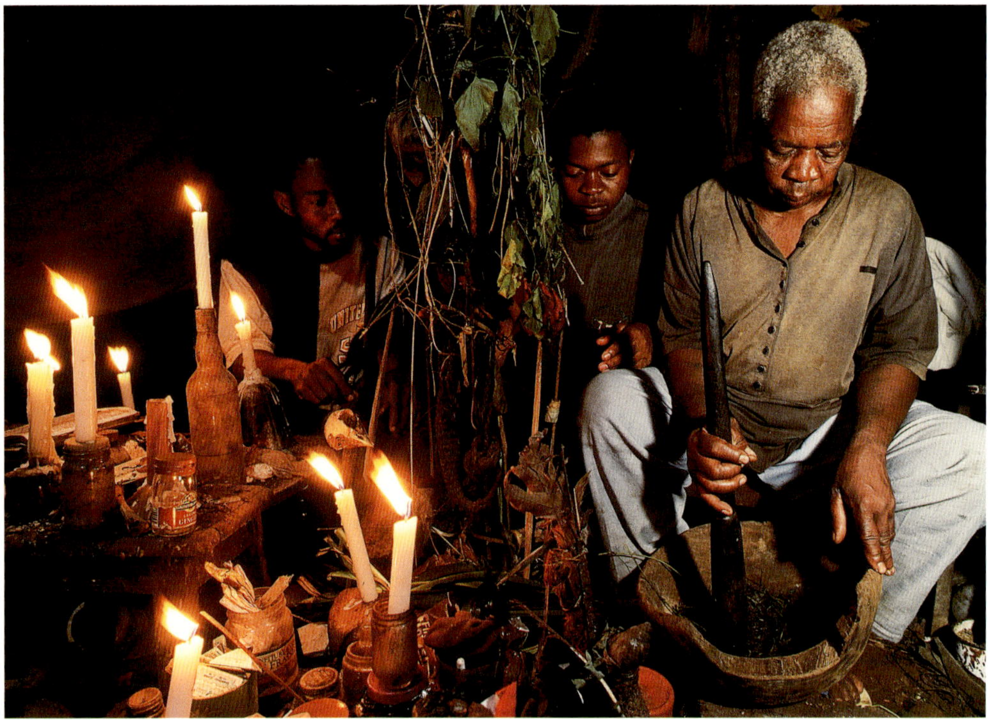

Kamerun. Herstellung eines Talismans.

schiedlich eingesetzt wurde: in Indien gegen Fieber und Bewusstlosigkeit, in China zur Behandlung von Magenbeschwerden und in Griechenland als Stimulans für den Organismus.

Die Erklärung einer Krankheit aus den zwei verschiedenen Ursachen der inneren und äußeren Bedingungen, wird manchmal noch um eine dritte erweitert. Die Krankheit wird zwar als eine den Kranken von außen attackierende Macht begriffen, doch hätte sie vermieden werden können, wenn der Betroffene nicht ein Verbot gebrochen oder den Ahnenkult vernachlässigt hätte. So steht für die Karen in Thailand außer Frage, dass eine Krankheit, welche Symptome auch immer sie haben mag, nur ausbricht, wenn zuvor eine geistige Macht verstimmt wurde. Irgendjemand muss den Waldgeist oder die Geister der Ahnen verärgert haben. Und so zeigen sie ihren Groll, indem sie die Seele desjenigen aufzehren, der sich ihnen gegenüber respektlos verhalten hat. Der Schamane muss nun seine gesamte geistige Kraft, seine ganze List als Mittler aufwenden, um das Übel im Körper des Patienten ausfindig zu machen und die Seele des Kranken in dessen Körper »zurückzurufen«.

In anderer Form ist diese Vorstellung einer Verantwortlichkeit, eines schuldhaften Verhaltens des von der Krankheit Betroffenen auch im Westen verankert. Lange Zeit war sie mit den biblischen Geschichten und Mythen einer Erbsünde verknüpft. Doch heute wird dieses Schuldgefühl von Informationskampagnen und Vorsorgeappellen geweckt, von Maßnahmen der Früherkennung zur Vermeidung bestimmter Krankheiten. Bemüht sich der Betroffene nicht um Früherkennung, handelt er sozialen und medizinischen Vorschriften zuwider.

All jene Versuche, die Ursachen von Krankheiten zu begreifen, machen oft auch deutlich, wie komplex und unterschiedlich die Vorstellungen zu Körper, menschlicher Persönlichkeit, zu kosmischer Ordnung und zur Gesellschaft mit all ihren Mythen und Riten von Kultur zu Kultur sind. Sie beeinflussen die Art und Weise eine Krankheit entsprechend den bevorzugten Erklärungsmustern zu sehen, sie zu bezeichnen und zu kurieren mehr als man

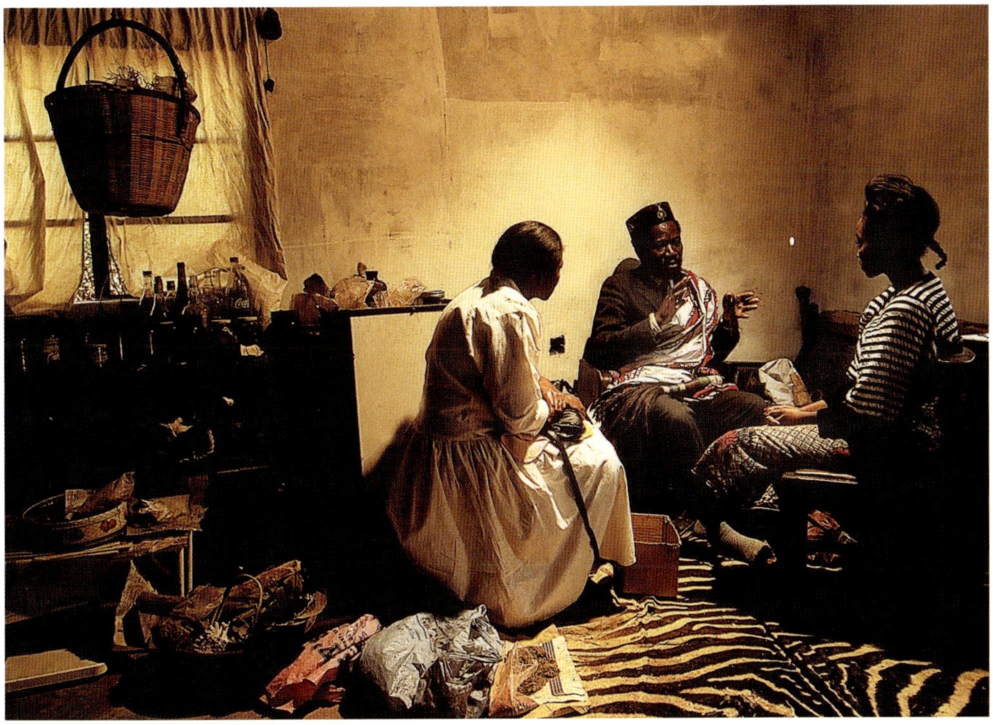

Sambia. Beratung im Hause des Medizinmanns.

denkt. Gerade deshalb ist es, sowohl im Hinblick auf die zur Behandlung einer Krankheit erforderlichen medizinischen Maßnahmen als auch in Bezug auf mythologische, religiöse, moralphilosophische und politische Hintergründe, die dem jeweiligen Menschenbild zugrunde liegen, lehrreich, sich mit den traditionellen Heilverfahren Afrikas, Asiens, Südamerikas und der Regionen des ewigen Eises zu befassen. Indem sie uns ein wenig von ihrem verborgenen Wissen offenbaren, können wir Unterschiede und Ähnlichkeiten besser verstehen lernen, auch wenn die Frage nach dem Sinn des Lebens für uns alle weiterhin offen bleibt.

Das verlorene Paradies

Vor einigen Jahren stellte der Astrophysiker Hubert Reeves die These auf, die Menschen seien, wie alle Lebewesen, aus einem Urknall hervorgegangen und aus den gleichen Atomen geformt wie die Sterne. Diese wissenschaftliche und poetische Erklärung vom Ursprung der Welt kommt der Auffassung vieler Vertreter der traditionellen Heilkünste sehr entgegen, denn sie betonen oft, der Körper des Menschen – der Mensch als Ganzes – sei ein Teilchen des Kosmos. Der Mensch sei eine winzige Nachbildung des Universums und bei ihm sei im Kleinen vorhanden, was im Großen existiere. So sei es möglich, das Prinzip oder die Prinzipien, die Makrokosmos und Mikrokosmos beherrschen und ihr Zusammenwirken zu veranschaulichen.

»Alles ist in allem«, so die taoistische Tradition Chinas. Der Urhauch, das *chi*, existierte schon vor dem Entstehen des gestalteten Universums, und er erfüllt alle Dinge. Er gebiert Himmel und Erde. Das leichtere, dem *yang* entsprechende Wehen, steigt auf und formt den Himmel, das schwerere, dem *yin* entsprechende Wehen, sinkt hinab und formt die Erde. Der Mensch steht zwischen Himmel und Erde, und auch wenn er über eigene Energie verfügt, so ist er doch den himmlischen und irdischen Kräften unterworfen. Das Gleichgewicht der beiden einander ergänzenden Grundprinzipien *yin* und *yang* und den stetigen Wechsel der ihnen jeweils eigenen

Energien sollte man respektieren, um Krankheiten zu vermeiden. Der Oberkörper des Menschen und das auf den Himmel bezogene Äußere sind *yang*. Der Unterleib und das auf die Erde bezogene Innere sind *yin*.

Doch solche Auffassungen vom Menschen als Widerschein des Universums werden alsbald durch Vorstellungen von einem – verlorenen – Urzustand in Harmonie und Gleichgewicht erweitert. Das ursprüngliche Verhältnis zwischen Mensch und Welt, jener paradiesische Zustand, der ewige Gesundheit und Unsterblichkeit bot, hätte gewahrt bleiben können. Universum und Mensch wurden, wie viele Mythen berichten, von den Göttern geschaffen, die Menschen jedoch waren nicht fähig, die Götter zu respektieren. Auf Ungehorsam hier, Eifersüchteleien da, folgten der Bruch, Unordnung und Niedergang. Die Menschen mussten dies sühnen. Erst einmal aus dem Paradies vertrieben, glaubten sie bald, Krankheiten seien eine Strafe der Götter. Und diese Spuren der alten Mythen, die das Dasein der Menschen erklären, blieben im kollektiven Unbewussten bestehen. Wer kann denn wirklich sagen, warum und wie man sich eine Krankheit »einfängt«? Doch um sie besser umschreiben zu können, sollte man versuchen, sich Klarheit über ihren möglichen Ursprung zu verschaffen.

Die Inuit glauben beispielsweise, die Verletzung der Gebote der Göttin Sedna, die einst anordnete, welche Tiere zu Lande und welche im Wasser leben sollten, und die befahl, man dürfe ein Tier nur zu der entsprechenden Jagdsaison töten, bringe Krankheit über das gesamte Dorf, wie die Ethnologen Jean-Michel Lacroix und Michèle Therrien berichten. In der Mythologie der afrikanischen Yoruba heißt es, alle Gottheiten verfolgten, entsprechend der ihnen zugedachten Rolle, ein spezielles Interesse und könnten auf Steine, Gräser oder Tiere einen förderlichen, aber auch einen unheilvollen Einfluss ausüben. Bestimmte Körperteile und Krankheiten, Farben oder auch Gewerbe sind einzelnen Gottheiten zugeordnet. Man sollte sich also hüten, sie zu provozieren und auch nicht vergessen, ihnen die gebührende Verehrung zu erweisen, denn dies hieße, die Gefahr von Seuchen heraufzubeschwören.

Südafrika, Soweto.
Die Heilerin bereitet eine Arznei vor.

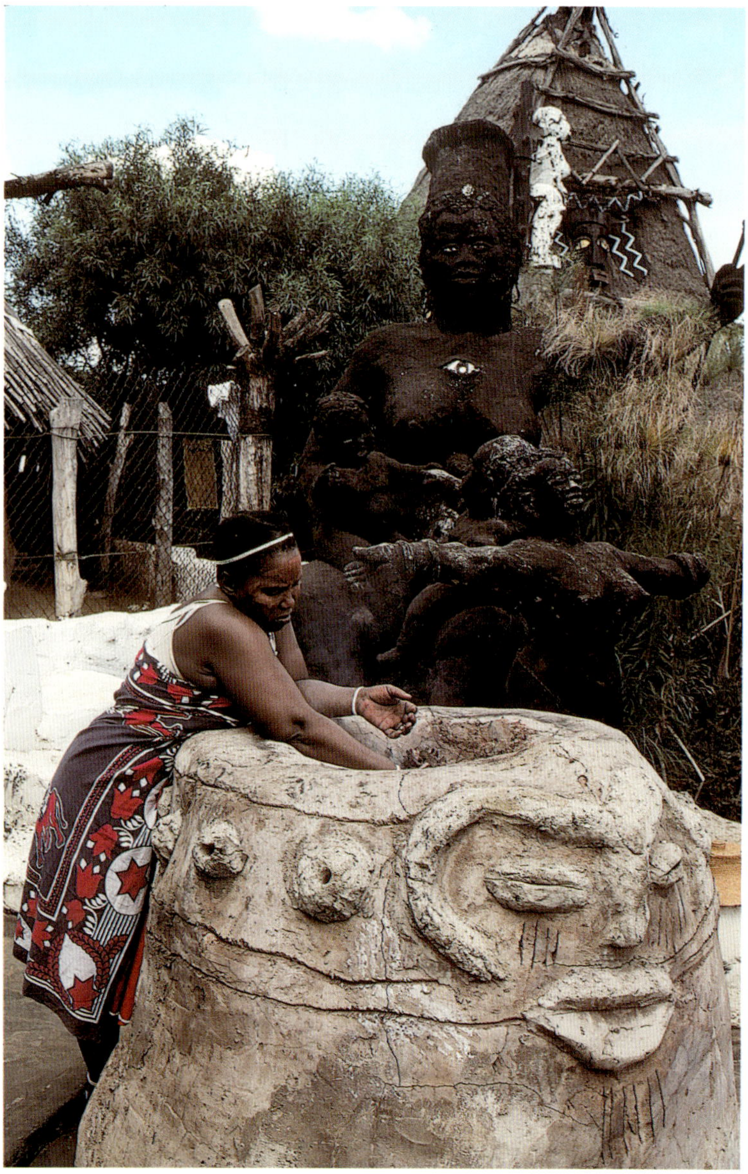

Von Menschen und Göttern

Wenn es Götter waren, die die Krankheiten in die Welt setzten, kann der mit der Heilung Betraute ihren Attacken begegnen, indem er herausfindet, welcher der Götter sich beleidigt fühlt und für die Krankheit verantwortlich ist und dann versuchen, ihn zu besänftigen.

Die Heilkundigen und Schamanen erfüllen also eine Aufgabe, die der eines Priesters ähnelt: Sie stellen die Verbindung zwischen Himmlischem und Irdischem her, erneuern das Band zwischen Menschenwelt und Göttern, befrieden den Konflikt, der Außen und Innen, Körper und Geist spaltet. Ihr Wirken ist heilig und die Läuterungsriten zur Austreibung des Übels, Beschwörungen und Gebete sollen die der Heilung dienlichen geistigen Einflüsse befördern. Und so unterliegt, vom Kopf bis zu den Füßen, auch jede Partie des Körpers einer symbolischen Deutung.

Schon für die Babylonier Mesopotamiens gehörte die Weissagung, jene Form der Zwiesprache zwischen Göttern und Menschen, zu den Grunddiensten eines Arztes. So war es ihm nicht nur möglich, den Willen der Götter – und damit auch die Ursache der Krankheit – zu verstehen, auch wertvolle Ratschläge zur Behandlung konnte er so in Erfahrung bringen. Um die Sprache der Götter zu entschlüsseln, mussten der Vogelflug, die Träume, die Stellung der Sterne oder das Erscheinen monströser Tiere so genau wie möglich interpretiert werden. Die Seher untersuchten auch die Leber von Schafen, um besondere Ereignisse vorauszusagen. Die Leber, das mit Blut am höchsten gesättigte Organ des Körpers, galt ihnen als Sitz des Lebens und der Gemütsregungen. Im Herzen hingegen saß der Verstand.

Für die Griechen war den Göttern auch die Heilkunst zu verdanken. Äskulap (Asklepios), Sohn des Apollon, soll vom Kentauren Chiron in die Geheimnisse der Medizin eingeweiht worden sein. Dies missfiel Zeus so sehr, dass er ihn mit einem Blitz erschlug, weil er befürchtete, Äskulap könnte die Menschen unsterblich machen.

Es heißt, Hippokrates habe die Gabe zum Heilen vom Gott der Medizin empfangen. Doch was ihn und seine Schüler, unabhängig von allen Streitereien der Götter interessierte, war,

Ein Zauberer der Dogon vor seinem Weissagungsrelief.

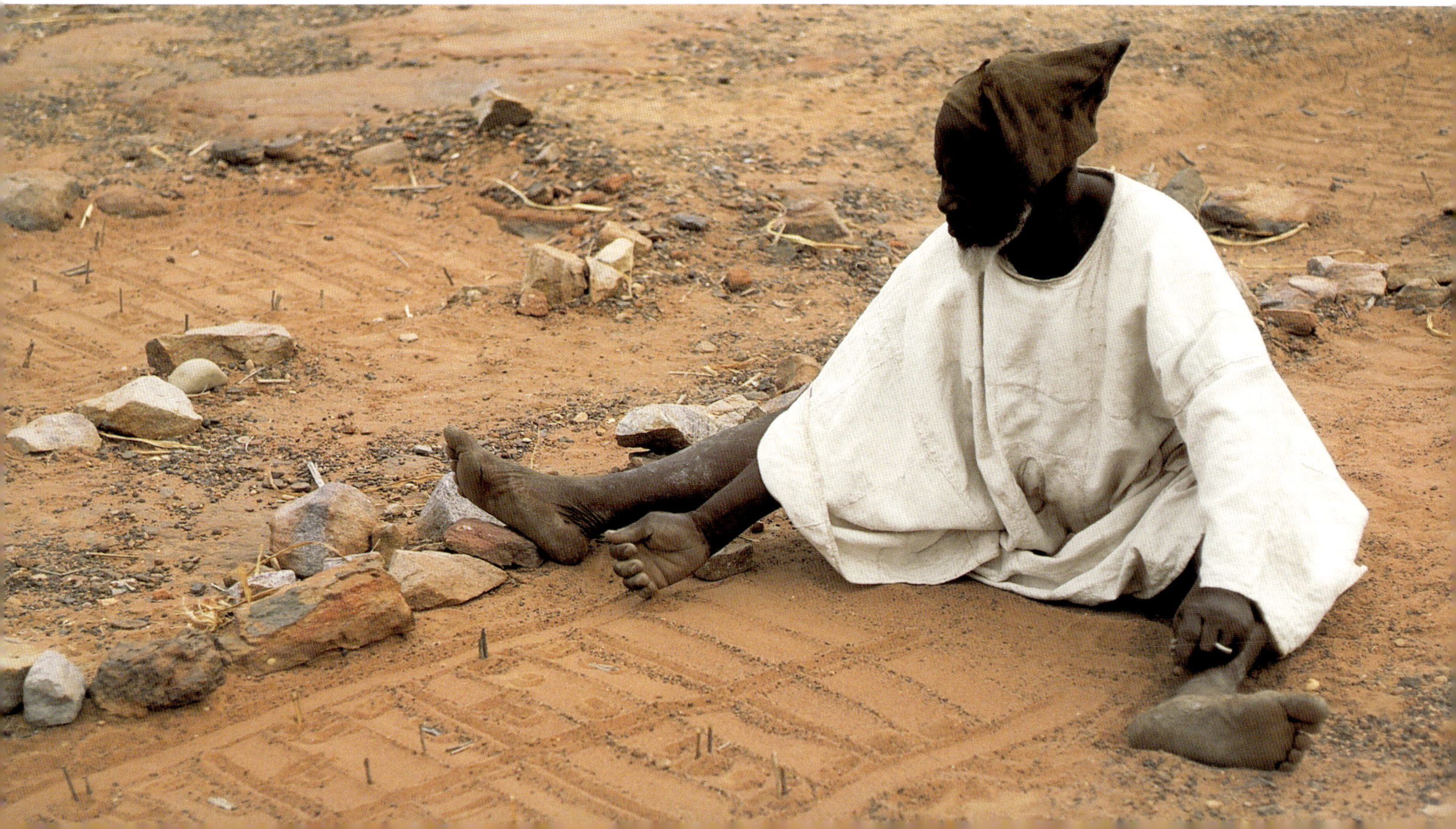

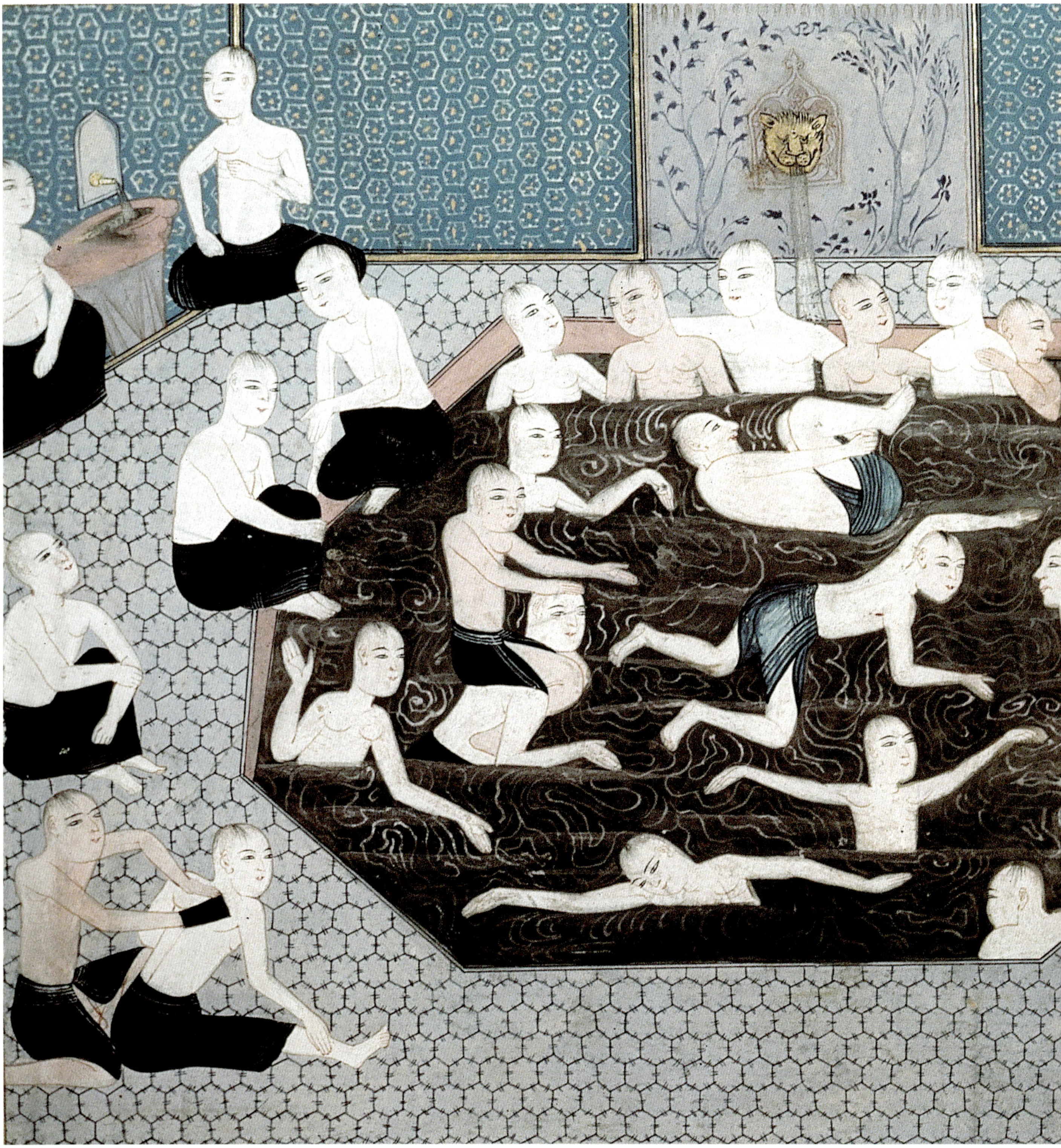

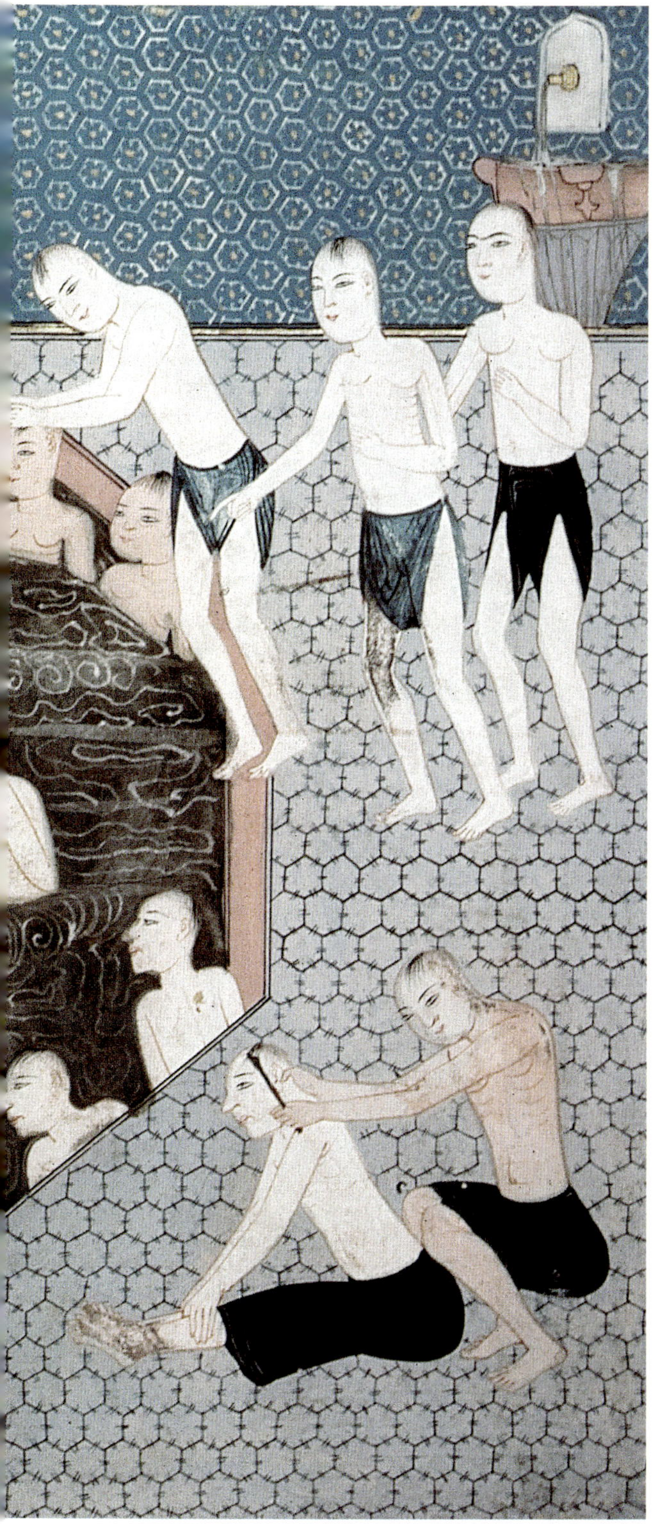

den Ursprung der Krankheiten und der Unregelmäßigkeiten des Körpers systematisch zu verstehen. Natürlich besaß man einst nur beschränkte Kenntnisse der Anatomie und der inneren Organe. Zu jenen Zeiten war es noch schwierig, die Funktionsweise des menschlichen Körpers, der – das wurde unterschieden – andere Flüssigkeiten als der Körper eines Tieres enthielt, zu erkennen. Und wenn gewisse körperliche Zustände mit flüssigen Ausscheidungen einhergingen, dann handelte es sich, wenn die Nase lief, man sich erbrach oder Durchfall hatte, nicht jedes Mal um dieselben Flüssigkeiten. Wie also konnte eine allgemeine Theorie aussehen, die für den gesamten Körper zutraf?

Hippokrates war seinerseits schon von den Vorstellungen des Pythagoras über das für einen gesunden Körper entscheidende rechte Maß zur Wahrung von Gleichgewicht und Harmonie beeinflusst. Viele seiner Einsichten verdankte er aber vor allem dem Philosophen Empedokles (ca. 490–ca. 435 v. Chr.), einer erstaunlichen Persönlichkeit, die für ihre besonderen Fähigkeiten gerühmt wurde, Seele und Körper heilen zu können. Es wird behauptet, Empedokles habe sich in den Ätna gestürzt, sei in dessen Schlund verschwunden oder an jenem Ort gen Himmel gefahren.

Die Grundlagen des Körpers

Wie gelangte Empedokles zu seinen Erkenntnissen über jene Prinzipien, die alles im Universum Existierende bestimmen? Nach zahllosen Beobachtungen stellte er fest, Grundlage alles Existierenden seien vier unwandelbare Substanzen – Feuer, Wasser, Erde und Luft – sowie die zwei entscheidenden Kräfte der Anziehung und der Abstoßung, deren Wirken er übrigens auch in Liebe und Hass gewahrte. Ein schlichtes Stück Holz diente ihm als Beweis für seine Theorie. Ist es schwer und fest, dann enthält es das Element Erde. Verliert es Wasser, wenn man es erhitzt, enthält es auch das Element Wasser. Steigt dabei Rauch auf, dann deshalb, weil es auch das Element Luft

Türkei. Miniatur aus dem 17. Jahrhundert. Szene in einem Dampfbad.

FOLGENDE DOPPELSEITE:
Japan, Izushoto-Archipel, Insel Niijima. Thermalkur in einer Heißwasserquelle.

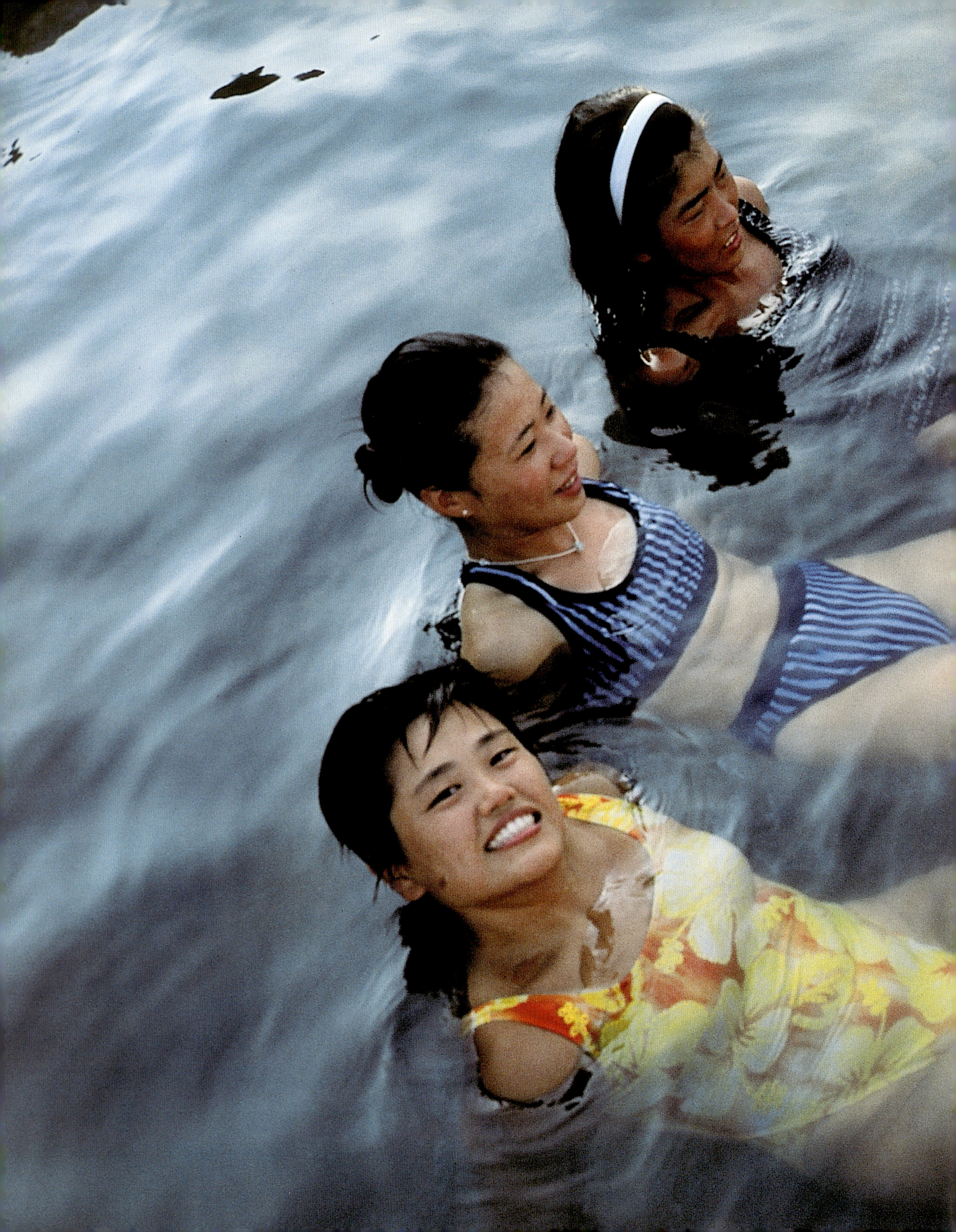

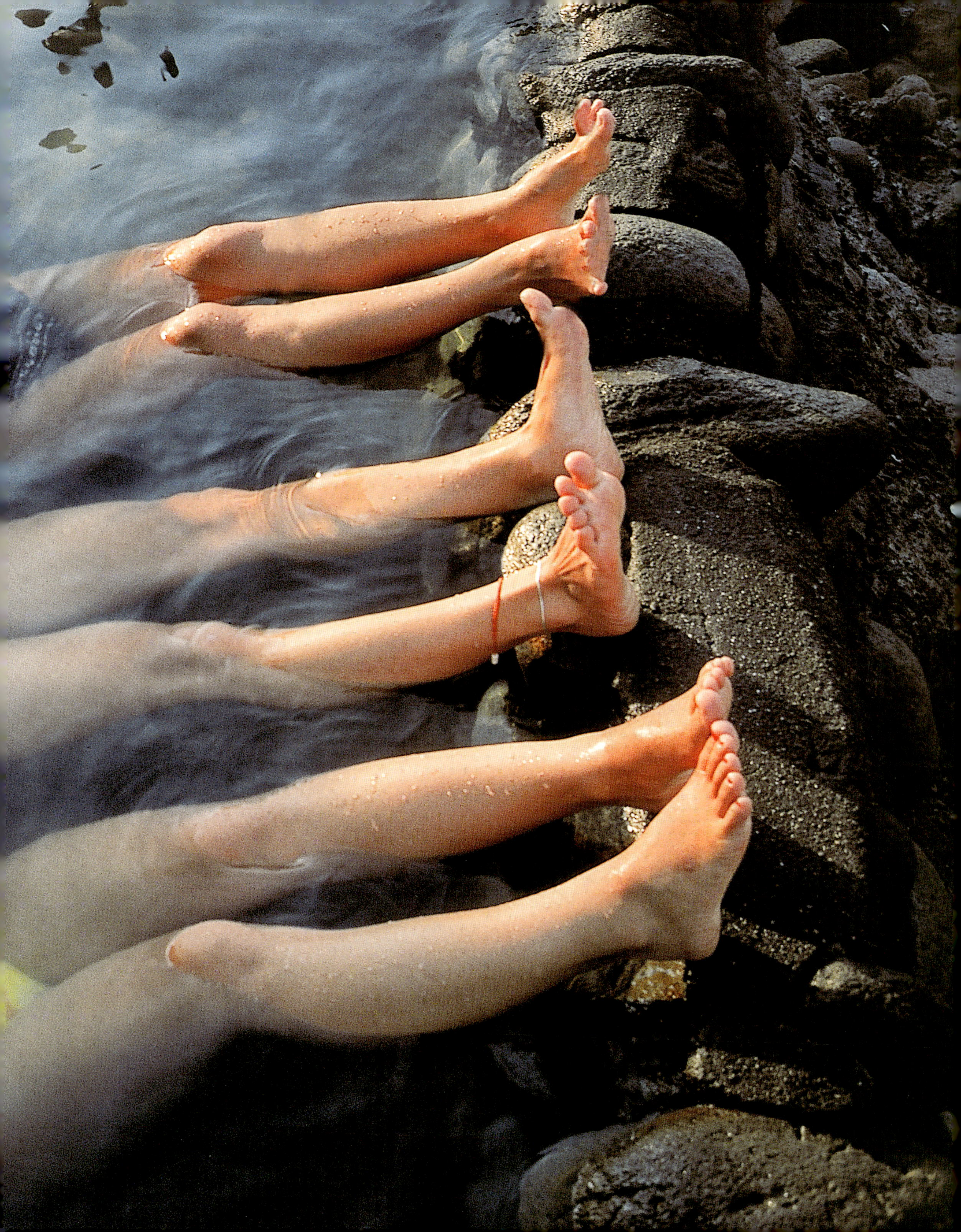

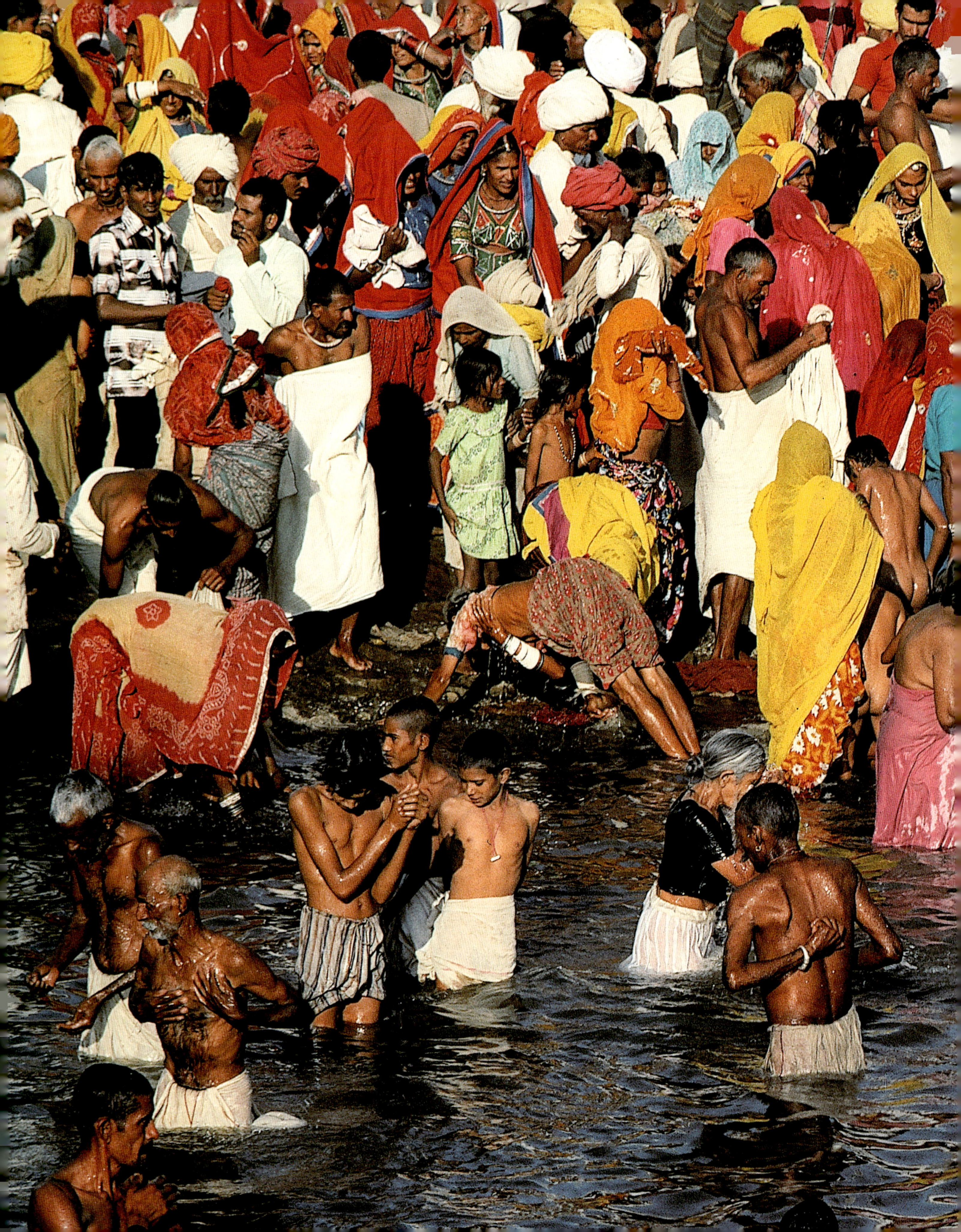

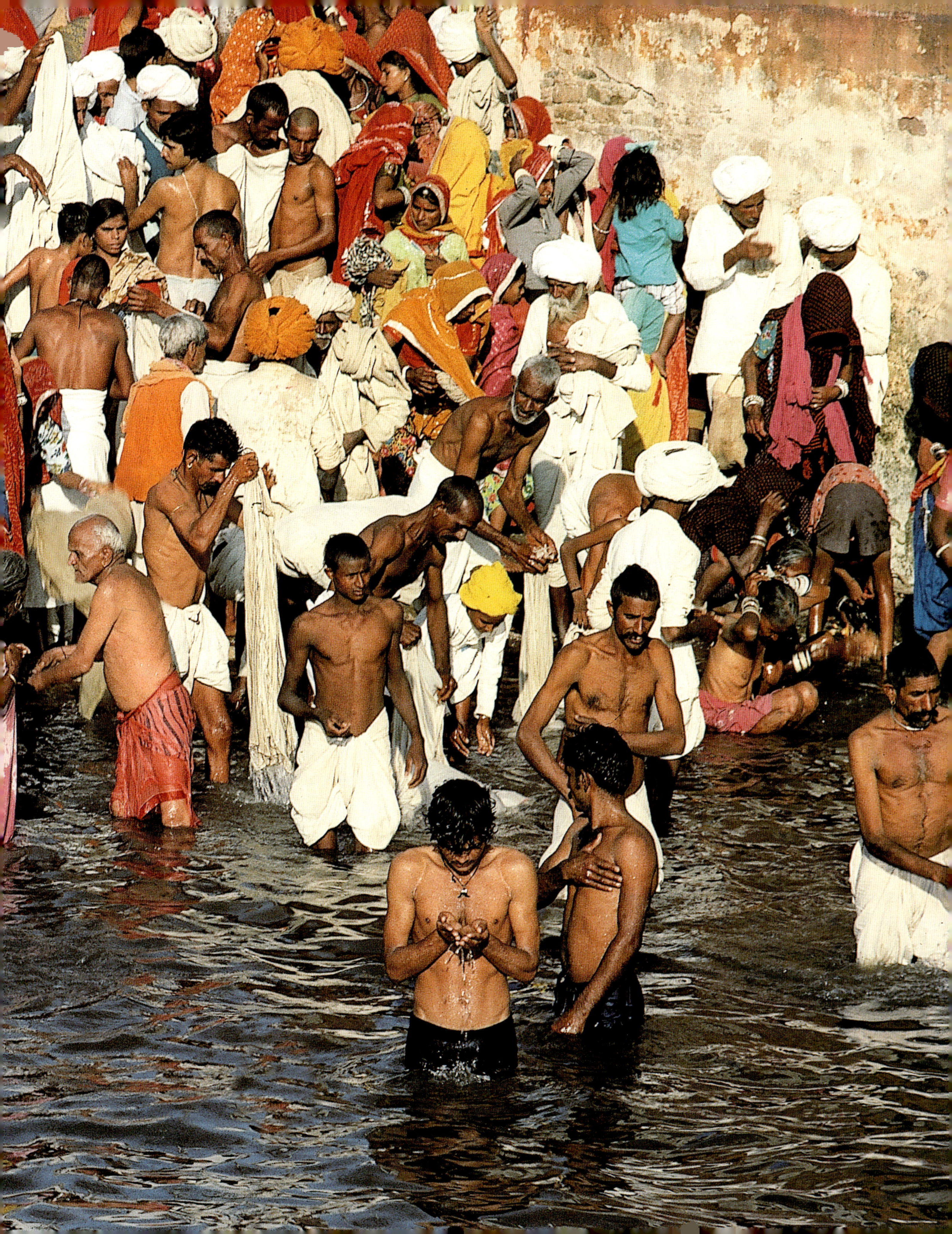

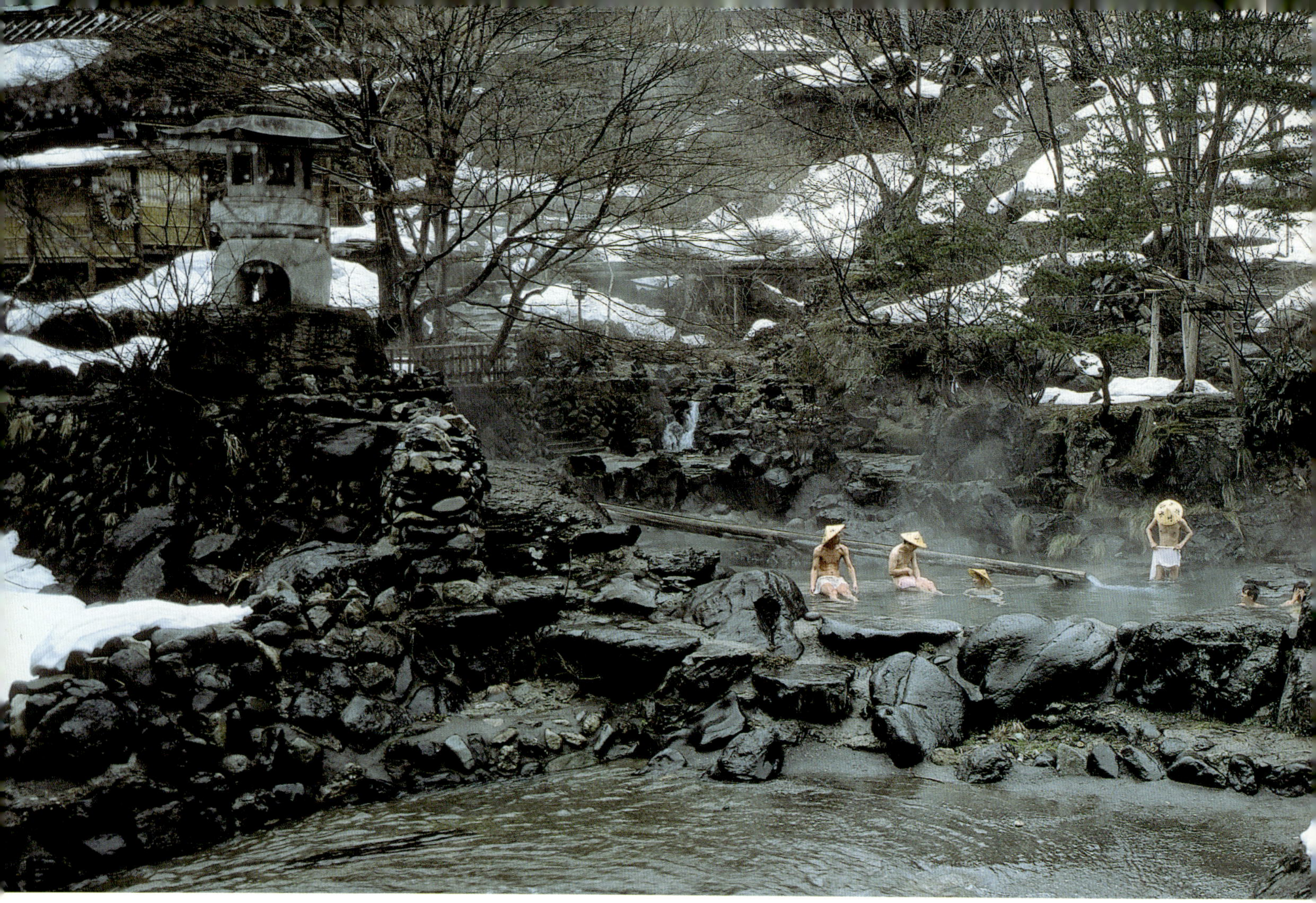

Japan, Tokamatsu, Ritsurin-Garten. Beim sehr beliebten gemeinschaftlichen Bad, ob im Freien oder in der Stadt, werden streng festgelegte Riten befolgt.

VORHERGEHENDE DOPPELSEITE: Indien, Pushkar. Rituelles Bad in einem heiligen Fluss Rajasthans.

enthalte. Und schließlich schlügen aus jenem Stück Holz Flammen, weil auch das Element Feuer wirke. Was für das Universum galt, musste folglich auch für den Körper des Menschen gelten, der Teil des Universums ist.

Diesen vier Grundelementen ordnete Hippokrates vier Eigenschaften zu: der Luft die Trockenheit, dem Wasser die Feuchtigkeit, dem Feuer die Hitze und der Erde die Kälte. Er war der Ansicht, im Körper wirkten vier Flüssigkeiten oder Säfte: Das aus dem Herzen hervorgebrachte Blut, das vom Gehirn erzeugte Phlegma oder die Lymphe, die aus der Leber stammende gelbe Galle und die von der Milz produzierte schwarze Galle. Fieber und Krankheiten seien also Folge eines Übermaßes oder einer Minderung der Eigenschaften, die zu einer Veränderung der Säfte führten.

Hippokrates war der Erste, der entdeckte, dass es jahreszeitbedingte Krankheiten gab. Die sich in der Luft abspielenden Umschwünge, große Hitze, extreme Kälte, Regen, Nebel, stabiles Wetter oder Wind, seien die dafür verantwortlichen Wirkkräfte. Örtliche Besonderheiten, wie die Beschaffenheit des Bodens, des Fließens oder Ansammelns von Wasser, Ausdünstungen der Erde oder die Lage von Bergen, müssten ebenfalls berücksichtigt werden. Er teilt den Verlauf der einzelnen Krankheiten auch in verschiedene Phasen auf und jede Phase in gute oder schlechte Tage. Der Arzt ahme die Natur nur nach und diene ihr. Er dürfe sie in ihrem Wirken nicht beeinträchtigen, nicht in ihren Lauf eingreifen. Das Grundprinzip des Hippokrates lautet, die Natur sei der beste Arzt. Aus Erfahrung weiß er, dass die Natur selbst bei schweren Krankheiten den Hauptanteil an Gegenmaßnahmen leistet: Mit Fieber versucht sie, deren Keime durch Hitze abzutöten, eine Wende herbeizuführen, die Krankheit auszutreiben. Um wieder zu gesunden, muss der Kranke alle Stadien dieses Prozesses durchleben. Gegensätze gleichen einander aus, und so heilt Fülle eine durch Verlust verursachte und umgekehrt Abführen eine durch Übermaß hervorgerufene Krankheit. Hitze besiegt die

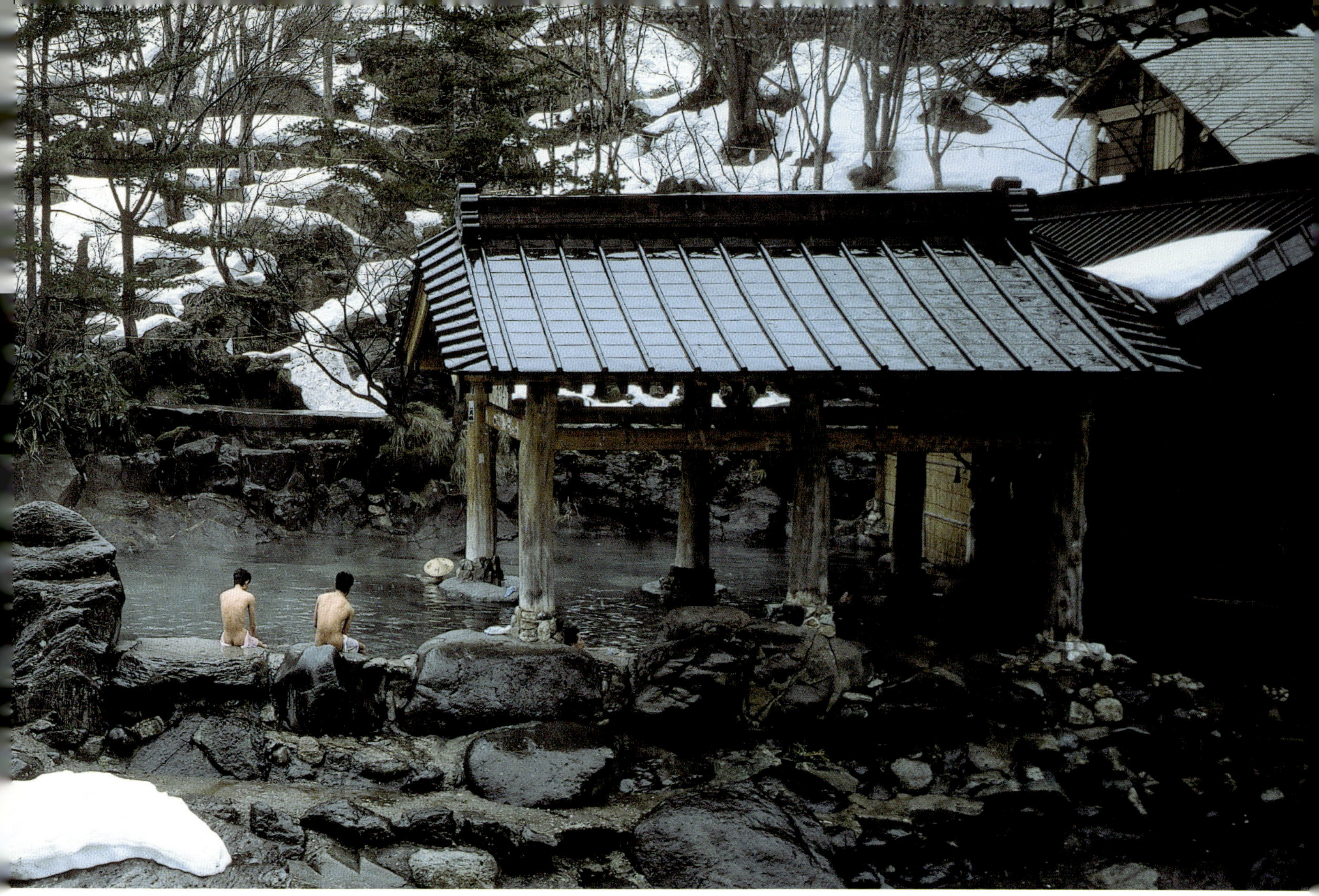

Kälte und Kälte mindert die Hitze. Medizin ist Hinzufügen des Fehlenden und Entfernen des Überflüssigen. Ein jedes Übermaß ist ein Feind der Natur. Jahrhundertelang haben diese Theorien des Hippokrates die westliche Medizin beeinflusst.

Noch im 18. Jahrhundert konnte man im Artikel »Medizin« der Enzyklopädie Diderots und d'Alemberts lesen, wie ein von grenzenloser Bewunderung für den griechischen Arzt erfüllter Redakteur folgende kosmische Metapher verwandte: »Hippokrates ist der Polarstern der Medizin, verliert man ihn aus dem Blick, verirrt man sich.«

Die Zahl Fünf

Während in Griechenland Hippokrates seine Theorie ausarbeitete, widmeten zur gleichen Zeit Mediziner im weit entfernten China ihre gesamte Aufmerksamkeit nicht etwa der Vier als magischer Zahl und Schlüssel zum Universum, sondern, einer anderen Philosophie entsprechend, der Fünf.

Es gibt fünf Sinne, fünf Finger hat die Hand und der menschliche Körper fünf Extremitäten – zwei Füße, zwei Hände und einen Kopf. Vermutlich war es Kongfuzi, dessen Namen die jesuitischen Missionare im 16. Jahrhundert in Konfuzius verwandelten, der im 5. Jahrhundert vor unserer Zeitrechnung als Erster der Fünf eine besondere Bedeutung zuwies: Die Zahl Fünf ist Symbol für die Achsen des Universums, dessen Geschehen den Regeln von fünf Gesetzen gehorcht. Farben, Düfte, Metalle, Planeten, selbst die inneren Organe werden in fünf verschiedene eingeteilt. Und um die Funktionsweise des Körpers zu erklären, ordnet die chinesische Medizin dem *yin* und dem *yang* jeweils fünf Elemente, wirkende Kräfte, genauer gesagt, fünf sich wandelnde Bewegungen zu.

Wer aber sind diese »fünf« Kräfte? Zunächst sind damit Holz, Feuer, Erde, Metall und Wasser gemeint, denen fünf Jahreszeiten und jene fünf Punkte zugeordnet sind, die den Raum bestimmen – die vier Himmelrichtungen sowie

Indische Segnung

Am Ursprung aller traditionellen Heilkünste stehen Legenden. Der Gott Brahma, so heißt es zur Geschichte der indischen Ayurveda-Medizin, habe die Gebete der Weisen erhört und war gerührt von der Aufrichtigkeit, mit der jene um Milde für die Leiden der Menschen ersuchten. So entschloss er sich, ihnen die Kunst des Heilens zu offenbaren.

Und so werden in den überlieferten Texten *Rigveda, Samaveda, Yajurveda* und *Atharvaveda* nicht nur die Geheimnisse der Pflanzen beschrieben, sie dokumentieren auch Gesänge, Lobpreisungen und Anleitungen zur Meditation. Diese Texte, im 2. Jahrtausend vor unserer Zeitrechnung in Sanskrit niedergelegt, sind Grundlage der indischen Medizin. In ihnen sind die bis zu jenem Zeitpunkt nur mündlich weitergegebenen Berichte der Nomadenstämme zusammengefasst.

Aus diesen Texten lernten die Heilkundigen, den Kranken, dessen Krankheit und die Arznei als ein Ganzes zu sehen. Vor jeder Behandlung meditierten sie über 107 Pflanzen. Dann wählten sie jene aus, die Bestandteil der Arznei werden sollte und segneten die anderen: »Ihr, gedeihende Pflanzen, die ihr dies vernehmen könnt, und ihr, die ihr in der Ferne wachst, vereint euch, fasst eure Heilkraft in dieser Pflanze zusammen.« Veda werden solche Gebete genannt. Noch immer werden sie in den Tempeln gelehrt, und in ihnen kommt die Vorstellung, nach der Geistigkeit und Heilung eng miteinander verknüpft sind, deutlich zum Ausdruck.

Erst im 7. Jahrhundert vor unserer Zeitrechnung begannen die indischen Ärzte damit, genaue Formeln für bestimmte Pharmakopöen zusammenzustellen. Einige Jahrhunderte später notierten die buddhistischen Mönche regelmäßig ihre Erkenntnisse, sobald sie eine neue Entdeckung gemacht hatten.

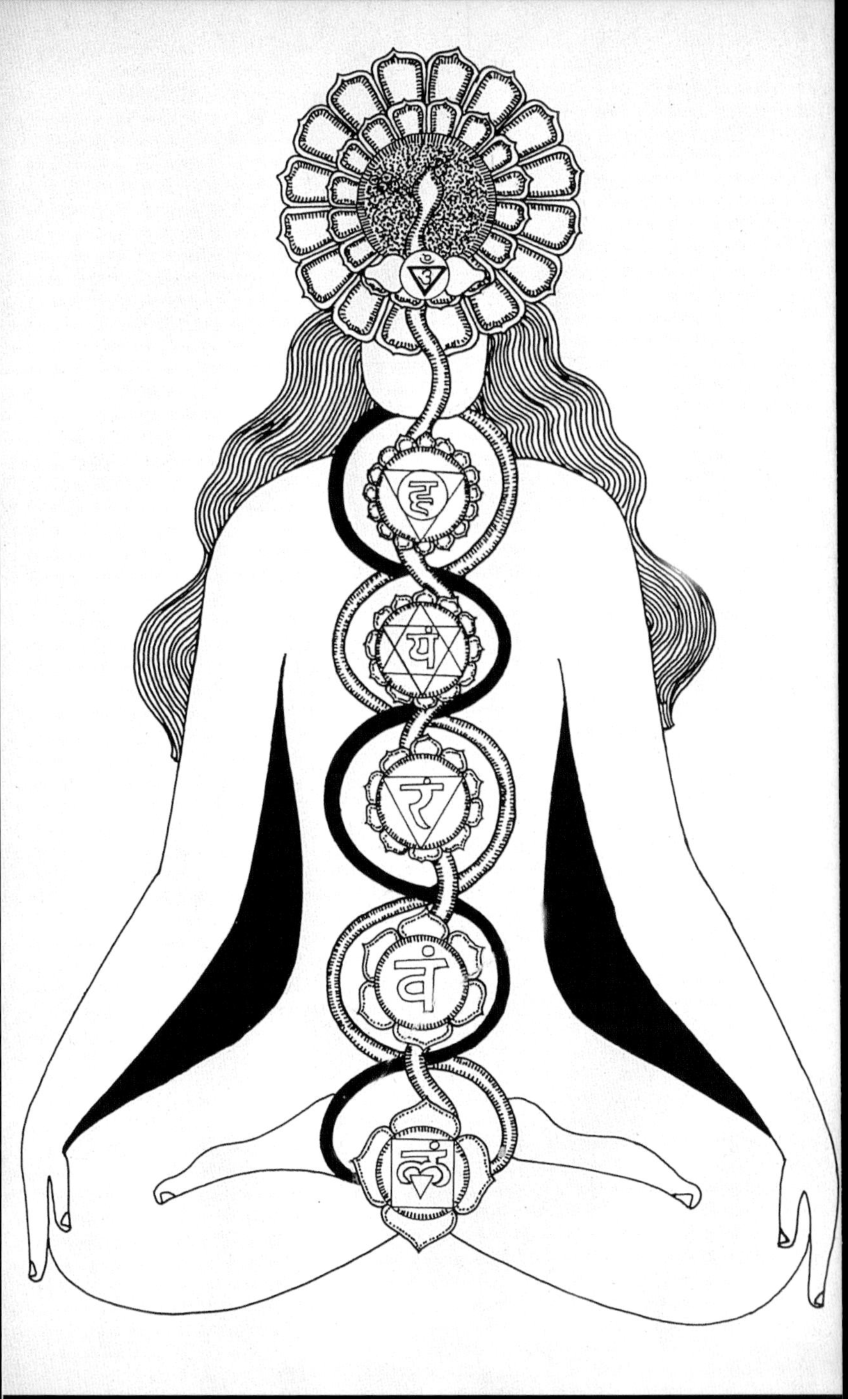

Indien. Darstellung der Chakras.

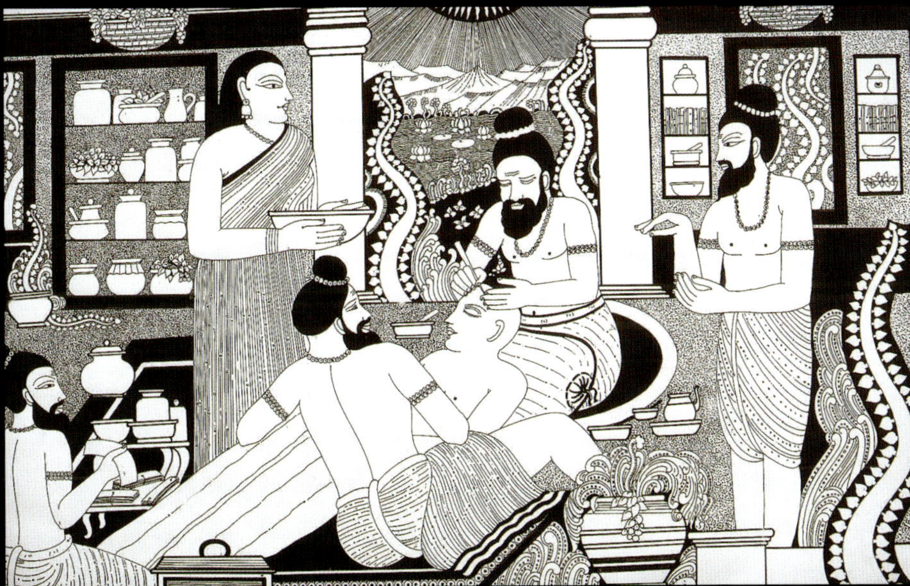

Indien, Kerala. Federzeichnung. Ayurvedische Medizin.

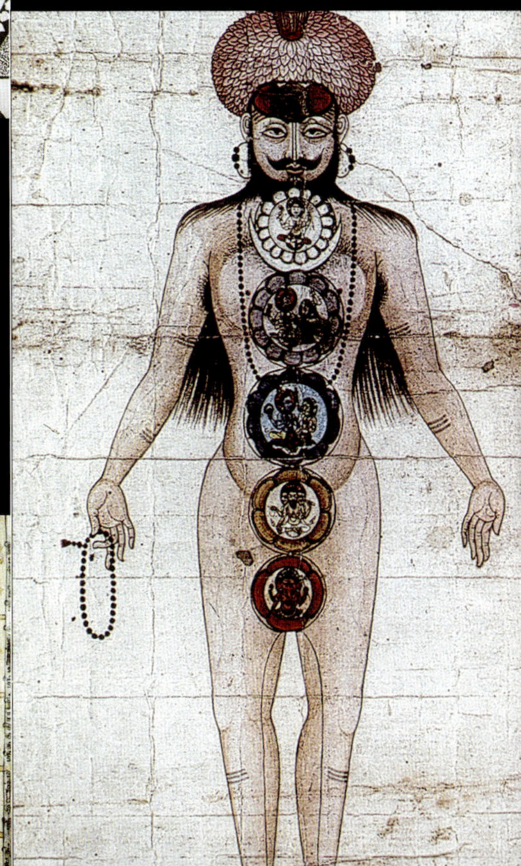

Indien. Die Chakras des Körpers, der indischen Yoga-Theorie entsprechend.

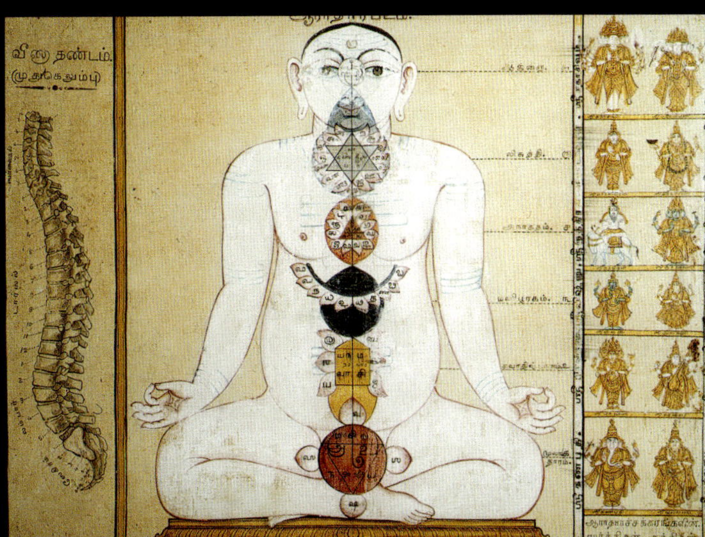

Indien. Miniatur aus dem 19. Jahrhundert. Die Chakras des Körpers und ihre Bezüge zur Wirbelsäule und zu den Gottheiten.

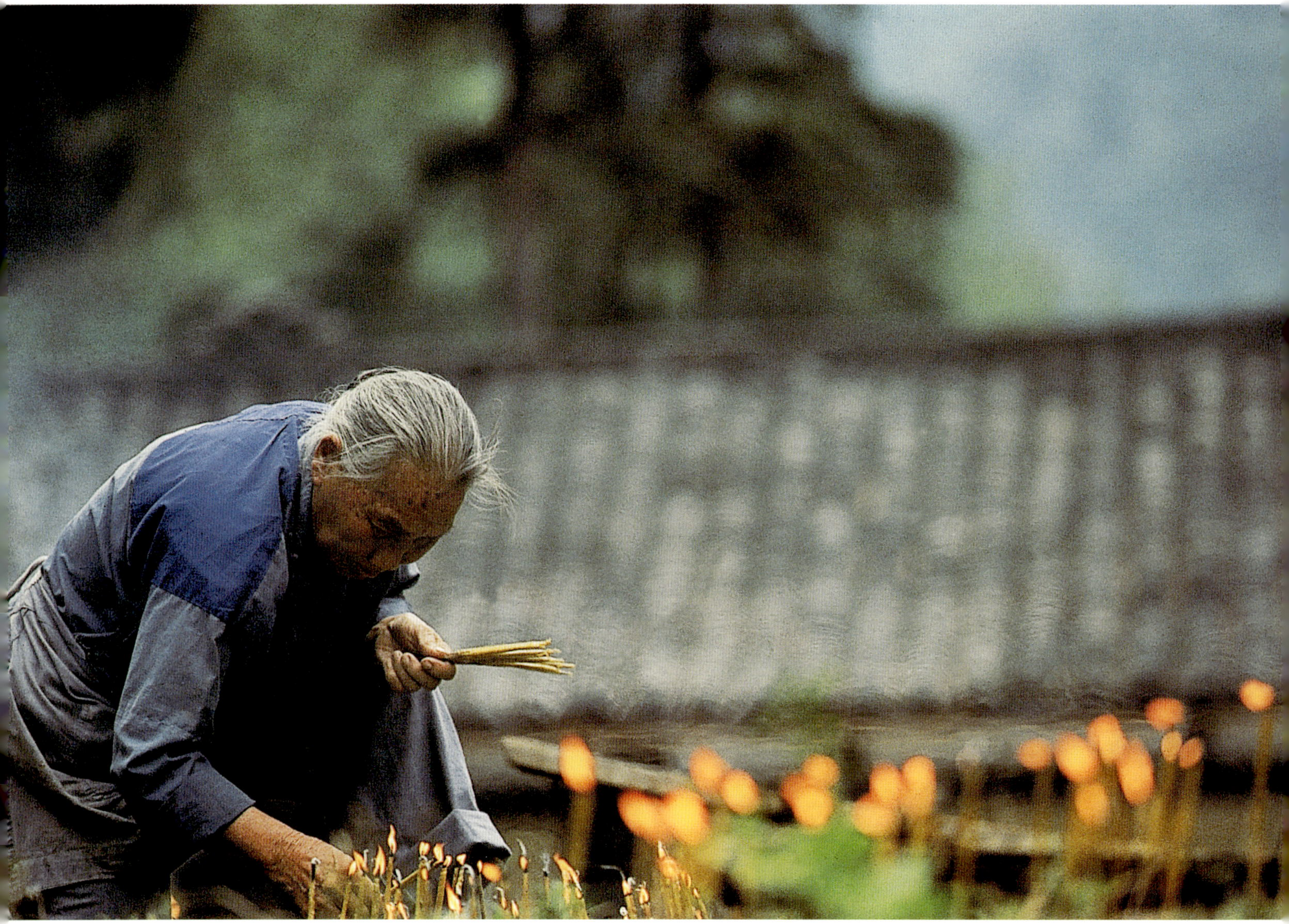

China. In der Provinz Sichuan sorgen Bauern für einen ertragreichen Boden, indem sie, einer taoistischen Zeremonie gemäß, Weihrauchstäbchen in die Erde stecken.

der Mittelpunkt. Ein feines Zusammenspiel aller möglichen Verbindungen sorgt für Harmonie sowohl in der Welt als auch im Körper. Man sollte wissen, dass dem Holz der Frühling und der Osten zugeordnet werden, dem Feuer der Sommer und der Süden, dem Metall der Herbst und der Westen, dem Wasser der Winter und der Norden. Bleibt noch die Erde. Ihr ordnen die Chinesen die fünfte Jahreszeit und den Mittelpunkt zu. Als fünfte Jahreszeit gilt eine Periode von achtzehn Tagen jeweils am Ende der anderen vier Jahreszeiten, deren Aufteilung jedoch nicht mit der im Westen üblichen Ordnung verglichen werden kann. So kann ein Monat, der für das europäische Verständnis zu den Wintermonaten gehört, für Chinesen als Frühlingsmonat gelten.

Aus genauer Beobachtung der Naturphänomene folgerten die Chinesen, Holz bringe das Feuer hervor, Feuer die Erde, Erde das Metall, Metall das Wasser, Wasser das Holz, und dies alles geschehe in unwandelbarer Weise. Nicht zufällig nährt Holz das Feuer, wird aus der Asche des Feuers Staub der Erde, entsteht Metall in ihrem Innern. Metall kann sich verflüssigen und als Flüssigkeit das Gedeihen der Pflanzen befördern, das Wachstum des Holzes also, welches wiederum das Feuer nährt und immer so fort. Alles wirkt auf geheimnisvolle Weise zusammen, auch der Geschmack der Dinge, ihre Düfte und Töne, alles ergänzt sich, wie auch Hippokrates glaubte.

Alarmsignale

Es heißt, drei Kaiser, die vor fast zwei Jahrtausenden vor unserer Zeitrechnung lebten, Fu Xi, Shen Nong und Huang Ti, seien die Väter der chinesischen Medizin. Der Erste habe die Theorie von *yin* und *yang* begründet, der Zweite das Sammeln von Heilkräutern initiiert und der Dritte sei Autor der ersten medizinischen Abhandlung.

Die überlieferten, über Jahrtausende traditionell mündlich weitergegebenen Vorstellungen befähigten die chinesische Medizin dazu, den kranken Menschen als individuelles Wesen zu erfassen. Es gibt nicht zwei gleiche Krankheiten, sondern Menschen, die in einem besonderen Zusammenhang unter einer Störung des normalerweise austarierten Zusammenspiels der Energieströme leiden.

Die Welt ist ein Ganzes, in dem nichts unabhängig oder für sich existiert. Das Unsichtbare wirkt im Sichtbaren und seine Zeichen kann man erkennen. Die Kunst des Arztes besteht darin, auch die unscheinbarsten Andeutungen zu bemerken. Das Winzigste, Feinste, das Wesentliche, den Keim muss der Arzt entdecken und deuten, um die bestmögliche Diagnose zu stellen. Umso schneller ist die Krankheit, ob sie nun im Verborgenen wirkt oder sich gerade entwickelt, in den Griff zu bekommen.

Dank ihrer speziellen Befunde kann die chinesische Medizin, je nachdem, um welche Krankheit es sich handelt, »individuelle« Therapien anbieten: Akupunkturen, Massagen, die Behandlung mit Schröpfköpfen, Aderlasse oder Anwendungen von mit Heilsubstanzen imprägnierten Wickeln direkt auf der Haut. Die Bereitung der Arzneimittel ist auch mit bestimmten Riten verbunden. Wird ein Medikament zur Einnahme verabreicht, müssen die Bestandteile der Heilpflanze, wie es die Tradition vorschreibt, mit einem kleinen Rad von Hand zerkleinert werden. Ist die Arznei zur äußerlichen Anwendung bestimmt, wird das Werkzeug mit den Füßen bedient.

Einflüsse

Auch in Indien hat die Zahl Fünf eine besondere Bedeutung. Kenner beider Kulturen haben sich oft gefragt, ob die chinesische die indische oder die indische die chinesische Heilkunst beeinflusst hat, so sehr ähneln sie sich. Auch für die ayurvedische Medizin Indiens entsprechen Körper und Kosmos einander. Die Theorie der *penchâ-bhûta*, der fünf Ursprünge der Materie, ist Grundlage der Heilkunst. So besteht alles Existierende aus Erde, Wasser, Feuer, Wind und »Äther« und all diese Elemente können sich miteinander verbinden, um Lebewesen entstehen zu lassen.

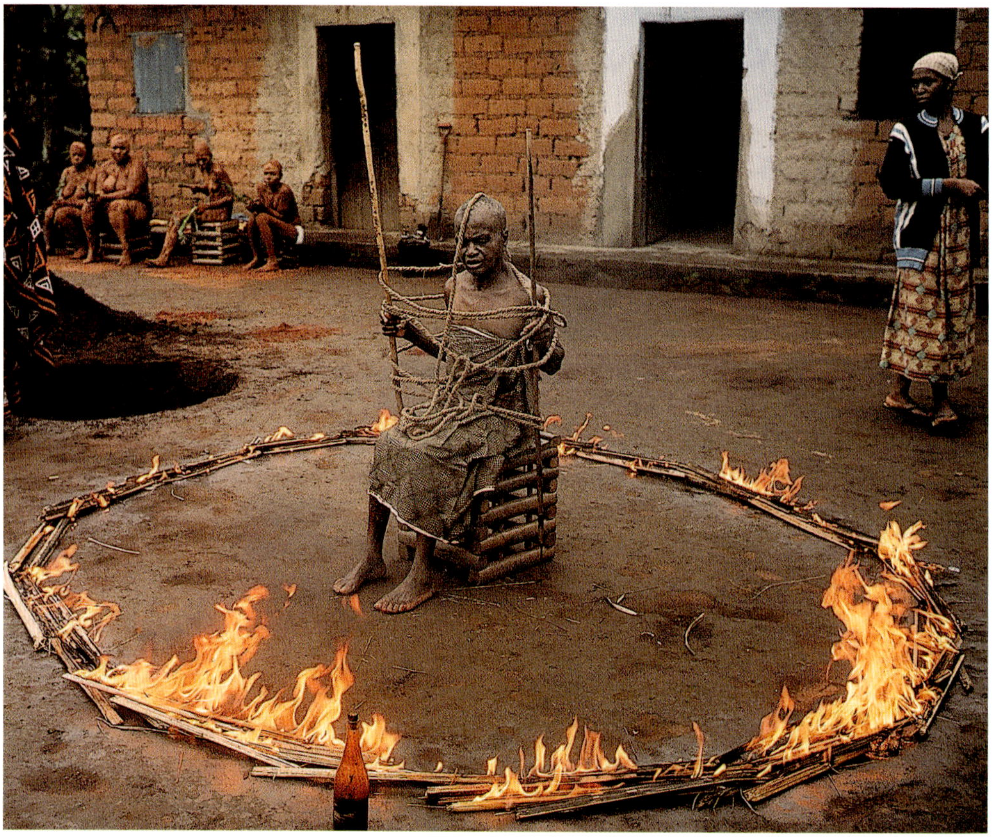

Kamerun. Heilungsritual.

Auch hier erhalten die Verbindungen jener fünf Elemente das kosmische Gleichgewicht, so dass der Körper des Menschen gesund bleibt. Darüber hinaus benennen die Inder Atem, Galle und Phlegma als jene drei physiologischen Säfte, die sowohl bei den Chinesen als auch bei Hippokrates erwähnt werden. Um seine Diagnose zu stellen, überprüft der Arzt sämtliche Elemente, die die betroffene Person charakterisieren. Wie ist der physische Zustand des Kranken, wie sein Geisteszustand, was empfindet er, woher stammt er, was hat es mit seiner sozialen Herkunft auf sich?

Er will von seinem Patienten wissen, wann die ersten Symptome aufgetreten sind, zu welcher Stunde, an welchem Tag, zu welcher Jahreszeit. In der Natur sucht er dann nach jenen Stoffen – Pflanzen, Metallen, tierischen Substanzen, Medikamenten – die dem Körper zugeführt werden müssen, um die Störung im Gleichgewicht der drei Lebenssäfte zu korrigieren. Nahrungsmittel werden nach Geschmack und Konsistenz eingeteilt und ebenfalls einem der fünf Elemente zugeordnet. Der Arzt weiß um ihre Wirkung auf den Organismus und wie sie dessen inneres Gleichgewicht wiederherstellen können. Eine Behandlung schließt daher stets auch eine Diät ein.

Von fünf Grundelementen – Erde, Wasser, Feuer, Luft und Raum – dynamischen Kräften, die beständig einander durchdringen, um alles Existierende zu erschaffen, geht auch die tibetische Medizin aus, von der man weiß, dass sie von der indischen Heilkunde beeinflusst ist. Die Tibeter erklären: Ohne Erde gäbe es keine Grundlage, ohne Wasser hielten die Dinge nicht zusammen, ohne Feuer könnten sie weder reifen noch geläutert werden, ohne Luft könnten sich die Dinge nicht entwickeln und ohne Raum nicht wachsen.

Für die fünf kosmischen Elemente der Tibeter sind im menschlichen Körper Entsprechungen

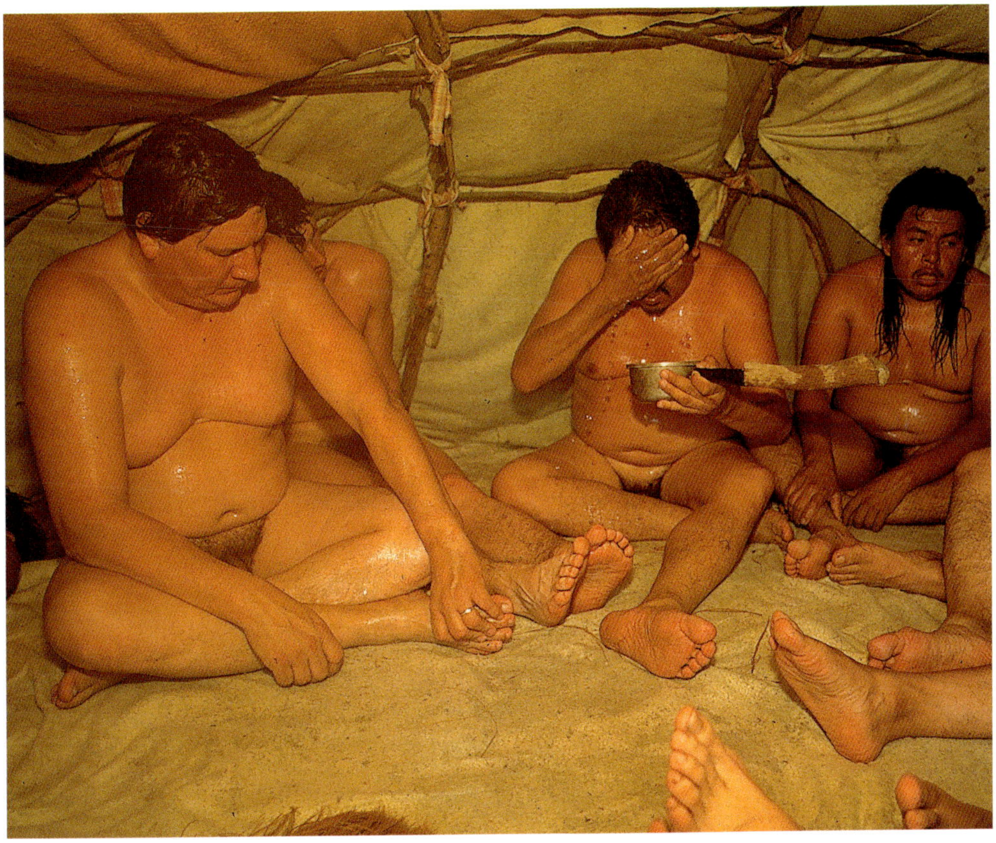

Vereinigte Staaten. Indianer vom Stamm der Crow in einem Schwitzzelt.

zu finden und ihre biologischen Reaktionen werden ähnlich den drei Körpersäften der ayurvedischen Medizin erklärt. Die Festigkeit der Erde wird den Knochen, der Haut und den Haaren zugeordnet, Wasser den Flüssigkeiten und den Geschlechtsteilen, das Feuer der Verdauung und dem Stoffwechsel, die beide in der Körperregion um den Bauchnabel lokalisiert werden. Die Lebensenergie ist mit der Luft und dem Herzen verknüpft, der Raum mit dem Bewusstsein, dem Kopf und der Kehle.

Nur ein harmonisches Zusammenspiel des Ganzen sichert Gesundheit und Wohlbefinden. Ein Übermaß an Atem kann schwächen und Schlaflosigkeit zur Folge haben, zu viel Galle verursacht Hunger und Durst, zu viel Phlegma kann zu ermüdendem Übergewicht führen.

Alles, was die Störung des Gleichgewichts jener fünf Elemente im Körper beheben kann, besteht, entsprechend der Vorstellung, dass Gleiches Gleichartiges heilt, ebenso aus fünf Elementen. Eine tibetische Abhandlung zur Medizin betont, dass Körper, Krankheit und Medikamente zu ein und derselben elementaren Essenz gehören.

Die Landschaft der Anatomie

Weit entfernt von jenen vier oder fünf unerlässlichen Elementen und ihren entsprechenden Zuordnungen, spielen bei den Inuit weder Feuer noch Erde, die ja im ewigen Eis kaum auszumachen sind, eine vergleichbare Rolle. Die Aufteilung ihres Universums entspricht den wahrgenommenen Anteilen von Erde, Meer und Himmel. Und so ist es auch selbstverständlich, dass der Körper wie ein Iglu gesehen wird. Dank einer Studie, die Jean-Michel Lacroix und Michèle Therrien diesem Thema gewidmet haben, können wir feststellen, dass die gleichen Begriffe, die für die Unterkunft benutzt werden, auch für den Körper gelten. Dabei sind die Paarungen entsprechend geordnet:

Nase und Luftloch des Iglus ermöglichen beide die Atmung, Rachen und Gang das Durchkommen von Nahrung beziehungsweise von Menschen, Ohr oder Trommelfell entsprechen dem Fenster, Anus und Rückwand des Iglus bilden ein Paar, denn durch den einen werden Exkremente entsorgt, durch die andere werden Kranke und Tote abtransportiert. Und da die Umgebung die Vorstellungswelt prägt, haben Bäume und Vegetation die Melanesier dazu angeregt, sich den Körper als Wald vorzustellen. Gleich nach einer Geburt pflanzen sie, so schreiben es ihre Riten vor, einen Baumschössling an jener Stelle, an der die Nabelschnur vergraben wurde.

Von einem zurückgebliebenen Kind heißt es, es wachse gelb, wie eine austrocknende Pflanze, der es an Saft mangelt. Für die Haut des Menschen werden die gleichen Bezeichnungen benutzt wie für die Rinde der Bäume. Das Knochengerüst wird wie der harte Teil des Holzes benannt und die Nieren tragen den gleichen Namen wie eine Frucht, deren Form sie ähneln. Die Gedärme heißen wie die Lianen des Waldes. Tatsächlich wird der Körper nicht wie eine von der Welt unabhängige Materie oder Form gesehen: Sein Rhythmus ist auch der Rhythmus der Natur und er reagiert, wie David Lebreton feststellte, auf das Universum der Pflanzen.

Jede traditionelle Heilkunst kann also mit den kosmischen und den geistigen Energien in Verbindung treten, um dem Kranken zu helfen. Dabei wird einmal dieses, ein andermal jenes Grundelement bevorzugt, doch letztendlich kommt es auf die Erkennung der Besonderheiten jedes einzelnen Menschen an, um eine zutreffende Diagnose zu stellen. Den Menschen kann man nicht nach Einzelaspekten beurteilen. Schon seit langem huldigt die westliche Medizin einer allzu mechanistischen Sicht des menschlichen Körpers, betrachtet ihn wie eine große Maschine und vergisst dabei sowohl die grundlegende Einheit von Körper und Persönlichkeit als auch die Einheit von Persönlichkeit und der sie prägenden Umgebung.

Sehr häufig wendet sich der Kranke nun, je nachdem, welches Organ ihm zu schaffen macht, an einen Leber-, Herz- oder Darmspezialisten. Nicht selten hört man auf den Fluren von Krankenhäusern, wie Ärzte untereinander über ihre Patienten reden und von ihnen dabei als »dem Leberkrebs«, »dem Beinbruch« oder »dem grauen Star« sprechen. Nichts bleibt mehr übrig von der Zugehörigkeit des Kranken zu einer universalen kosmischen Ordnung, von einem Bezug zur Symbolkraft der Mythen. Ist das der Grund, warum in Europa das Interesse an Heilpraktikern und an den Erkenntnissen traditioneller Medizin wiederauflebt?

Im Senegal kommt man gar nicht erst auf den Gedanken, Körper und Persönlichkeit oder die Persönlichkeit und deren Beziehungen zu den Menschen ihrer Umgebung getrennt zu betrachten. Denn die Qualität der Beziehungen, die jeder Einzelne zu den anderen Mitgliedern einer Gesellschaft, zu Ahnen und Geistern, zur Gesamtheit des Kosmos unterhält, ist doch entscheidend für das Wohlbefinden.

Die Ursachen einer Krankheit sind also in einem Netzwerk aus komplexen Elementen, die in ineinander verschachtelten Verbindungen zu inneren und äußeren Bezügen stehen, zu suchen. In Afrika wird eine Person als Körper, Seele und Geist zugleich gesehen.

Der Körper ist die Ummantelung aus Fleisch, die Seele ist der Atem, die Lebensenergie und der Geist ist jene unkörperliche Welt, in der die Vorfahren der Sippe weiterleben. Die Seele kann, in der sichtbaren wie in der unsichtbaren Welt, von böswilligen »Wesen« angegriffen werden. Dann kann die Seele, die Lebensenergie also, durch die Fontanelle oder das Ohr den Körper verlassen.

Massagen und Beschwörungen des Medizinmannes und die Heilpflanzen, die er einsetzt, dienen, wie bei den schamanistischen Praktiken der Karen in Thailand, nur einem Ziel – die Seele wieder in den Körper zurückzuführen. Vermieden werden kann Krankheit nur, wenn die Lebensweise mit der kosmischen Ordnung und den sozialen Normen im Einklang ist.

Madagaskar. Ein Medizinmann im Wald. Die Vorstellung, die man sich vom Körper des Menschen macht, wird in jeder Kultur von der Umwelt beeinflusst.

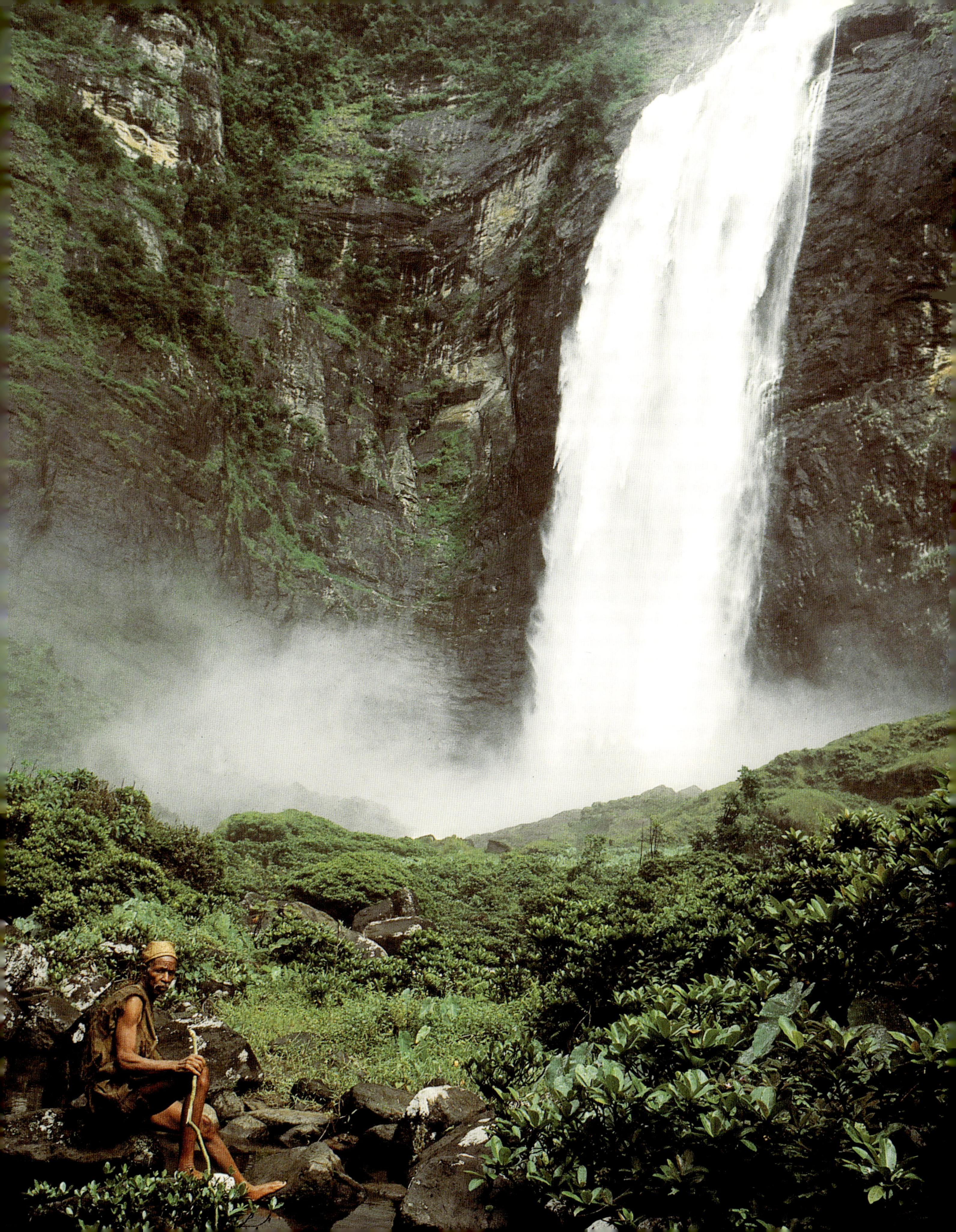

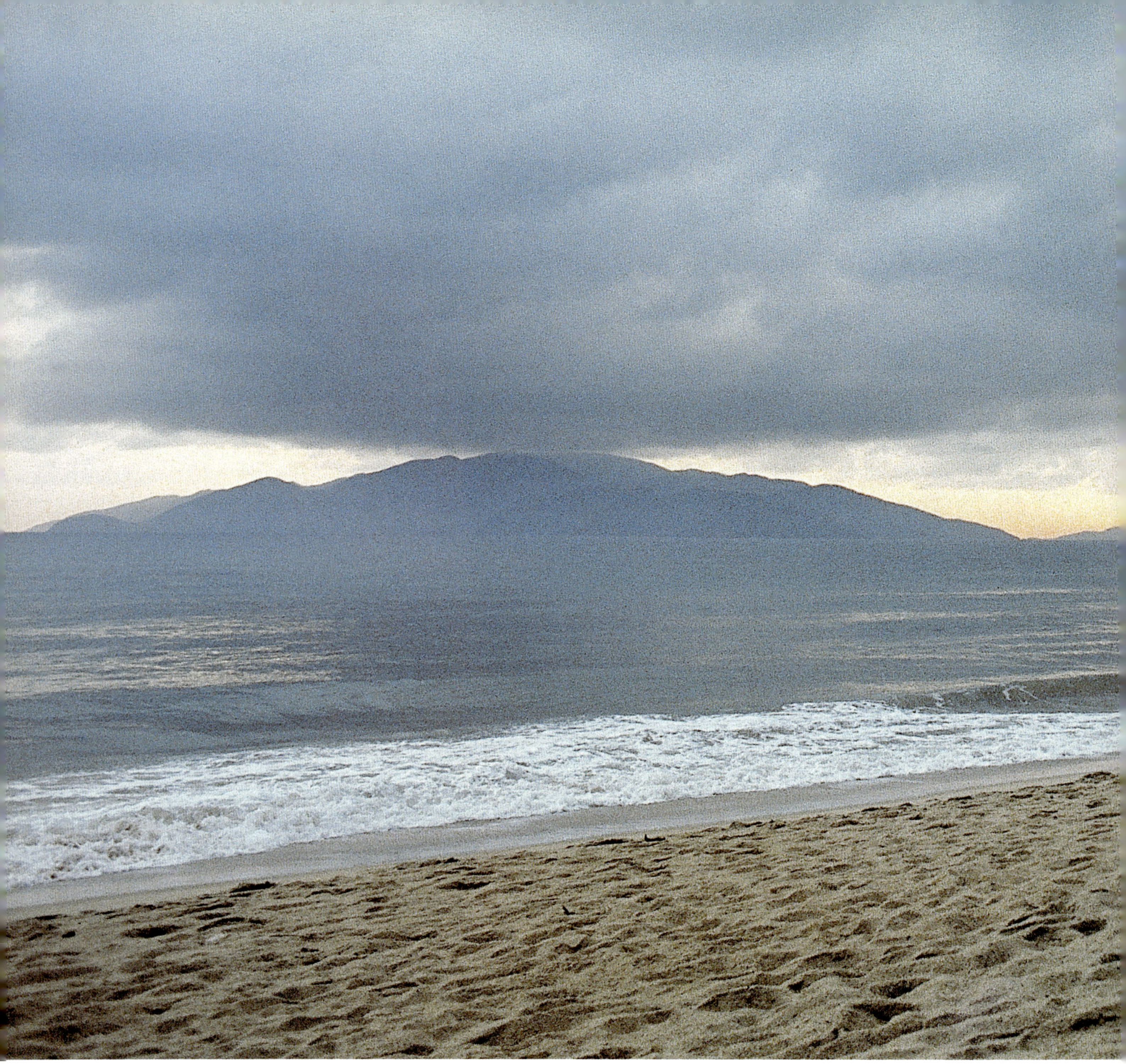

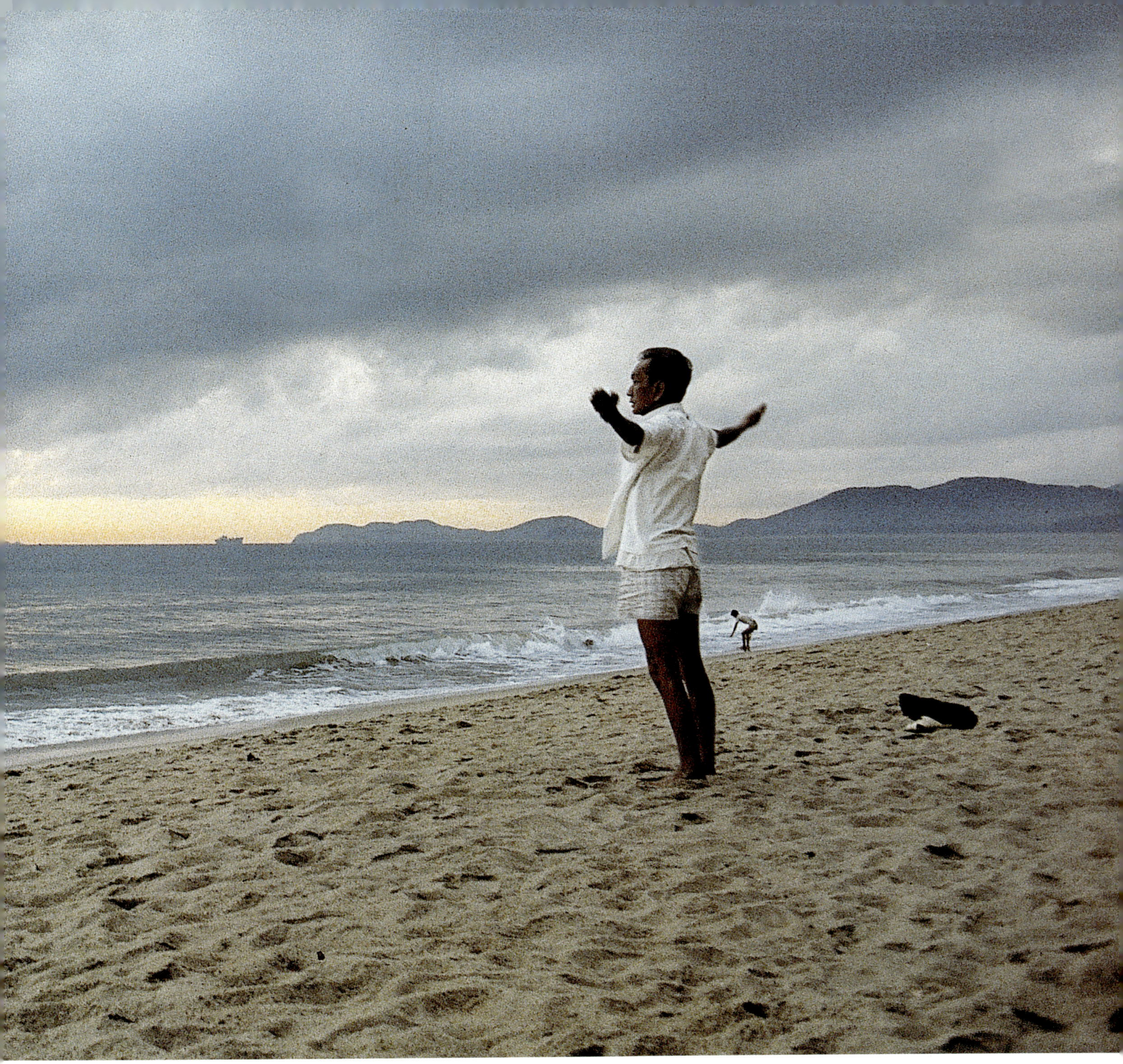

Vietnam, Nha Trang.
Tai-Chi-Übungen am Strand.

FOLGENDE DOPPELSEITE:
Japan, Beppu. Die therapeutischen Wonnen eines heißen Bades in vulkanischem Sand.

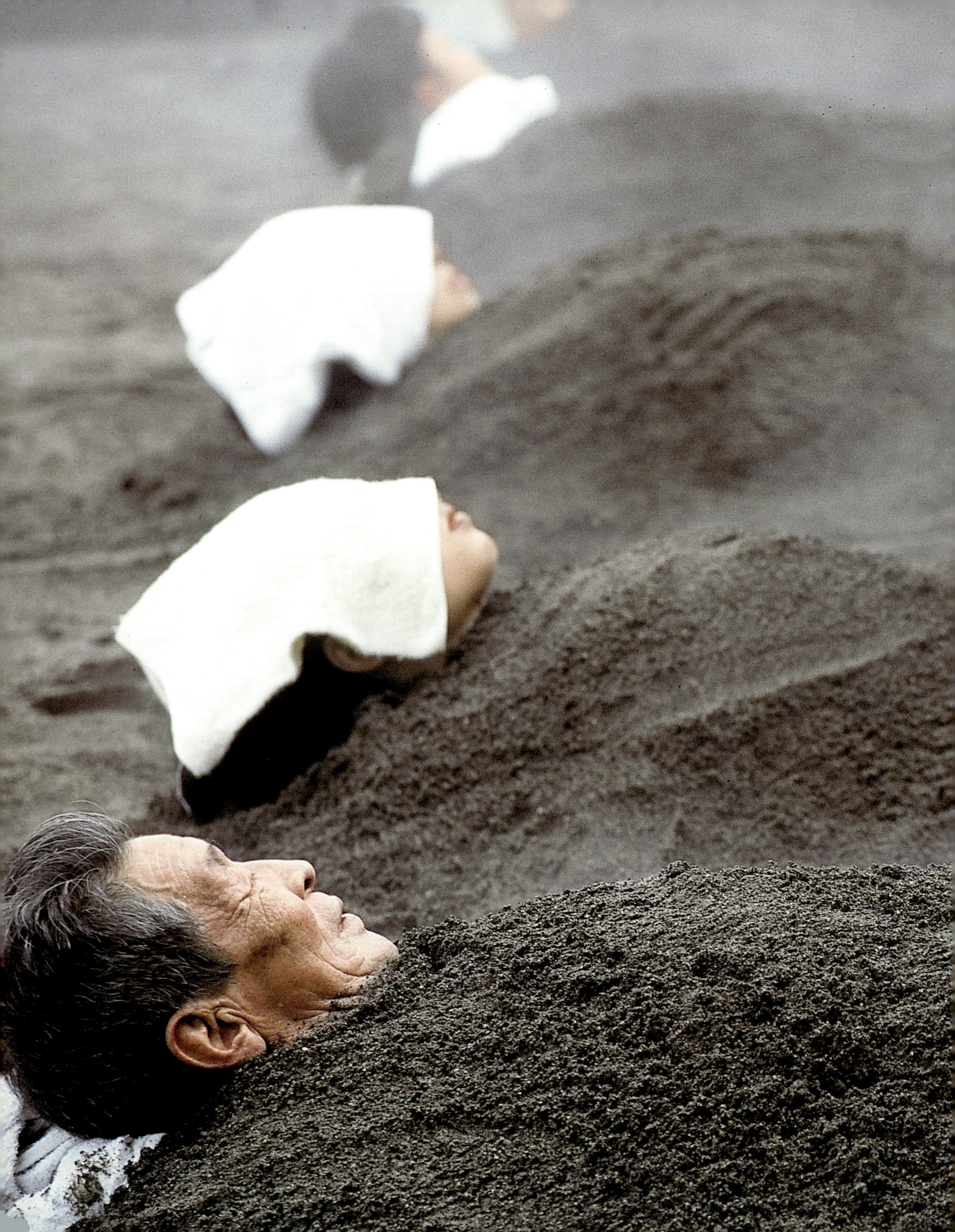

Zwischen Himmel und Erde

Die Kräfte der Natur und der Atem des Lebens

Die Therapeuten der traditionellen Heilkunde stehen der kranken Person bei, erleben die Krankheit mit, stacheln sie vielleicht sogar an, um sie besser zu lokalisieren. Ist ihr erst einmal Einhalt geboten, kann versucht werden, das Gleichgewicht zwischen Mensch, Kosmos und dem Göttlichen wiederherzustellen. Sie greifen die Natur nicht an, sondern dienen ihr, imitieren sie. »Die Natur macht nichts ohne Sinn«, so ihre Auffassung, die auch der griechische Arzt Galen (ca. 131–ca. 201) teilte. Er stammte aus Pergamon, in der heutigen Türkei, und erstellte eine Pharmakopöe von 473 verschiedenen Produkten pflanzlichen Ursprungs. In der indischen Ayurveda-Heilkunde heißt es: »Nichts in der Natur ist für die Medizin belanglos.« Safran, Koriander, Ingwer, Muskat, Kümmel, Zwiebeln, Zimt – all diese gewöhnlichen Gewürze werden seit Jahrhunderten zu Heilzwecken eingesetzt. In Frankreich gehörten die Apotheker im Mittelalter übrigens der Zunft der »Lebensmittelhändler« an.

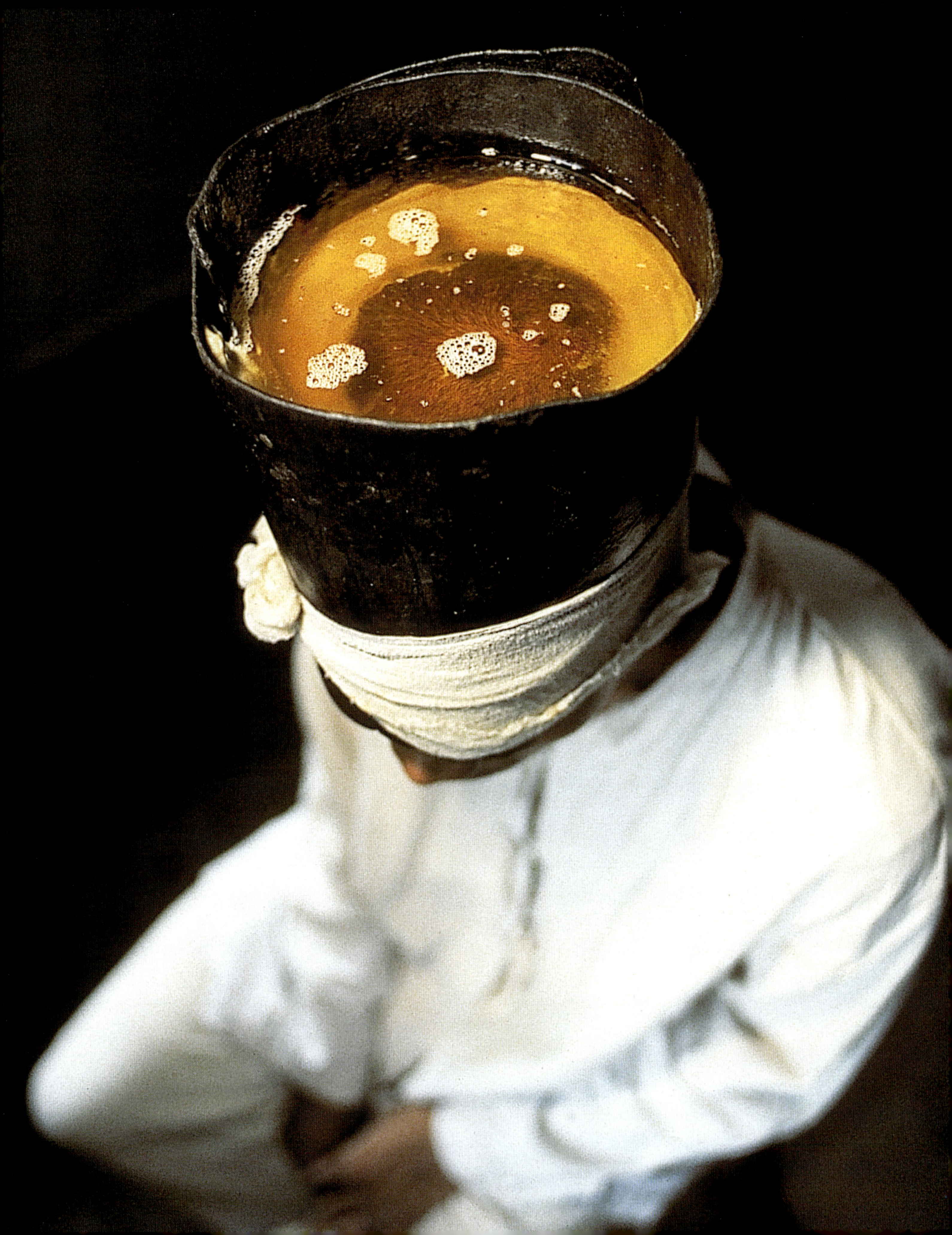

Da die traditionellen Heilkünste den menschlichen Körper als Mikrokosmos verstehen, in dem, wie im Universum selbst, die gleichen Elemente wie Feuer, Erde, Luft, Wasser oder auch andere wirken, müssen sie auch bei den der Heilung dienenden Praktiken und Riten einsetzbar sein. Und tatsächlich werden sie auch in den verschiedenen Kulturen zur Behandlung genutzt: Verfahren wie Moxibustionen, Dampfbäder, Frottieren, Erhitzen, Wasserheilverfahren, Absieden, Mazeration, Geomantie, Schlammbäder, Akupunktur, Einsaugen, Absaugen, Einatmen, Ausatmen zeugen von zusammenhängenden Auffassungen von Ursache und Behandlung der Leiden. Eine solche Vorgehensweise berücksichtigt die Bedeutung der Umwelt für die Gesundheit, den geistigen Reichtum der betroffenen Person und die verborgenen Heilkräfte der Pflanzen, denn der Mensch gehört dem Kosmos an, und der Kosmos zeugt vom Wirken einer schöpferischen Gottheit.

Da die Natur wohlweislich Arzneien für jede Krankheit bereithält, muss man wissen, wann und wie man sie einsetzen sollte. Gewisse Anzeichen, die der Weltenschöpfer absichtsvoll hinterlassen hat, lassen erkennen, welchem Zweck eine Pflanze dient und welches ihre Heilkräfte sind. Alle Pflanzen haben eine besondere Funktion, die man aus ihrer Gestalt ermitteln kann. In den Heiltraditionen vieler Kulturen muss einer Pflanze, bevor man sie pflückt, in einem beschwörenden Gebet oder durch eine grüßende Ansprache erklärt werden, warum man sie pflückt und welche Krankheit sie heilen soll, denn jedes sinnlose Herausreißen von Pflanzen verursacht einen Bruch in der Harmonie der Welt.

Die Kräutersammler müssen auch lernen, auf den Lauf der Gestirne zu achten, denn er bewirkt im Verlauf des Jahres Schwankungen der Kräfte der Pflanzen, wie er auch auf den Fluss der Körpersäfte des Menschen wirkt und dessen Schicksal lenkt. Im universellen Kreislauf der Energien ist die Übereinstimmung des menschlichen Körpers mit der Natur erlebbare Wirklichkeit und zugleich Voraussetzung des gesamten therapeutischen Systems.

Die Behandlungsmethoden müssen also die Symptome des Patienten berücksichtigen. Auch hier bedarf es einer Harmonie zwischen den Bedürfnissen des Patienten und den Maßnahmen des Arztes.

Heilen bedeutet nicht unbedingt, die Krankheit zu bekämpfen, indem man sie frontal attackiert. Leidet der Kranke an einem »Zuviel«, muss der Therapeut es entziehen und das ganze Ritual der Behandlung konzentriert sich darauf, das Übel herauszulocken. Leidet der Kranke an einem »Zuwenig«, muss der Therapeut versuchen, das Fehlende hinzuzufügen. Um die angemessene Lösung zu finden, muss er die Beschreibungen, mit denen der Kranke sein Leiden schildert, verstehen, sich in dessen Vorstellungswelt einfühlen. Dann hat er die Aufgabe, das für die Behandlung geeignetste Element auszuwählen: Feuer, Luft, Erde oder Wasser.

Im Feuer

In einem Essay über den menschlichen Körper und den Schamanismus erläutert Illario Rossi die Weltsicht der Wixaritari, eines Stammes der Ureinwohner Amerikas, für die das Feuer im Mittelpunkt ihrer Weltsicht steht. Ein uralter Mythos überliefert diese Vorstellung. Darin wird erzählt, wie das »Ahnkind« sich in die Glut seines Vaters, des Gottes Sonne stürzte, um den Menschen das Feuer zu schenken und sie im Umgang mit diesem Element zu unterweisen. Seither ist das Feuer Mittelpunkt des Körpers, so wie die Sonne Mittelpunkt des Universums ist. Die Götter jedoch, erzürnt, dass sie einen Teil ihrer Macht verloren hatten, schickten den Menschen zur Strafe alle Arten

Jemen. Schröpfköpfe aus hohlen Kuhhörnern.

VORHERGEHENDE SEITE: Indien, Bombay, medizinisches Zentrum Podar. Ein Heilverfahren der ayurvedischen Medizin.

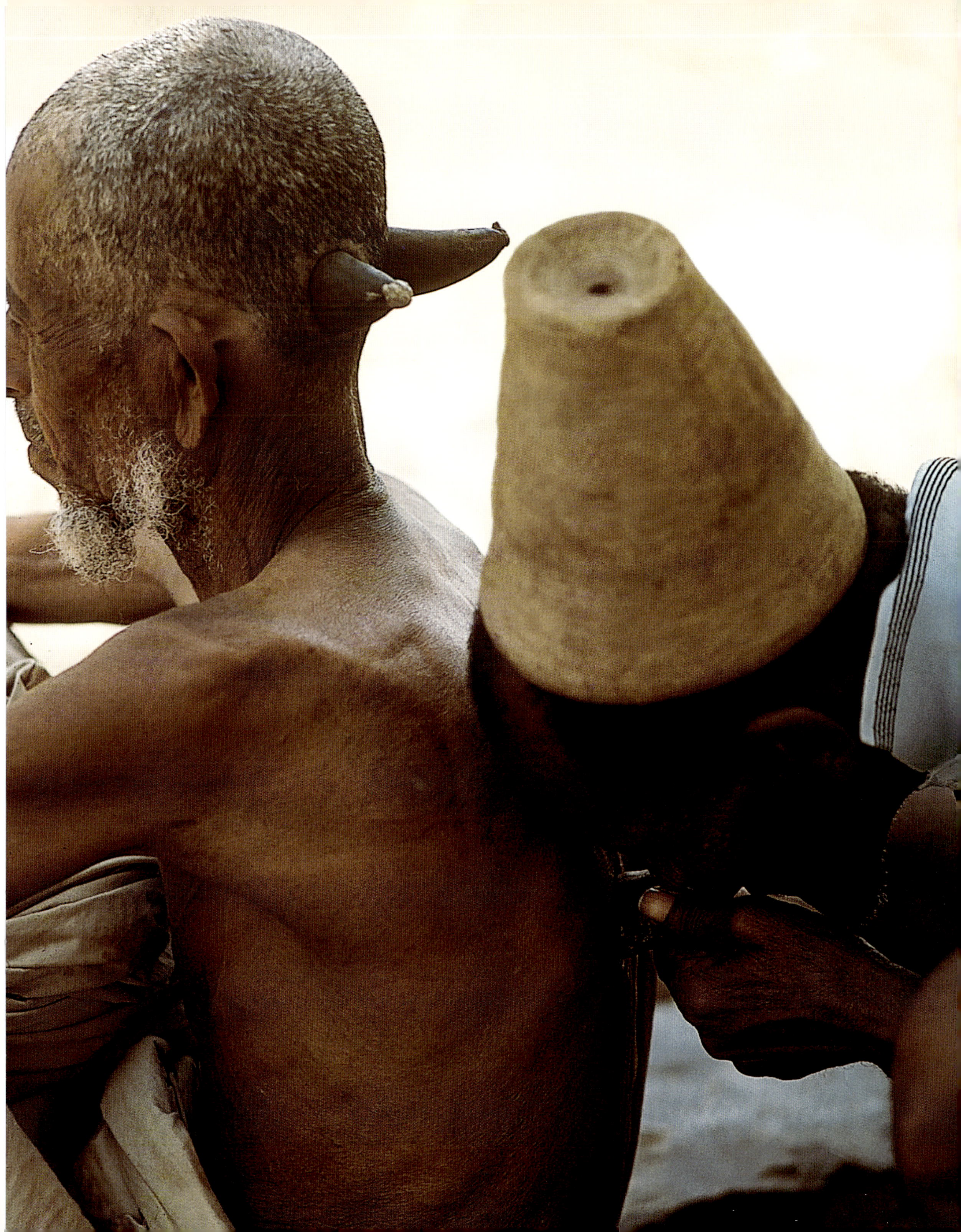

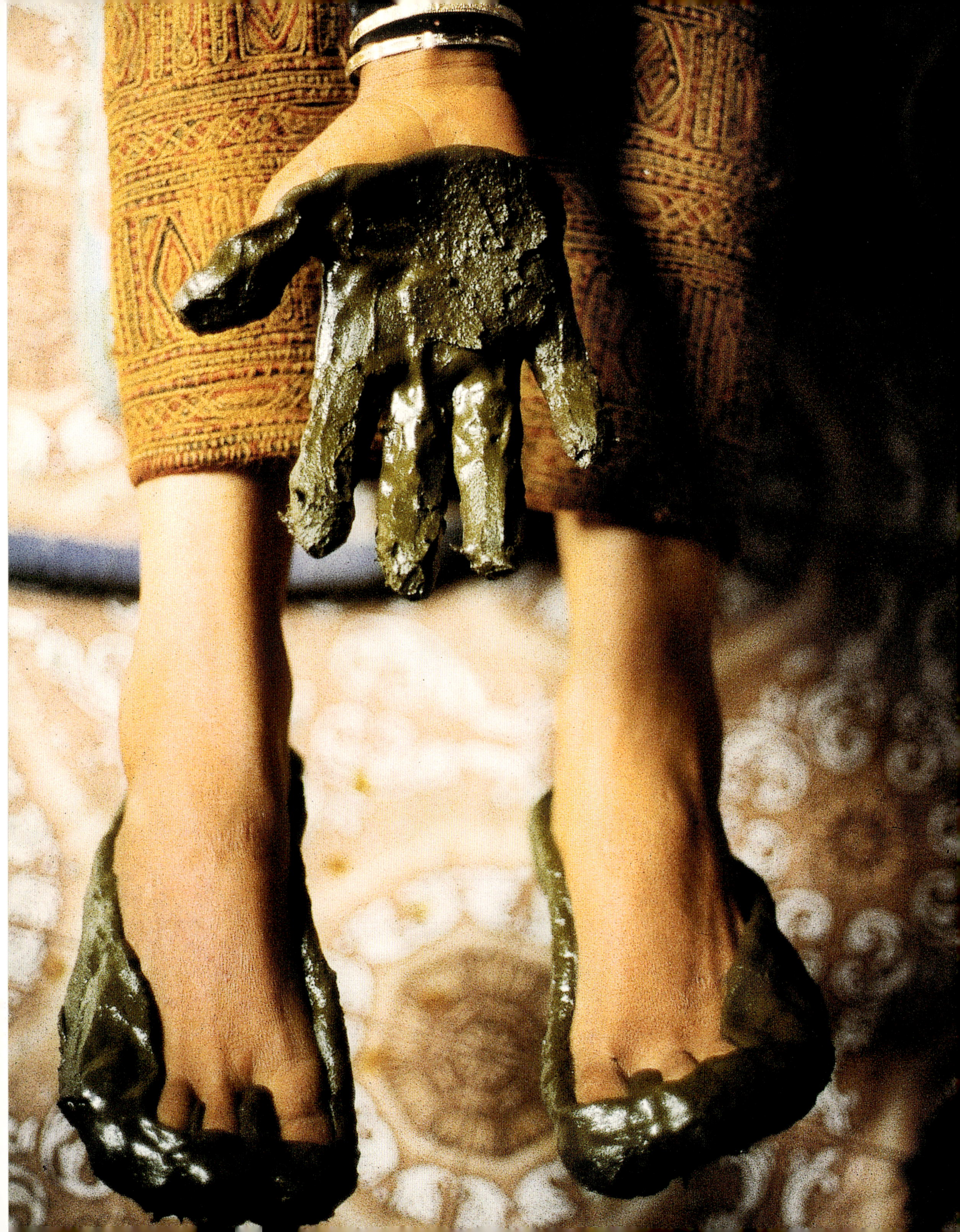

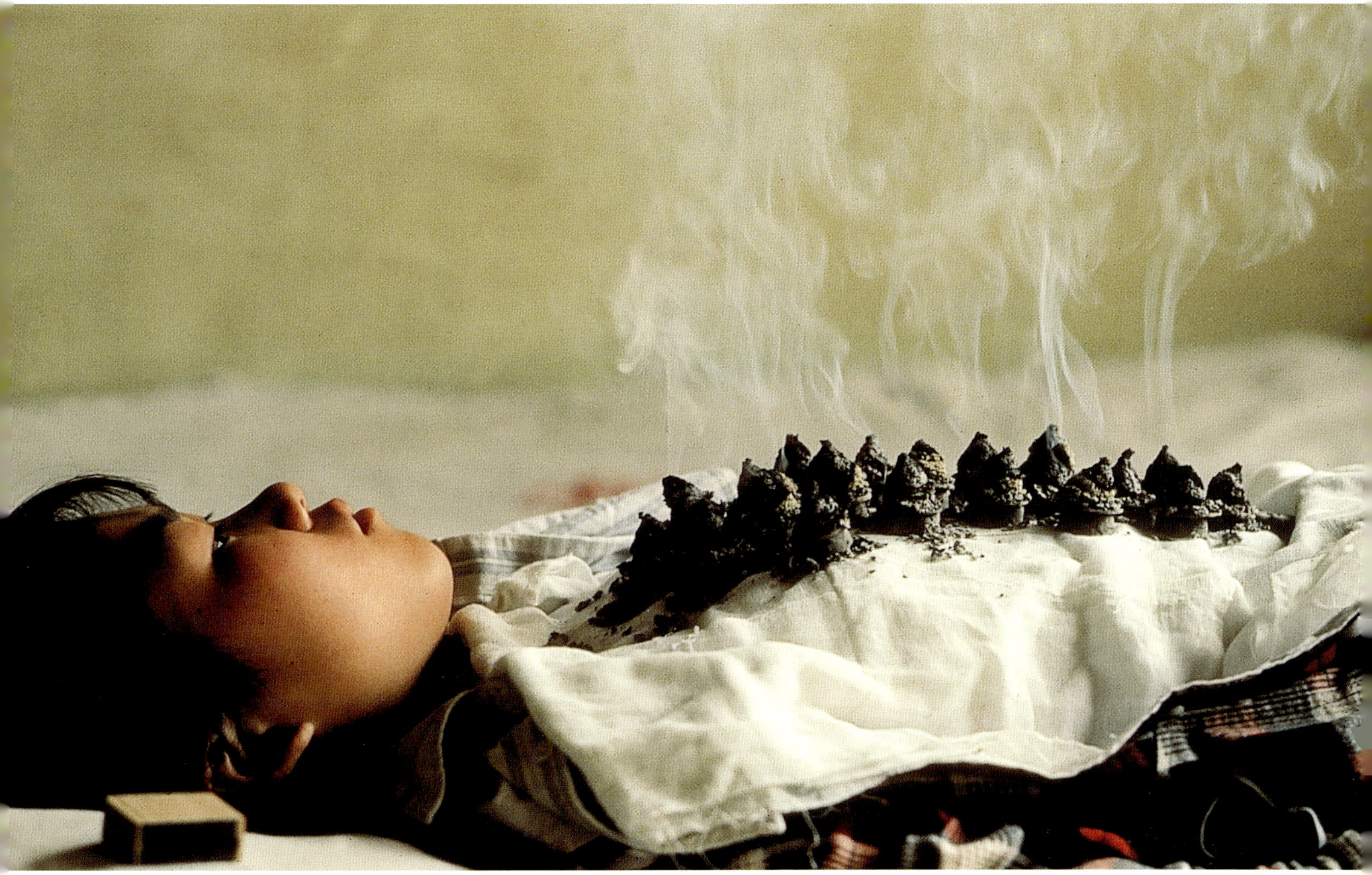

China. Kleine Kegel aus Kräutern werden auf dem Körper einer Kranken verbrannt, um sie vom Asthma zu heilen.

LINKE SEITE:
Jemen. Paste aus Henna, einer Pflanze, deren Wirkstoffe zum Färben benutzt werden, dient auch der Wundheilung.

verfolgen nur ein einziges Ziel: Dem Kranken die verlorene Lebensenergie zurückzugeben, ihm sein »Geschick wieder in die eigenen Hände zu legen«.

In anderen Gesellschaften kann das läuternde Feuer für vorsorglichen Schutz gegen Zauberer sorgen, die Krankheiten über die Menschen bringen. Dazu muss man die Rinde eines besonderen Baumes schälen und sie ins Feuer halten. Diesen Ritus befolgen die Medizinmänner der Serer im Senegal, bevor sie jene Pflanzen ausreißen, die für die Bereitung ihrer Arzneien vorgesehen sind. In der Tradition der Serer ist das Feuer Symbol eines Bündnisses mit der Erde und den »pangol«, den örtlichen Geistern. Es heißt, es halte die bösen Geister fern. Asche, der als Überrest des Feuers die gleichen Eigenschaften zugesprochen werden, setzen die Medizinmänner ebenfalls häufig ein. Auch bei den Lahu Nyi in Thailand nutzt der Priester und Dorfarzt das Feuer. Vor jeder Heilzeremonie reinigt er zunächst seinen Mund von der Lüge, indem er eine Kerze anzündet, deren Flamme um seine Lippen kreisen lässt und sie anschließend in die Mundhöhle führt. Dann betet er dafür, dass alles Unreine und Schmutzige geläutert und gereinigt werden möge, und die Krankheit sich in Kraft und Gesundheit verwandle.

Für ganz bestimmte Fälle nutzt auch die chinesische Medizin die Wärme des Feuers. Obwohl die Energie im gesamten Körper vorhanden ist, so gibt es doch bestimmte Bahnen, in denen sie unaufhörlich zirkuliert. Diese Bahnen werden Meridiane genannt. Man zählt zwölf Hauptmeridiane, die wiederum ein verzweigtes System der Energieversorgung darstellen. Sie sind den zwölf Monaten des Jahres und den zwölf Stunden des Tages – eine chinesische Stunde entspricht zwei Stunden des westlichen Maßes – zugeordnet. Über die Oberfläche der Haut verteilt liegen besondere Punkte der Meridiane, an denen die Energie hervortritt. An diesen Punkten kann eine Behandlung mit Massage, Akupunktur oder Moxibustion ansetzen. Um »kalte Beschwerden« zu mildern und den Organismus zu stärken, entzünden Ärzte in China und Tibet kleine Kegel aus Moxakraut, chinesischem Beifuß, oder flache Tabletten mit Wirkstoffen der Achillea oder anderer Heilpflanzen auf mehreren der einundsiebzig für die Moxibustion vorgesehenen Punkte. Diese werden von der Wärme stimuliert und die Energieströme können wieder ihr Gleichgewicht finden.

Indien, Bombay, medizinisches Zentrum Podar. In der ayurvedischen Medizin erhitzt man die Schädeldecke, um die Energien neu zu beleben.

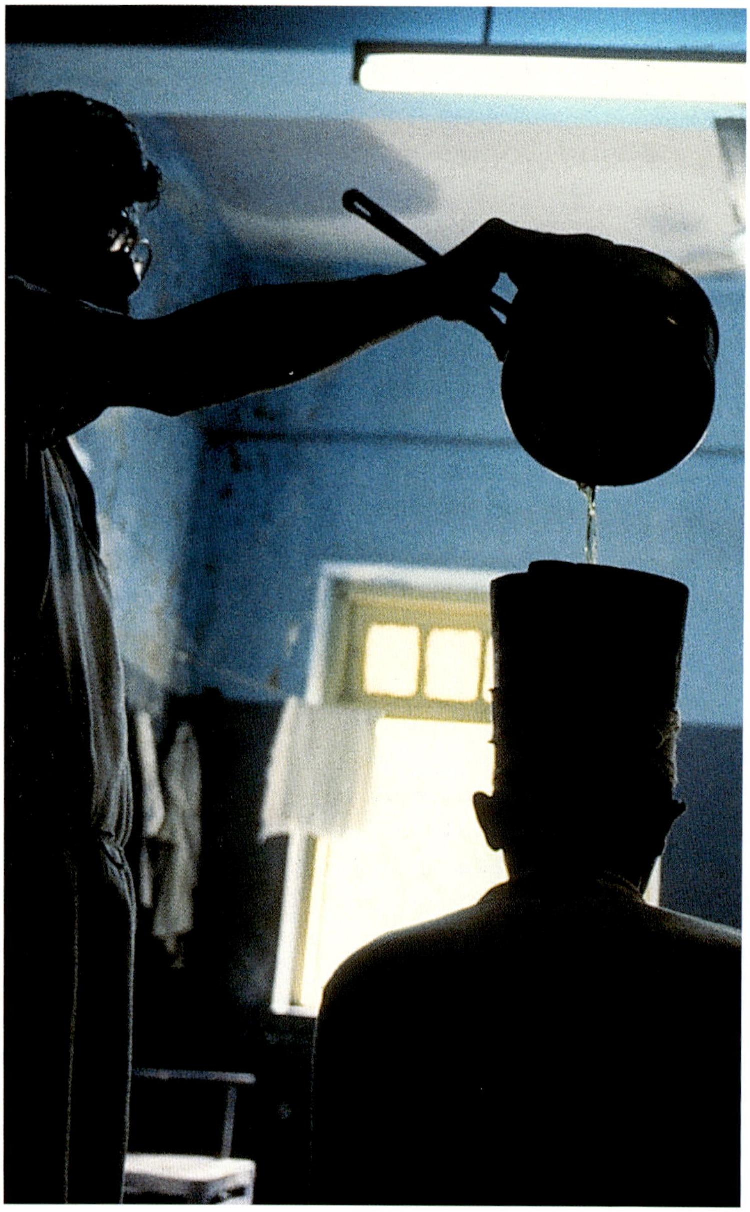

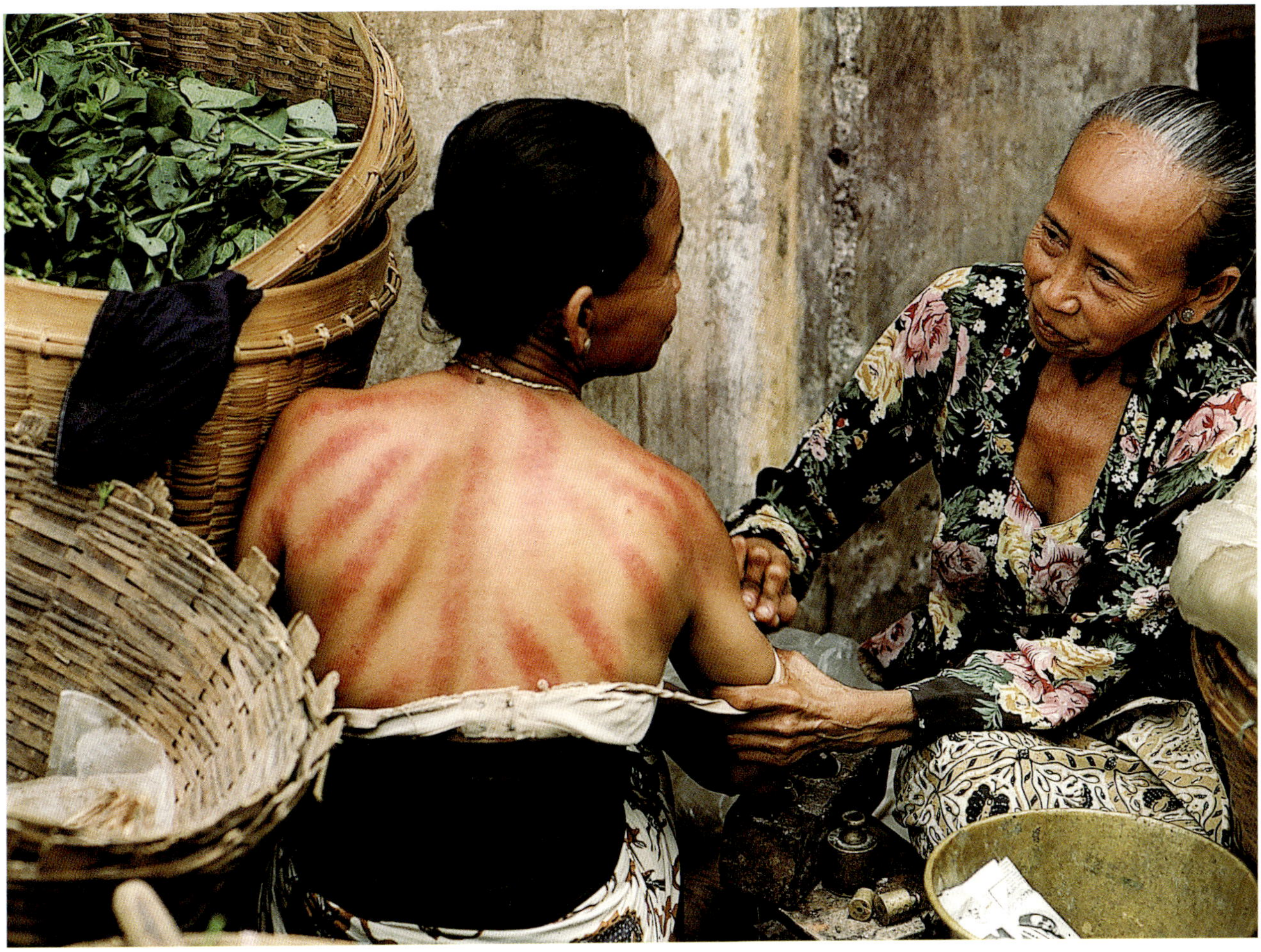

Indonesien, Java. Auf einem Markt führt eine Heilerin Skarifikationen durch.

Die gute Erde

Das Leben entstand vor unvordenklichen Zeiten in Lagunen und Sümpfen, an Orten, die tagsüber trocken und warm, nachts jedoch kühl und feucht waren. Die Vermutung des Empedokles, dass vier Elemente daran beteiligt seien, war wohl gar nicht so weit von der Realität entfernt. Heute wissen wir, dass die vier Basen der DNS (Adenin, Guanin, Thymin und Cytosin), Trägerin der genetischen Informationen, sich, wenn Lehm vorhanden ist, untereinander sehr leicht verbinden können, um einfache Formen von Leben hervorzubringen. Lehm und Wasser – wie in so vielen Ursprungsmythen berichtet: Fehlt nur noch der göttliche Atem, und der Mensch tritt in die Welt. Die Griechen und Römer nutzten Lehm für medizinische Zwecke – er ist ein sehr gutes Antiseptikum. Sie setzten ihn zur Wundheilung ein, denn, so wurde versichert, »er dringt bis dahin vor, wo das Übel nistet«. Tatsächlich konzentriert Lehm die Giftstoffe des Körpers an jener Stelle, an der er aufgetragen wird. Lehmhaltiges Wasser wurde auch für innere Anwendungen benutzt. Noch heute schwören viele auf die Heilkräfte des Lehms.

Sich mit Erde einzureiben, sich in ihr einzugraben, gleicht einer symbolischen Rückkehr zu einem Urzustand. So regeneriert man sich, imprägniert sich mit ihrer Fruchtbarkeit, lange bevor man endgültig in ihren Schoß zurückkehrt. Erde, hieß es, absorbiere das Unheil.

»Und so werde mein Körper endlich zu Staub, und da er sich nicht von alleine bewegen

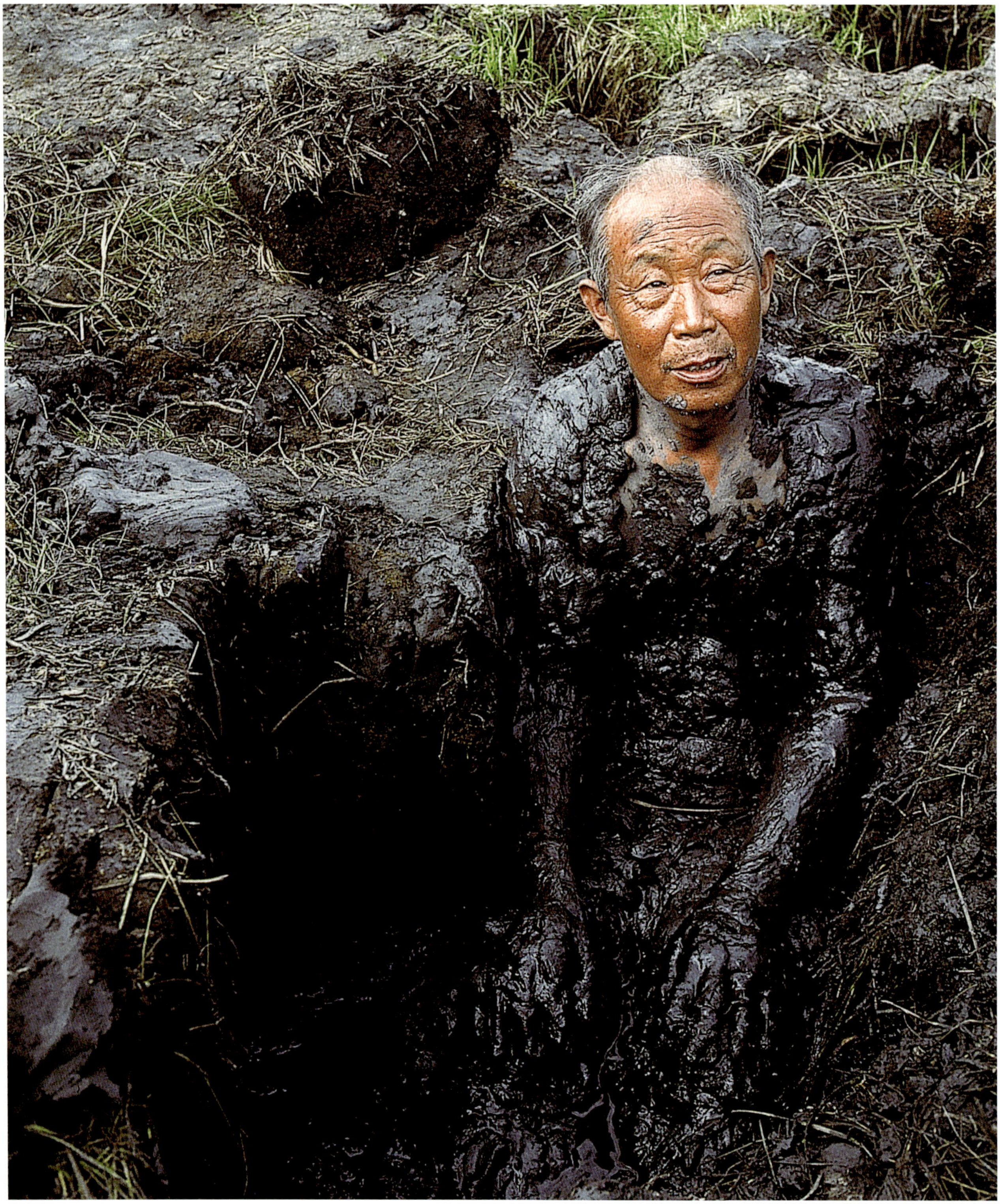

kann, werden ihn andere Kräfte davontragen. Warum sollte jemand meinen, diese schwache und vergängliche Gestalt sei sein Ich?« So umschreibt die Philosophie der tibetischen Medizin den Tod, denn das Element Erde löst sich in Wasser auf, Wasser verdampft in Feuer, Feuer verbrennt an der Luft und Luft verschwindet im Raum.

In der chinesischen Medizin kontrolliert das Element Erde die Milz und die Bauchspeicheldrüse, die beide als Speicherplätze im Körper des Menschen betrachtet werden. Wenn man bedenkt, dass den Speichern und Händlern im traditionellen China eine entscheidende Funktion zukam, nämlich die der geregelten Aufbewahrung und Verteilung der Ernten eines Jahres, versteht man besser, warum Erde, Milz und Bauchspeicheldrüse ein solches Bild zugeordnet wird. Die Bauchspeicheldrüse reguliert den Glucosegehalt des Blutes. Kaum sinkt der Pegel an Erdenergie ein wenig, vor allem am späten Nachmittag, schon sind wir versucht, an irgendeiner Süßigkeit zu knabbern.

Erde oder Sand mit magnetischen Eigenschaften, so die Anthropologin Simone Kalis, werden in Afrika manchmal als Fundament für Weissagungen verwendet. Ein auf dem Boden markierter Kreis, der den Kranken oder den Ratsuchenden umschließt, grenzt von der Außenwelt ab und schützt vor ihren Einflüssen. Der Seher entnimmt nun drei Fingerspitzen Sand, die er dem Ratsuchenden reicht. Sie verkörpern die Fragen, die der Ratsuchende dem Seher zu stellen wünscht, und nach und nach bilden sie ein Häufchen in der Mitte des Kreises. Nach einem komplexen Ritual streicht der Seher den Sand glatt und zieht auf ihm waagerechte und senkrechte Striche und Mulden, deren Bedeutung nur er interpretieren kann. Fragen zu Geld, Liebe, Arbeit, Krankheit und Genesung, auf unterschiedlichste Weise in den Boden gezeichnet, werden in der Sprache der Erde beantwortet.

Pflanzen, aber auch aus der Erde erwachsene Mineralien und Edelsteine werden in den traditionellen Pharmakopöen aufgeführt. Dem sowohl in Frankreich wie in Afrika eingesetzten schwarzen Stein beispielsweise schrieb man die Eigenschaft zu, Gifte zu absorbieren. Man öffnete die Wunde, ließ sie bluten und legte den schwarzen Stein darauf. Sobald das Gift

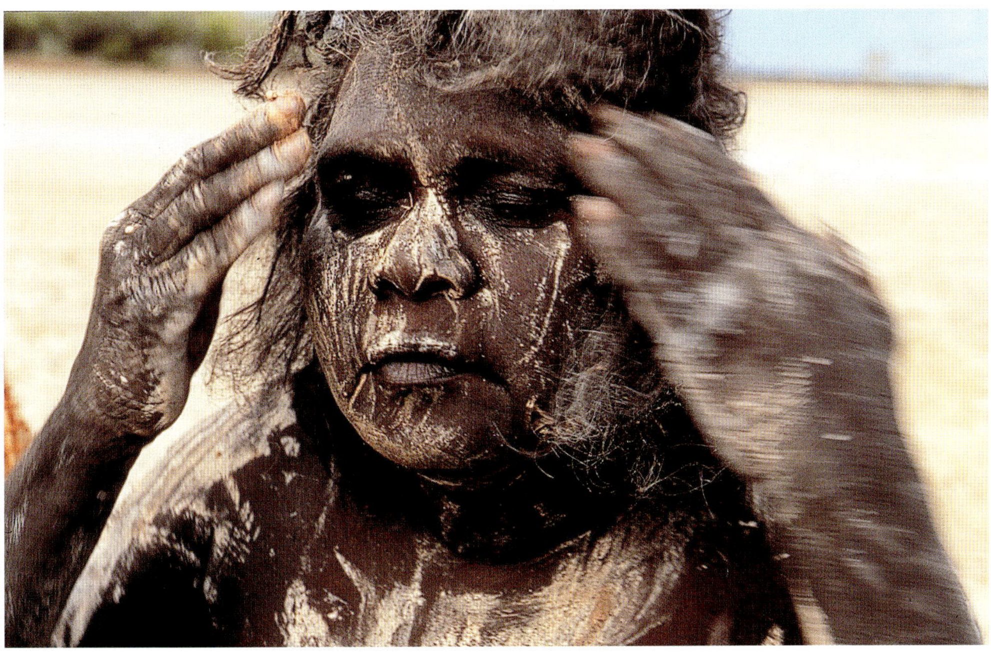

Australien. Eine Frau der Aborigines trägt sich eine Sandmaske auf.

LINKE SEITE:
China, Provinz Heilongjiang, Wudalianchi. Schlammtherapie.

absorbiert war, löste er sich von alleine ab. Sowohl in Tibet, Indien und China als auch in der arabischen Medizin werden Pflanzen mit Mineralien, Metallen oder Edelsteinen kombiniert. Gold, Silber, Rubin, Türkis und Koralle werden als wirkungsvolle Bestandteile verwandt. Heute weiß man, dass unsere Zellen winzige Spuren dieser Stoffe enthalten. Sie stützen die allgemeinen Funktionen des Körpers, weil sie die biochemischen Reaktionen des Organismus anregen. Einst bewahrten unsere Vorfahren auf dem Lande in ihren Schränken viele Rezepte für die Verwendung von Metallen auf: Tauchte man eine Goldkette oder auch ein paar Eisennägel in Wasser, so ergab dies einen trinkbaren Absud reich an Spurenelementen.

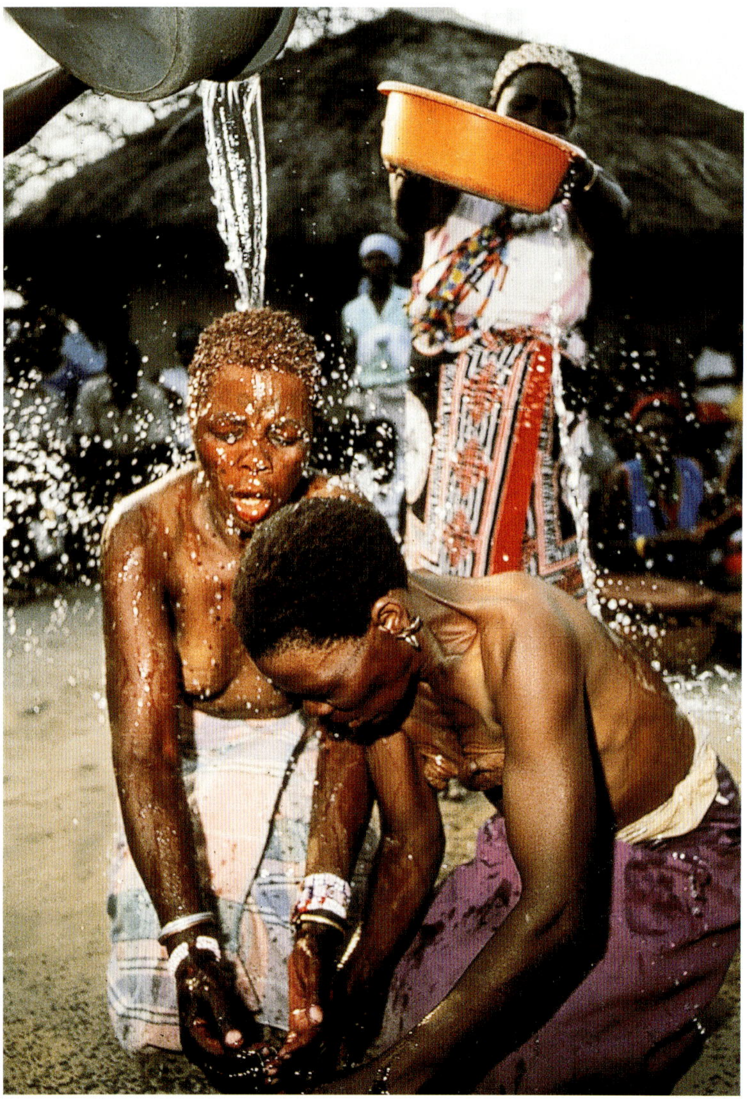

Südafrika. Wasser als Heilmittel.

Lebensspender Wasser

In der Antike wurde Wasser in Gefäßen aus Kupfer oder Silber aufbewahrt. Griechen und Römer hatten ein Netz von Aquädukten errichtet, um Wasser für das tägliche heiße oder kalte Bad in ihre Thermen zu leiten. Der Mensch selbst besteht zu zwei Dritteln aus Wasser, der Grundlage allen Lebens. Und so könnte man sich den Verdauungsapparat fast wie ein Leitungswerk vorstellen, durch das jeden Tag rund zehn Liter Wasser zirkulieren. Seit alters zeugen heilige Quellen oder Brunnen von überlieferten Riten. Sie waren Ziel von Pilgerfahrten, um Seelenheil oder körperliche Gesundheit zu erlangen. Im Mittelalter wurden bedeutende religiöse Zentren oft an jenen Orten errichtet, an denen einst gallische Heiligtümer existierten, die einer wirkkräftigen Quelle huldigten. Die Quelle in Chartres zum Beispiel heilte Augenleiden. Für tibetische Ärzte gibt es, um frühzeitigem Altern vorzubeugen, nichts Besseres, als eine kontrollierte Atmung und regelmäßige Bäder mit anschließender Massage, bei der Sesamöl und Pflanzenextrakte auf der Haut verrieben werden. Und wenn der Planet Venus am Morgenhimmel erstrahlt, sollte man sich in die Fluten stürzen, denn dieser Tag ist der Reinigung von Körper und Geist förderlich.

Wasser, das passive und feuchte Prinzip, wird dem Feuer als aktivem und trockenem Prinzip entgegengesetzt und sowohl für Weissagungen als auch für rituelle Waschungen genutzt. In Mexiko praktizierten Heilkundler einst die Hydromantie: Sie untersuchten den Widerschein des Gesichts von Kindern in einer Schale mit Wasser und erhielten daraus, je nachdem wie matt oder leuchtend das Spiegelbild war, Aufschluss über die Schwere ihrer Krankheit. In der arabischen Tradition wird dem

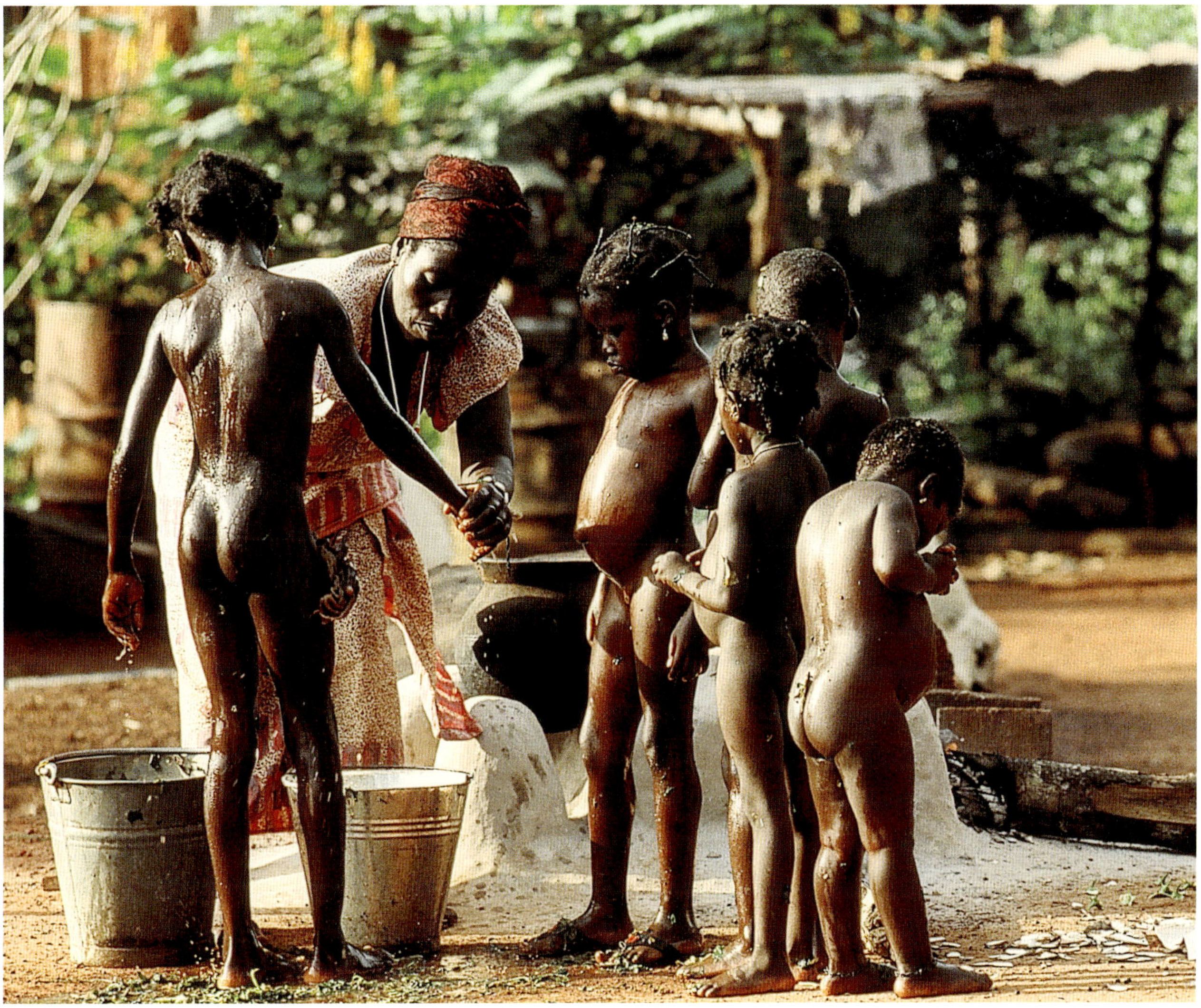

Elfenbeinküste, Tenguelan. In diesem Dorf der Fetisch-Frauen werden die Kinder mit einer pflanzlichen Lösung gegen Sumpffieber eingerieben.

Wasser die Kraft zugesprochen, die physische Gesundheit und die moralische Verfassung zu stärken. Es wird berichtet, der Prophet Mohammed habe mit Wasser Krankheiten und Fieber geheilt, denn im Koran steht geschrieben, Allah habe den Menschen das Wasser geschickt, um sie zu läutern. Wasser hält das harmonische Zusammenspiel der Organe aufrecht, ob man es trinkt, in ihm badet oder rituelle Waschungen vollzieht. Da er wusste, dass Hygiene die Voraussetzung zur Vorbeugung von Krankheiten ist, gab der Prophet die grundsätzliche Empfehlung: »Wer sich erhofft, Allah möge seine Güter mehren, der reinige sich vor und nach den Mahlzeiten Hände und Mund.« Eine der Konsequenzen jener wiederholten Aufforderungen zu Reinlichkeit war die Einrichtung zahlreicher öffentlicher Bäder. Im 20. Jahrhundert gab es in jeder Straße von Bagdad einen Hammam, jenen Ort, an dem die Waschungen vollzogen werden konnten, nach denen der Mensch als vor Gott geläutert gilt.

Manche einst geheimen Rezepturen verraten noch, wie sehr die Alchimisten des Mittelalters auf besondere Art angereichertes Wasser als Elixier schätzten. So schrieb man bestimmte Suren des Korans mit Tinte auf Täfelchen und

Andalusische Ärzte

Nach dem Tod Mohammeds im Jahre 632, kamen wohlhabende Kalifen in Bagdad, Damaskus und in Córdoba zu dem Entschluss, die sich bislang zu sehr auf ihre Eroberungsfeldzüge konzentrierende arabische Welt müsse endlich, um mit den anderen Kulturen des Mittelmeerraums konkurrieren zu können, ihre Lücken in der medizinischen Wissenschaft schließen. So finanzierten sie medizinische Hochschulen und Apotheken und förderten die Verbreitung der arabischen Heilkunst in aller Welt. Die Forschung wurde beflügelt, Neuerungen durchgesetzt, und bald gehörten das Fühlen des Pulses und die Analyse des Urins zu den grundlegenden Diagnosetechniken.

Wenig später, im Laufe des 10. Jahrhunderts, verhalf in Andalusien Ibn Sina, bekannter unter seinem latinisierten Namen Avicenna, der arabischen Medizin zu hohem Ansehen. Sein auf griechischen und römischen Grundlagen aufbauender *Kanon der Medizin* wurde in mehrere Sprachen übersetzt und hatte bis zum 17. Jahrhundert Einfluss auf die medizinische Wissenschaft in ganz Europa. Der Pharmakologe Ibn al-Baitar machte mit neuen Arzneien aus Tamarinde und Drachenblutbaum, Grundstoffen, die aus Mesopotamien eingeführt wurden, von sich reden. Der Reisende und Geograph Ibn Battuta trug im 14. Jahrhundert zur Verbreitung indischer und chinesischer Behandlungsmethoden und Arzneien in Afrika bei. Vor allem entdeckte er die Heilkraft der Betelnuss, die, wie er meinte, »den Atem reinigt, die Verdauung fördert, unangenehmen Begleiterscheinungen beim Genuss von Wasser auf einen leeren Magen vorbeugt und das geistige Vermögen anregt«.

Zwei Jahrhunderte später wurde auch Leon der Afrikaner dem guten Ruf der arabischen Wissenschaftler gerecht. Er durchquerte Afrika und verzeichnete dabei sorgfältig jene Heilpflanzen, die von Medizinmännern verwendet wurden. Im 17. Jahrhundert wurde sein Bericht ins Englische übersetzt.

Türkei. Eine 1939 von Professor Ünver angefertigte Kopie eines Buches zur arabischen Pharmakopöe des Dioskurides.

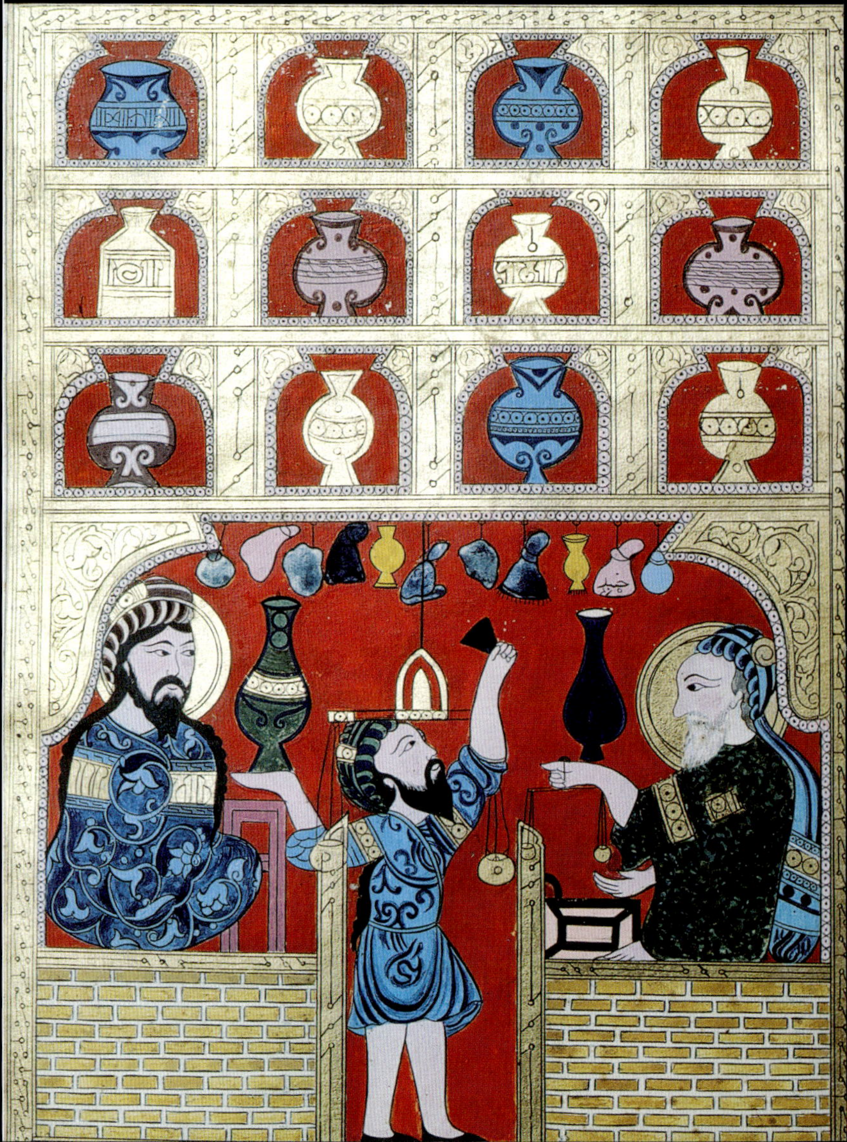

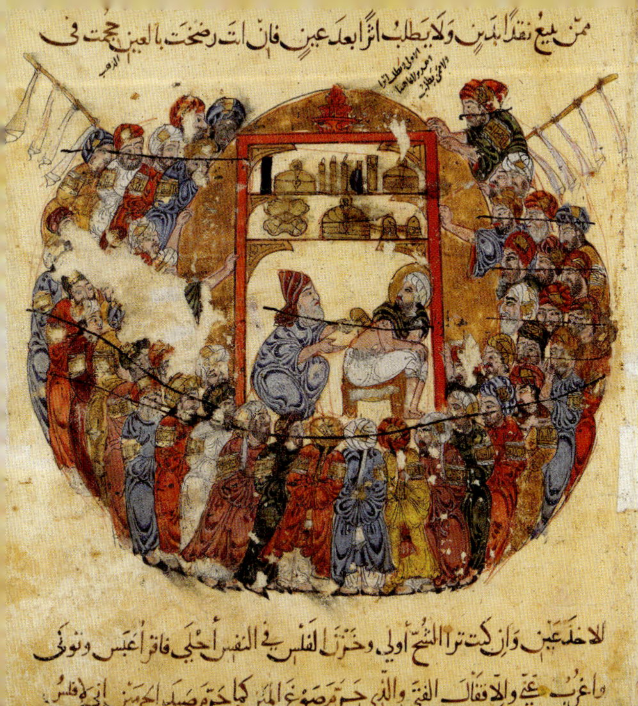

rak, Bagdad. Miniatur aus
dem 13. Jahrhundert, abge-
bildet in den *Makamen* des
Muhammed al-Kasim Hariri.
Umgeben von einer Schar
Neugieriger führt ein Arzt
einen Aderlass durch.

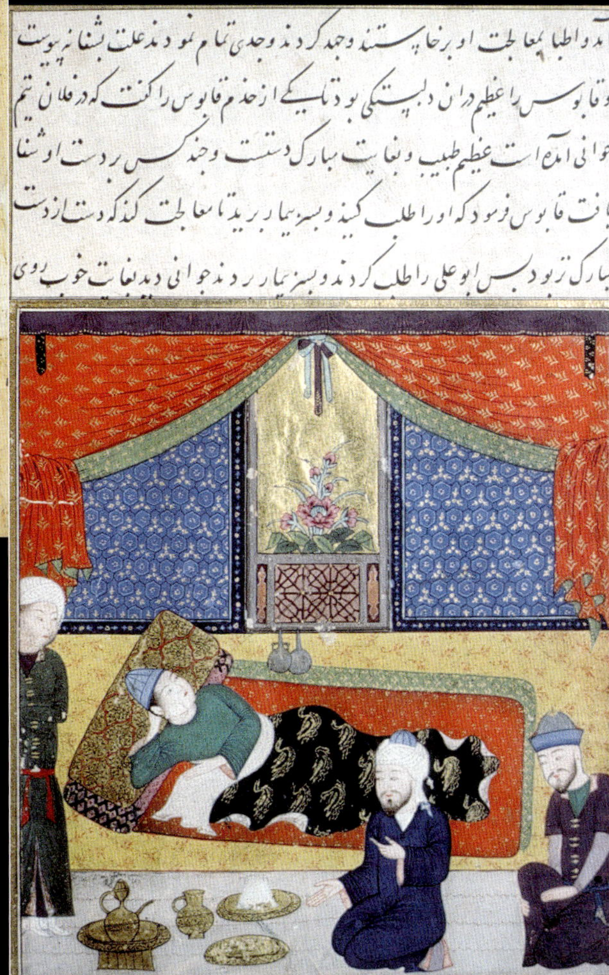

Türkei. Persische Miniatur
aus dem 15. Jahrhundert,
die Avicenna am Lager eines
Kranken darstellt.

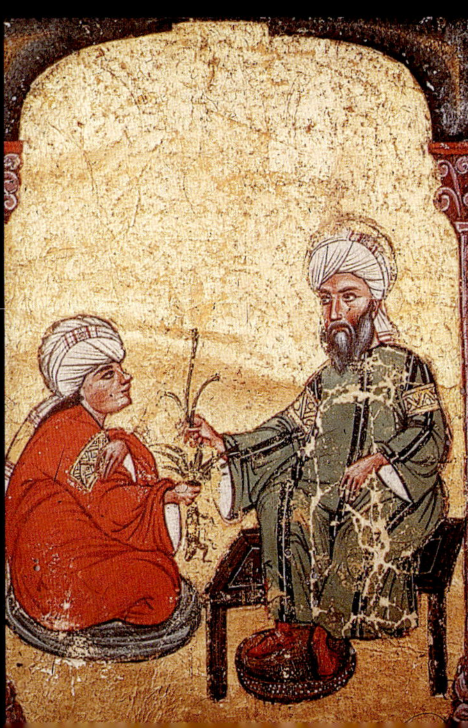

Türkei. Miniatur aus dem
13. Jahrhundert. Sie stammt
aus einer arabischen Über-
setzung von Dioskurides'
Werk *De Materia Medica*.
Der Meister und sein Schüler.

tauchte sie in Wasser. Die Tinte löste sich, das Wasser nahm die geheiligten Texte auf. Nun genügte es, jene kostbare Flüssigkeit zu trinken, um sich Weihe und Kraft der heiligen Schriften einzuverleiben. Dieses Ritual der Einverleibung erinnert an Praktiken, die im 19. Jahrhundert im Elsass verbreitet waren: Auf sehr mürbes Löschpapier wurden mit ungefährlicher Tinte Bildnisse von Heiligen aufgedruckt. Dann löste man sie im Milchbrei der Kinder auf, damit die Schutzkräfte des abgebildeten Heiligen auf sie übergingen.

Die Kanaken, so berichtet die Forscherin Christine Salomon, unterscheiden zwischen trockenen und feuchten Krankheiten und stellen damit einen deutlichen Bezug zum Wassergehalt her. Auch die Verschiedenheit der Geschlechter wird in Begriffen von Trockenheit und Feuchtigkeit hervorgehoben: Der Mann ist dem trockenen Prinzip zugeordnet, ebenso die Bananenpflanze, Sonne und Feuer, alle roten Nahrungsmittel sowie die Jamswurzel. Das feuchte Prinzip verkörpern die Frau, das Zuckerrohr, Mond und Wasser, die schwarze Farbe und alle gekochten Nahrungsmittel. Ein gesunder Körper, gleich welchen Geschlechts, darf keine Ödeme und keinerlei Anzeichen von Auszehrung zeigen und seine Haut muss glänzen. Dies alles sei Zeichen eines ausgeglichenen Wasserhaushalts. »Ebbe in der Leber« zu haben ist gefährlich, denn das bedeutet, völlig ausgetrocknet zu sein. Ein »trockener Bauch« ist auch nicht von Vorteil, denn damit wird Sterilität bezeichnet. Um bei einem Kranken das Gleichgewicht zwischen trocken und feucht wiederherzustellen, folgt der Medizinmann dem Prinzip der Gegensätzlichkeit. Bei Austrocknung verabreicht er ihm Zuckerrohr oder Wasser, mit Spülungen und Aderlassen durch Skarifikation bekämpft er ein Übermaß an Feuchtigkeit. Leidet der Patient an einer nicht so schwerwiegenden Krankheit, kann ihm auch ein Verwandter – »Jener, der Wasser hervorbringt« oder »Jener, der dem Wasser nahe steht« – eine Mixtur bereiten. Bei einem Hitzschlag wird er ihn »Wasser für die Sonne« verschlingen lassen, und hat jemand seinem Magen zu viel an Speisen zugemutet, verabreicht man ihm »Wasser für die überladene Zunge«.

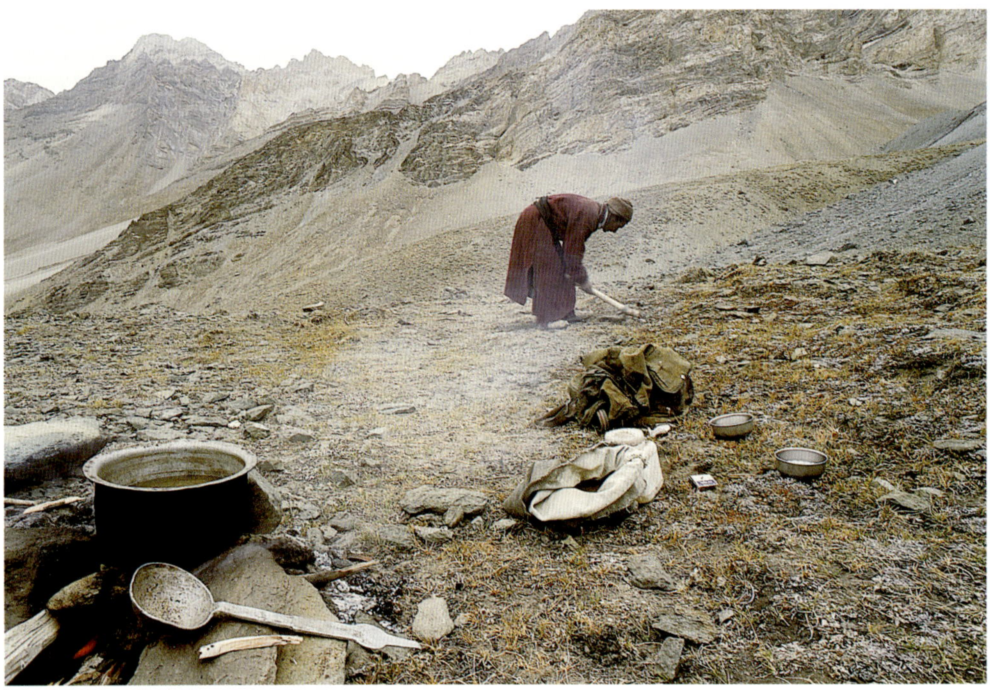

Tibet. Auf der Suche nach Heilkräutern.

RECHTE SEITE:
Indien, Dharamsala. In einem Zentrum für tibetische Medizin verbrennt der Arzt Heilkräuter auf dem Nacken eines Mönches.

Luft schöpfen

Die Tatsache, dass für die Chinesen Luft nicht zu den fünf Elementen gehört, sondern stattdessen Metall oder Holz, hat sicher damit zu tun, dass der Atem, das *chi*, als Lebensenergie eine eigenständige Stellung innehat.

In den verschiedenen Kulturen symbolisiert die Luft entweder das Leben oder sie wird mit jener in unserem Inneren zirkulierenden Lebensenergie gleichgesetzt, die wir jedoch von außerhalb schöpfen müssen, um atmen zu können. Für die Bambara in Mali gelangt die Lebensenergie über die Nase in den Körper, und ist jemand gestorben, so heißt es, er habe seine Nase verloren. Ein malischer Mythos berichtet, wenn Faro, der allmächtige Weltenschöpfer und Herr über alles Leben, aus welchem Grund auch immer, einem Menschen die Lebensenergie rauben wolle, ersäufe er ihn. Anschließend schicke er den Leichnam mit verstümmelter Nase und ausgerissenem Bauchnabel zurück. Mit Ersäufen kann man jemandem leicht den Atem rauben. Noch vor einiger Zeit sagte man in Deutschland, wenn jemand starb, er mache »seinen letzten Atemzug«. Doch unter Atmen wird sowohl in Indien als auch in China, Tibet oder Japan nicht nur das einwandfreie Funktionieren der Atmungsorgane verstanden, womit wir uns im Westen ja meist schon zufieden geben.

In China wird die Atmung als mit dem Energiekreislauf des gesamten Körpers direkt verbunden angesehen, sie wirke sich auf die Gesamtheit des Gleichgewichts der Energien aus und sorge mit für einwandfreies Funktionieren sämtlicher Organe. So führt eine schlechte Atmung natürlich zu einer Störung dieser Funktionen. Die als Bündelung innerer Energien verstandene Atmung bewirkt darüber hinaus eine Erweiterung des Bewusstseins. Daher gehört zu einer Ausübung der Meditation auch stets eine geeignete Atemtechnik zur Nährung des Geistes. Das Geheimnis einer guten Atmung, die Lebenskunst gewissermaßen, besteht im Aufnehmen der Energien des Himmels und der Abwehr unreiner Energien.

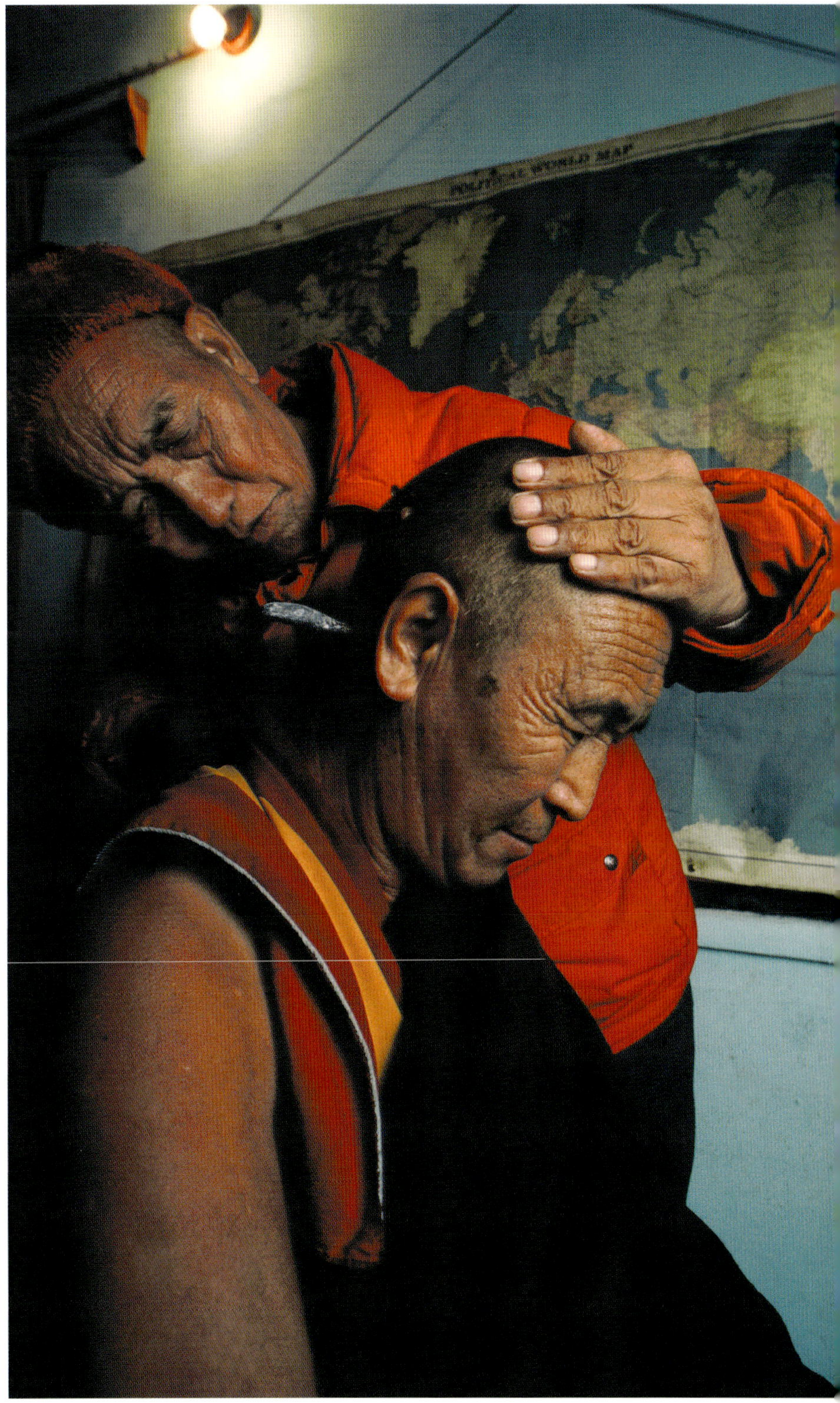

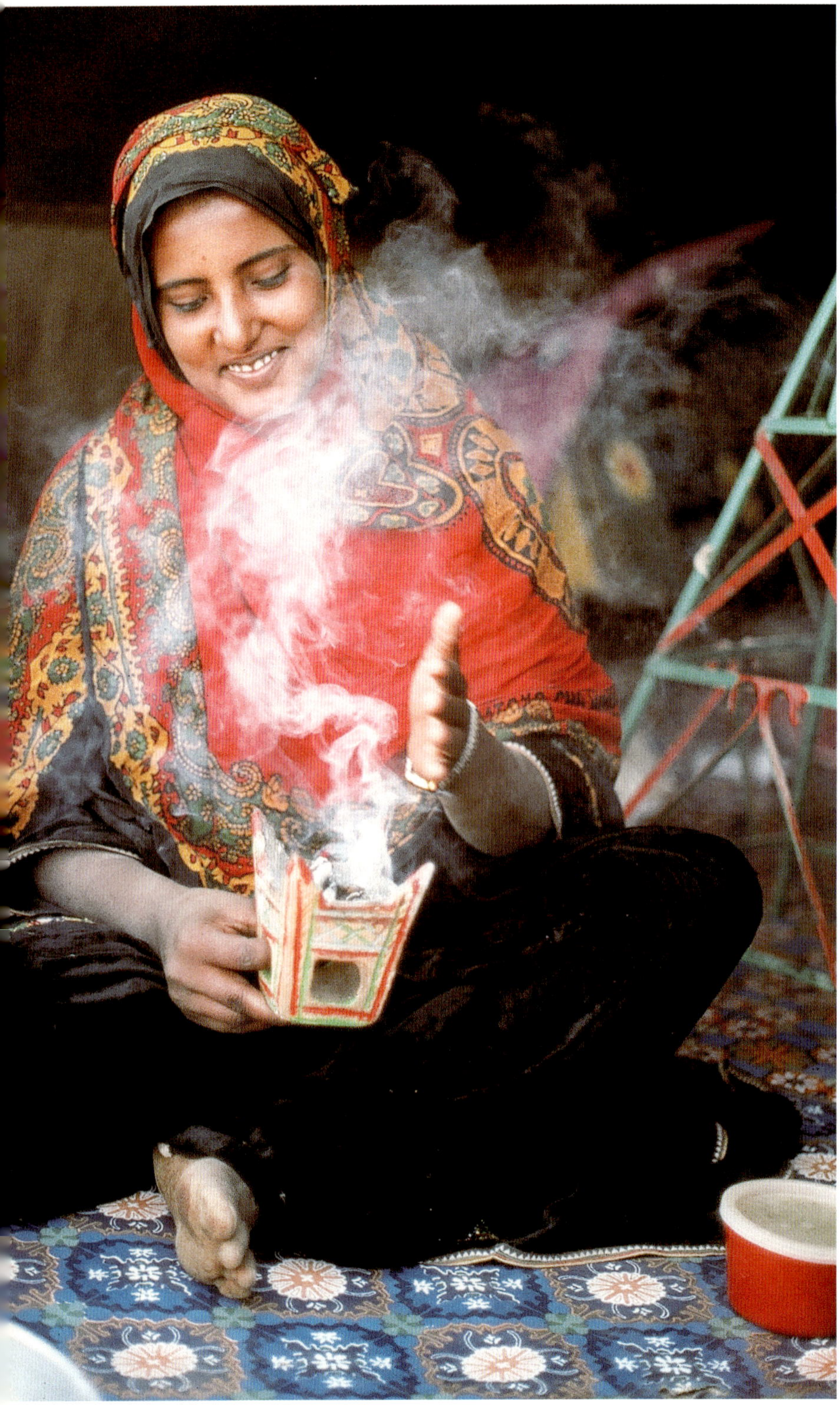

Depression, Nervosität, Stress und Herzprobleme sind Symptome eines Menschen, der an einer Störung seiner Beziehung zum Element Luft – zum Hauch oder Wind wie die Tibeter sagen – leidet. Das Verhalten eines solchen Kranken könnte man mit einem Vogel vergleichen, der ständig in Bewegung ist. Aus der länglichen Form des Schädels kann ein Arzt manchmal schon auf das Leiden eines solchen Patienten schließen.

Wie auch immer, nichts ist guter Gesundheit so zuträglich wie eine stabile innere Harmonie von Körper und Geist, und allein die Erkenntnis, dass Eigenschaften wie Ignoranz, Aggressivität und Neid uns schädigen, kann sich als ein wirklich wirksames Heilmittel erweisen. Den geistigen Weg meditativer Versenkung zu gehen, kann uns helfen, solche Grundverhaltensweisen abzustreifen.

Und wenn die Krankheit einen Nutzen hat, dann den, uns das Vergängliche unserer Existenz bewusst zu machen.

Schöpferische Energie

Manchmal bringt ein übler, ein trockener, heißer, von bösen Kräften, Zauberern und Dschinn missbrauchter Wind Krankheiten über die Menschen. Dann verwandeln sich diese Geister in Sturmwirbel, um in den Körper ihres Opfers einzudringen. Die Medizinmänner der senegalesischen Serer, von deren Erfahrungen Simone Kalis ausführlich berichtet, wissen, wie man gegen sie vorgeht. Da Gleiches mit Gleichem bekämpft werden muss, sollte die Luft mit Arznei gesättigt werden, und so ist das Ausräuchern ein bewährtes Mittel. Der Körper des Kranken muss von »Heilrauch« umhüllt werden. Dazu werden Blätter eines für seine Heilwirkung bekannten Baumes, Früchte einer Pflanze, deren Wurzeln giftig sind zusammen mit Hundekot angezündet. Der widerliche Geruch dieses Feuers schlägt die bösen Geister in die Flucht. All diese Bestandteile drängen die Krankheit zurück. Um aber den heißen Wind vollends aus dem Körper des Kranken zu entfernen und einen »Zustand der Frische«

wiederzuerlangen, muss zunächst der Familienfriede wiederhergestellt, das Verständnis untereinander gefördert werden. Der Kranke pflegt sich nicht alleine gesund.

Hält das Übel vor, irrt die Seele des Kranken umher, ohne den Weg zurück in den Körper des Betroffenen zu finden, wenn sich die Dschinn und die bösen Geister miteinander verbinden, dann ist der machtvolle Atem des Medizinmannes von großer Bedeutung, um die Krankheit auszutreiben. Sie muss den Körper verlassen haben, bevor der Patient in Lebensgefahr gerät, und so nimmt der Medizinmann eine symbolische und magische Handlung vor und bläst seinen Atem dem Patienten ins rechte Ohr oder auch in beide Ohren. Wie Luft oder Wind, so vertreibt der Atem das Schwere oder nimmt ihm zumindest Gewicht. Im Atem des Medizinmannes wirken Kräfte der Götter, die ihn mit dieser Macht ausgestattet haben. Mit der Übertragung dieses magischen Atems wird den bösen Mächten, die über das Ohr des Kranken in dessen Körper eingedrungen sind, ein Gegengewicht geboten, werden sie bekämpft. Im Verständnis traditioneller Gesellschaften nimmt das Ohr, das wegen seiner Muschel männlich und wegen seiner Öffnung weiblich zugleich ist, Leben auf. Ohrringe dienten vor allem dazu, sich gegen Lügen, böswilliges Gerede und schlechte Nachrichten zu schützen. Freundliche Worte hingegen erfüllen die Luft, erleichtern die Atmung desjenigen, der sie vernimmt und beseelen ihn. Eigentlich müsste man sich gleich die Ohren zustopfen, damit dieser wohltuende Energiefluss in unserem Körper verbleibt. Doch übles Gerede und Beschuldigungen, die den Atemrhythmus des Betroffenen durcheinander bringen und sich auf den gesamten Körper auswirken, können auch auf denjenigen zurückfallen, der sie vorbringt.

Die Macht der Rede ist allen Gesellschaften bekannt, jeder weiß, dass Worte verletzen, die physische und die geistige Integrität des Angegriffenen schädigen können. Und der moralische Druck, der in unseren modernen Gesellschaften ausgeübt wird ist durchaus vergleichbar mit den Androhungen bösen Zaubers in traditionellen Gesellschaften, die uns so unglaubwürdig erscheinen. Es fällt nicht immer leicht, Unausgesprochenes aus sich herauszulassen. Ein Therapeut kann helfen, das Bedrückende freizusetzen. Andere Kulturen haben das längst vor Begründung der Psychoanalyse durch Freud erkannt. Auch wenn Begriffe wie Unbewusstes, Unterbewusstes, Ich und Es, Trieb und Verdrängung nicht zum Sprachgebrauch der traditionellen Heiler gehören, so geht es doch im Verlauf der Behandlungsrituale darum, den geistigen und den körperlichen Zustand des Betroffenen zu analysieren, das Sichtbare und das Unsichtbare zu erkennen, dessen individuelles, familiäres und gesellschaftliches Erleben zu begreifen, damit der Seelenfriede des Kranken wiederhergestellt werden kann. So wird er seinen Platz in der Gemeinschaft, aber auch im Universum insgesamt finden.

Der Schweigsamkeit der Psychoanalytiker entsprechen die Beschwörungen der Schamanen, die nicht davor zurückschrecken, in verborgene Welten vorzudringen, um nach der Seele des Kranken zu suchen. In Lappland schlägt der Schamane so lange die Trommel, bis er leblos zu Boden fällt. So bringt er sich in Ekstase, und die Zuhörerschaft kann am Tonfall seiner Gesänge erkennen, in welcher Phase dieser Reise er sich befindet. Hat er dann den unsichtbaren Mächten, wie es sich gehört, seinen Gruß entboten, beginnen langwierige Verhandlungen um die Freilassung der verirrten Seele aus den Fängen der Toten. Erwacht der Schamane endlich wieder aus seiner Trance, dann hält er die Seele des Kranken in seiner Hand umschlossen. Sofort führt er sie über das rechte Ohr des Kranken wieder in dessen Körper, aus dem die Krankheit sie vertrieben hatte.

Deckt sich das nicht mit der Bedeutung, die der anerkannte Gehörspezialist Professor Tomatis dem rechten Ohr zuweist? Über das rechte Ohr erfassen wir Rhythmus und Wort und werden uns so erst unserer selbst vollständig bewusst.

Oman, Dhofar. Abbrennen von Weihrauch.

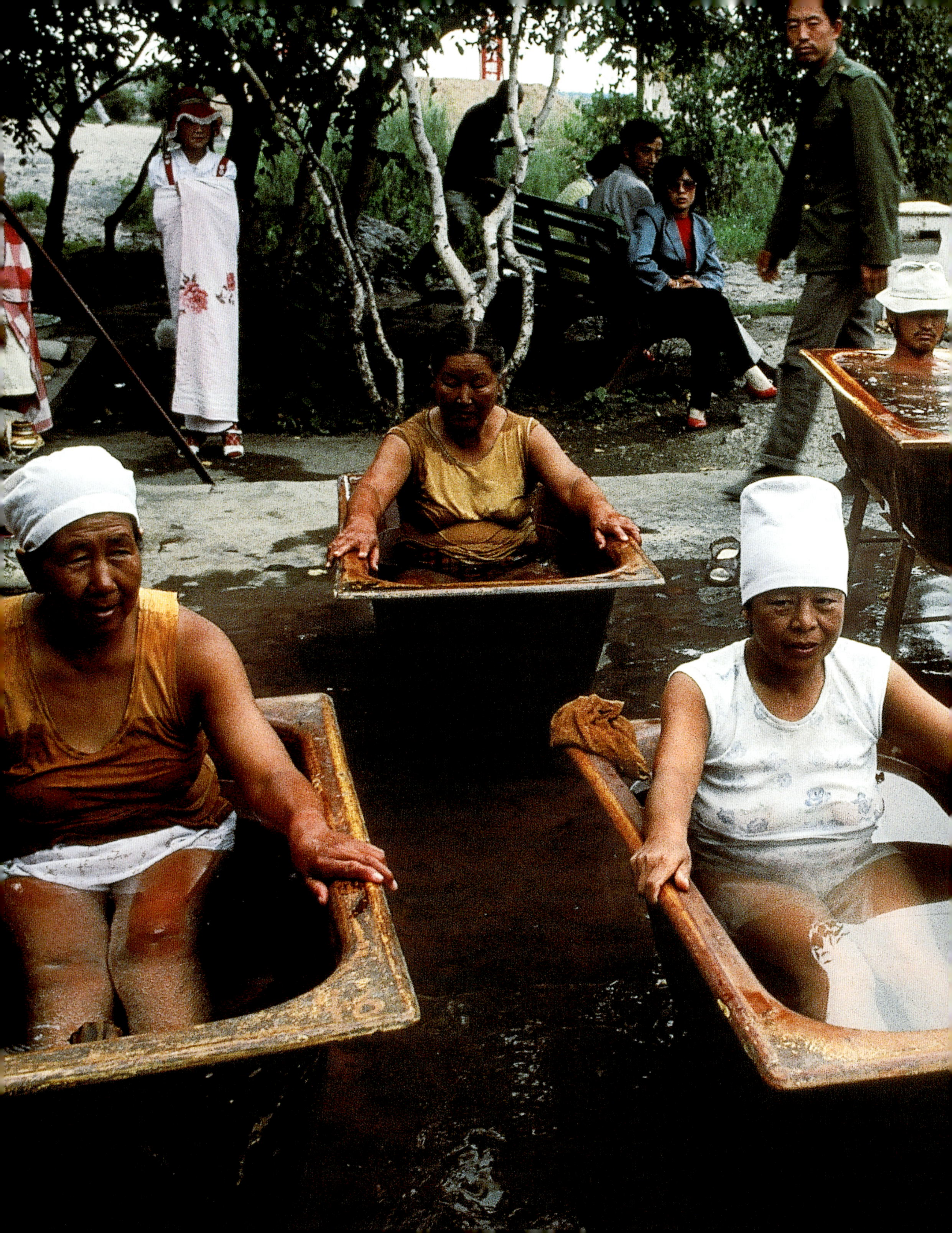

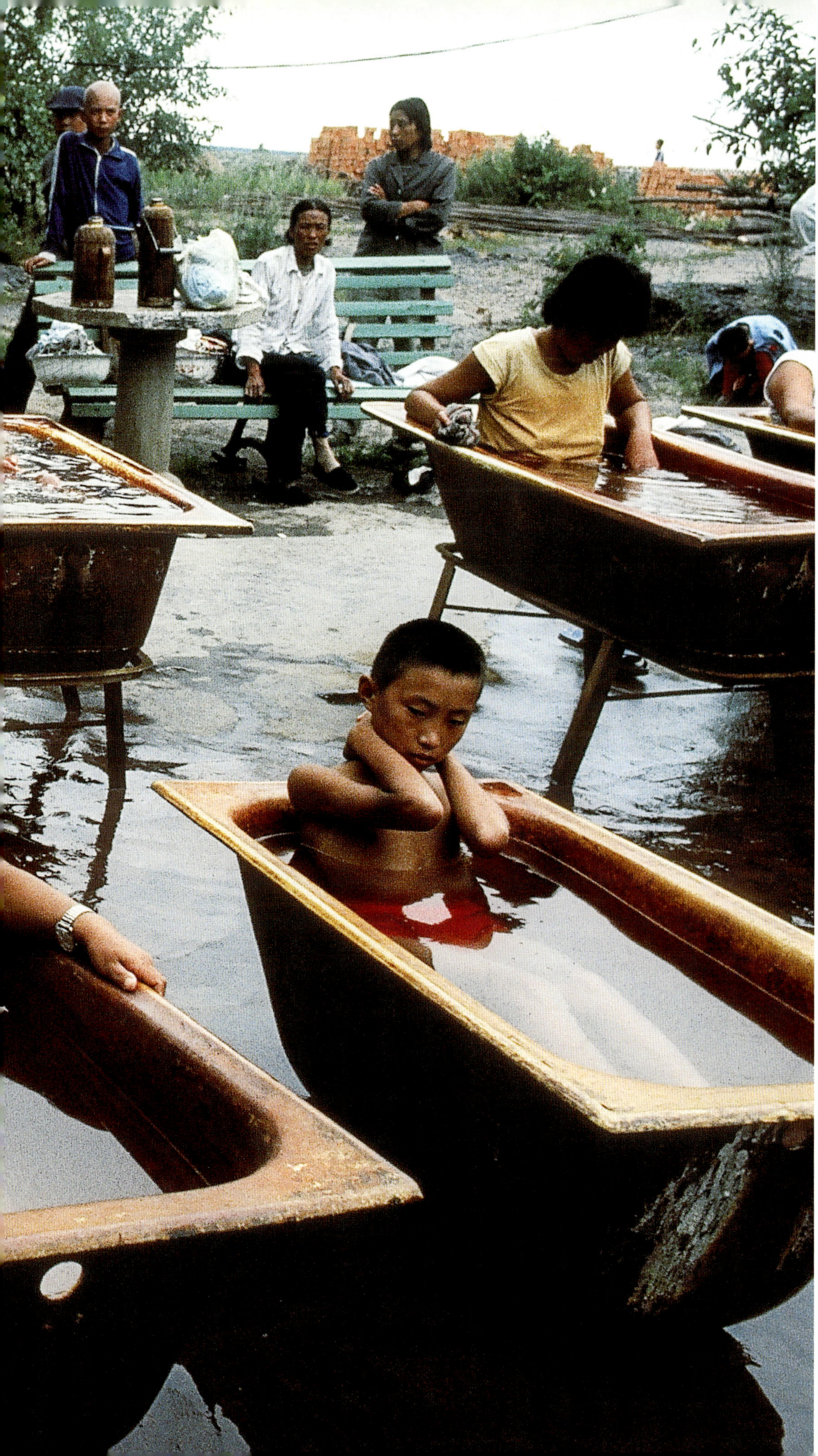

China, Wudalianchi. Baden in Heilwasser.

Heilender Blick, heilende Hände

Fünf wache Sinne

Ist einer der fünf Sinne von Krankheit befallen, ist der gesamte Körper betroffen. Da der Mensch oft als ein unteilbares Ganzes angesehen wird, hängt der Erfolg der Behandlung auch von einem angemessenen und wohltuenden Einsatz der fünf Sinne des Heilenden ab. Ob er zu Massagen oder Handauflegen greift, sich entschließt, die innere Einstellung seines Patienten zu verändern, ob er am Urin und am Mund des Kranken riecht oder es mit Ausräucherung versucht, wer die Fähigkeit besitzt, den richtigen Heilungsprozess einzuleiten, indem er mit seinem Blick, mit Befühlen, mit seinem Gehör, mit Geruchs – und Geschmackssinn vorgeht, wird die Funktionsweise des betroffenen Körpers umso besser erfassen. Beobachten, überprüfen, befragen, zuhören, betasten, erspüren, um zu einer zutreffenden Diagnose zu kommen, das gehört wohl in allen Winkeln der Welt zu den unumgänglichen Praktiken traditioneller Medizin.

Dem Blick, der es ermöglicht, das Sichtbare und das Unsichtbare wahrzunehmen, das Übel im Innern des Körpers zu lokalisieren, um es effektiver angehen zu können, kommt zweifellos eine entscheidende Bedeutung zu. Doch in Australien schließen die *medicinemen* zum Erkennen der Krankheitsursache im Trancezustand lieber die Augen, damit ihr drittes, das symbolisch in der Mitte der Stirn sitzende »durchdringende Auge« besser arbeiten kann. In Afrika befragen die Medizinmänner und Wahrsager (nicht alle Heiler sind auch Wahrsager), bevor sie mit der Behandlung beginnen, die Geister der Orte oder der Ahnen, denn sie waren es schließlich, die ihnen im Traum das Wissen um die Heilkunst, die seherische Gabe und die Befähigung zur Weissagung übermittelt haben. Von den in Afrika so gefürchteten Zauberern heißt es, sie hätten hinter der Stirn ein zweites Paar Augen, mit dem sie tagsüber »das Innere« eines Menschen »erkunden« und des Nachts alles Unsichtbare sehen könnten. Vorsicht ist geboten, wenn ein Medizinmann mit der Spitze seines rechten Zeigefingers auf eine Stelle direkt unterhalb seines unteren Augenlids weist: Diese scheinbar harmlose Geste bedeutet, dass ein Zauberer ganz in der Nähe ist.

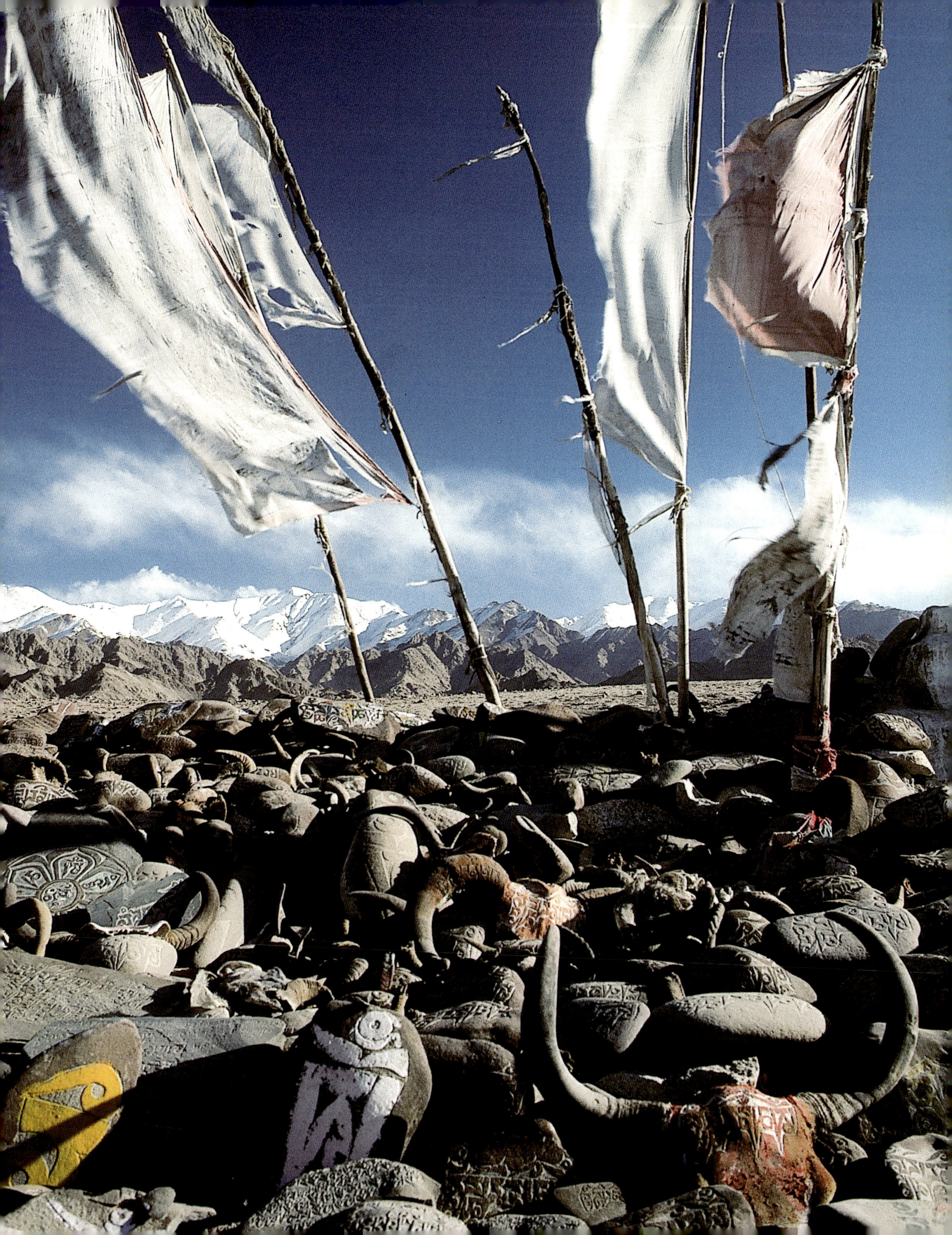

Einst meinte man im Abendland, das Auge sei der Spiegel der Seele. Das Auge des Bewusstseins, das Auge des Wissens, das Auge Gottes, sehen und gesehen werden – Begriffe und Wendungen dieser Art lassen eine Fülle symbolischer Bezüge aufleben, lösen Gefühlsreaktionen aus, die mit der Ursache vieler Krankheiten verbunden werden: mit Kopfschmerzen, Schwindel, Erschöpfungszuständen, Fieberanfällen oder auch wenn man die Augen kaum aufbekommt. Das Bild, das man von sich hat, das Bild, das man von sich bietet und das Bild, das man sich von anderen macht – sie alle werden vom Blick gestaltet. Die Vorstellung, dass jedes Lebewesen allein durch die Macht des Blicks psychisches oder physisches Unbehagen hervorrufen kann, findet man in allen Kulturen, in denen die Angst vor dem »bösen Blick« existiert.

Aber kann ein wohlwollender Blick in der Lage sein, die Heilung zu befördern? Das jedenfalls denkt man in Äthiopien. Und hier hält die traditionelle Medizin als Heilmittel nicht nur eine umfassende Pharmakopöe bereit, in diesem Land wird auch Rollbildern eine schützende und heilende Kraft zugeschrieben. Um eine solche Pergamentrolle anzufertigen, wird, je nach Horoskop des Kranken, ein Schaf oder eine Ziege geopfert. Die Haut des Tieres wird in Streifen mit einer Breite von wenigen Zentimetern geschnitten, dann werden so viele dieser Streifen an den Enden aneinander genäht, bis das genaue Maß der Körpergröße des Patienten erreicht ist. Die Pergamentrolle soll ihn buchstäblich von Kopf bis Fuß beschützen. Mit welchen Zeichen und Bildern die Rolle schließlich bemalt wird, hängt von den Symptomen des Kranken ab. Eine besondere Darstellung der Augen in den Fantasiegesichtern jener Bilder ist eines der am häufigsten ausgeführten Themen. Das Auge symbolisiert den Blick und gleichzeitig zieht es den Blick des Kranken auf sich. In der äthiopischen Gesellschaft ist das Auge Symbol der Schönheit. Es übt eine große Macht aus und kann sogar den Tod herbeiführen. Doch wie können mit Bildern verzierte Pergamentrollen heilen? Wenn die Betrachtung aufgemalter großer Augen die Heilung befördert, was löst dann ihr Anblick aus? Vorsorglich trägt man ein solches Selbstbildnis in Lebensgröße, zusammengerollt in einem kleinen Etui aus rotem Leder, als Talisman bei sich. Ist jemand erkrankt, wird es oft entrollt und so aufgehängt, dass der Patient es wie sein eigenes Gegenüber betrachten kann, denn nun können die Formen und Figuren der Darstellung auf alle Wesen einwirken, die er in sich trägt. So mag der Betroffene dies als ausdrückliche Aufforderung verstehen, sein Bewusstsein zu überprüfen und zu versuchen, die Gründe für die beträchtliche Störung des Gleichgewichts von Körper und Seele auch bei sich selbst zu suchen.

Gelehrte entnehmen die Figuren, die sie auf solche Rollen auftragen, der christlichen Vorstellungswelt. Die religiöse Bedeutung verleiht den Darstellungen somit die zusätzliche Wirkkraft göttlicher Allmacht. Dies muss also besser helfen als ein gewöhnliches Medikament. Die Jungfrau Maria, Christus, Engel, der Heilige Georg, der Prophet Daniel und das Antlitz Gottes gehören zu den bevorzugten Motiven. Die Figuren werden von Inschriften ganz umschlossen, es sind Gebetstexte, die Dämonen abhalten oder die Schutzkräfte der abgebildeten Heiligen oder Engel verstärken sollen. »Bei Gott, dem Einzigen, der heiligen Dreifaltigkeit und den fünf Nägeln des Kreuzes, mögen die Dämonen gebannt werden, das böse Auge und der Kopfschmerz, die Qualen der Flanken des Leibes und des Bauchs, die Rheumatismen der Hände und der Füße, alle Fieber und Malaria, gebannt auch die Zauberer und Zauberinnen … und all jene, die uns behexen, auf dass sie sich weder der Seele noch dem Körper deines Dieners bemächtigen können.«

Es ist noch gar nicht so lange her, da besaß jede christliche Familie eine solche Schutzrolle. Auf den Rollen der jüdischen Familien waren nur andere Gebetstexte notiert. Auch die Farben der Zeichnungen – Schwarz und Rot – haben symbolische Bedeutung: Schwarz repräsentiert

Ecuador. Eine Zeichnung der Jivaro im amazonischen Urwald. Sie soll die Meditation erleichtern.

VORHERGEHENDE SEITE:
Indien, Ladakh. Gebetsfahnen und mit Symbolen gravierte Steine sind sichtbare Hilfen, die der Heilung dienen.

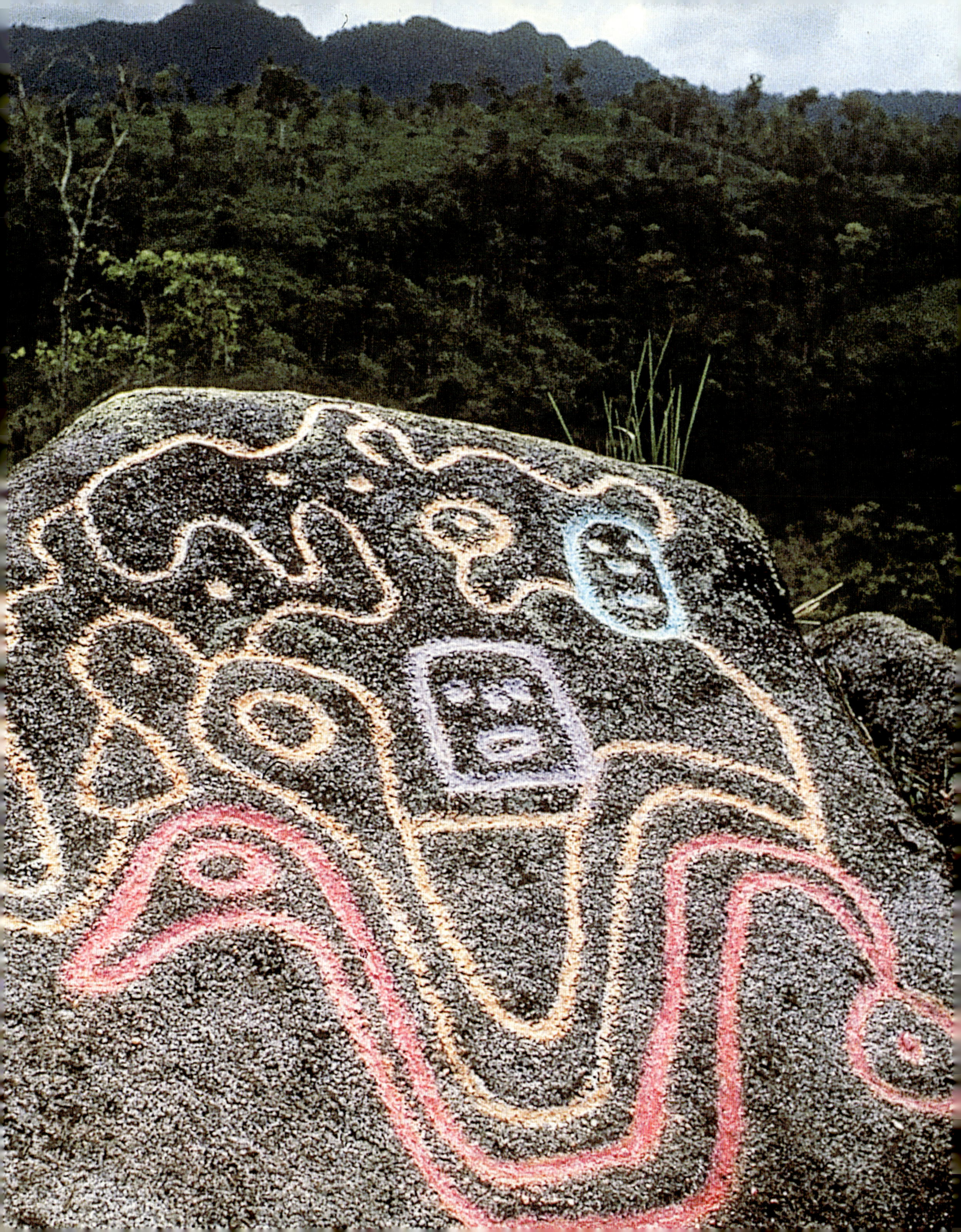

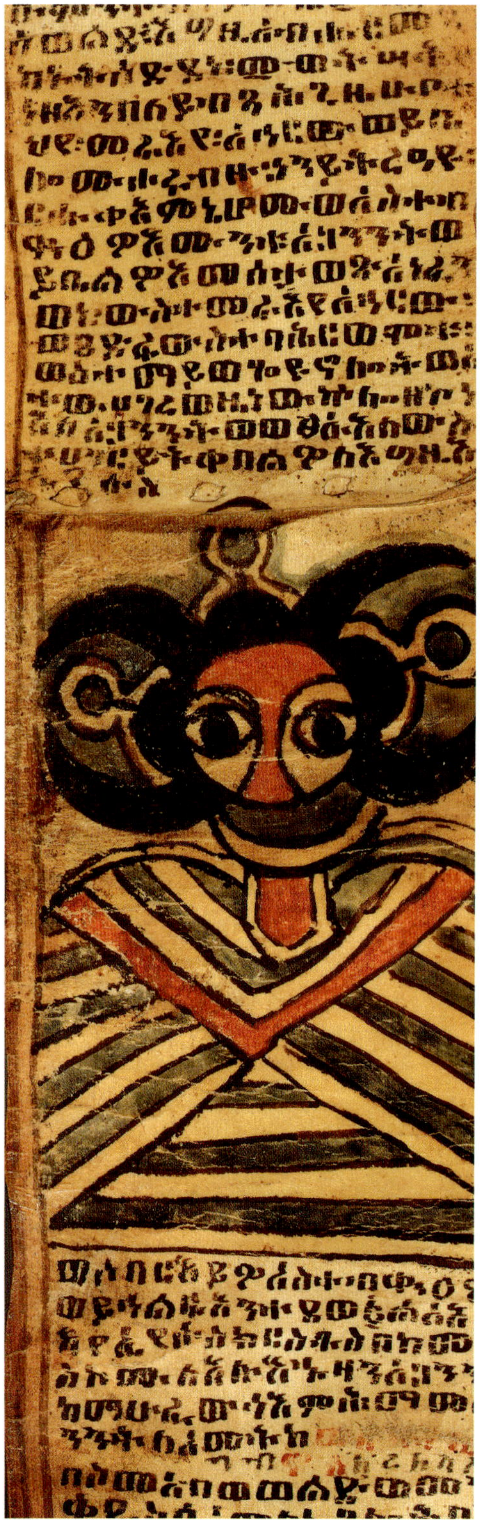

RECHTS UND RECHTE SEITE:
Äthiopien. Schutzrollen vom Ende des 18. Jahrhunderts. Dämon (rechts) und Erzengel (rechte Seite).

Weihwasser, das den Satan fern hält, Rot das Wort Gottes, dessen Feuer Dämonen vernichtet. Als vergleichbare Beschwörungspraktiken geistiger Heilkräfte sind wohl die Gebetstafeln anzusehen, die in Frankreich zu Beginn des 19. Jahrhunderts in den Zimmern der Wöchnerinnen an der Wand aufgehängt oder an den Vorhängen befestigt wurden. Damals war die Angst vor einem Tod im Kindbett noch sehr verbreitet, und so schrieb man auf diese Tafeln einen Psalm aus der Bibel, in dem es heißt, dass Gott weder schläft noch schlummert. So hoffte man, damit seiner uneingeschränkten schützenden Macht teilhaftig zu werden. Stand der Gebetstext auf einem Objekt zu lesen, das den Körper berührte, galt er als noch wirkungsvoller. So waren Amulette mit den Texten der Gebete sehr begehrt.

Beseelte Zeichnungen

Geografisch von Äthiopien weit entfernt, huldigt die vom Buddhismus inspirierte tibetische Medizin dem Grundsatz »Befreiung ist nur über Erleuchtung zu erlangen«. Ihrer Tradition entsprechend war Buddha der legendäre Meister der Heilkunst, der den Menschen jene esoterischen Texte und geheimen Praktiken offenbarte, mit deren Hilfe sie sich von körperlichen Leiden und seelischer Pein befreien konnten. Damit sind die vier Tantra der tibetischen Medizin gemeint, die ihrerseits von der indischen und der chinesischen Heilkunde beeinflusst ist. Diese Abhandlung führt 1600 Krankheiten auf. Im 17. Jahrhundert verfasste ein Gelehrter das Buch *Blauer Lapislazuli*. Dabei handelt es sich um einen mit 8000 Tafeln oder Vignetten illustrierten Kommentar zu den medizinischen Tantra. Diese Illustrationen, Tankas genannt, veranschaulichten Krankheiten, Pharmakopöen, Kräuter und Heilpflanzen. Das Bildmaterial, reich an gegenständlichen Darstellungen, diente Studierenden der Medizin als Lernhilfe. »Wachsam sein wie der Falke, geduldig wie das Schaf und behutsam wie der Fuchs«, so werden die vorbildlichen Qualitäten, nach denen ein Arzt trachten sollte, in den Tantra beschrieben. Als genauso wichtig wie Fachkenntnisse werden die menschlichen Qualitäten des Heilkundigen bewertet: Wer nicht fähig ist, die moralischen und körperlichen Leiden seiner Patienten zu teilen und Mitgefühl zu entwickeln, kann kein Arzt sein. Wer andere heilen will, muss danach streben, Buddha der Heilkunst zu werden.

In der chinesischen Medizin werden den verschiedenen Sinnen jeweils bestimmte Energien zugeordnet, dem Sehen zum Beispiel das Holz, das seinerseits mit dem Frühling verknüpft ist, Frühling verstanden als Kraft, die in Bewegung setzt.

Dem Sehen werden die Farben zugeordnet, eine Farbe wiederum wirkt auf das Organ zurück, dem sie verbunden ist, eins greift ins andere eines großen Ganzen: Grün setzt die Energie der Leber in Gang, Rot die des Herzens, Gelb die der Milz, Weiß die der Lungen und Schwarz die der Nieren.

So wird also verständlich, wie in traditionellen Gesellschaften beschützende oder heilende Bilder, Darstellungen geistiger Vervollkommnung oder böswilliger Mächte, heilige oder geheime Zeichen in die Behandlung und in den Gesundungsprozess einbezogen werden. Was das Sehen anregt, regt den Körper an, hält ihn wach und erleichtert es, sich ein Bild der Krankheit des Betroffenen zu machen. So kann sie besser bekämpft werden.

Hand in Hand

An der Hauptschlagader, oberhalb der beiden Handgelenke, sitzen nach der taoistischen Lehre auch die Pulse der großen Verwandlung von Himmel und Erde, von *yin* und *yang*. Ein guter Arzt muss einen ausgeprägten Tastsinn haben und nicht nur die sechs Pulse jedes Handgelenks erfühlen können, sondern auch in der Lage sein, die 28 krankhaften Unregelmäßigkeiten zu erkennen. Der Puls eines Kranken kann der Jahreszeit nicht angepasst sein, es ist zum Beispiel nicht normal, im Frühjahr einen Sommerpuls zu haben. Die Kunst der Diagnose durch Pulsfühlen ist eine der Besonderheiten

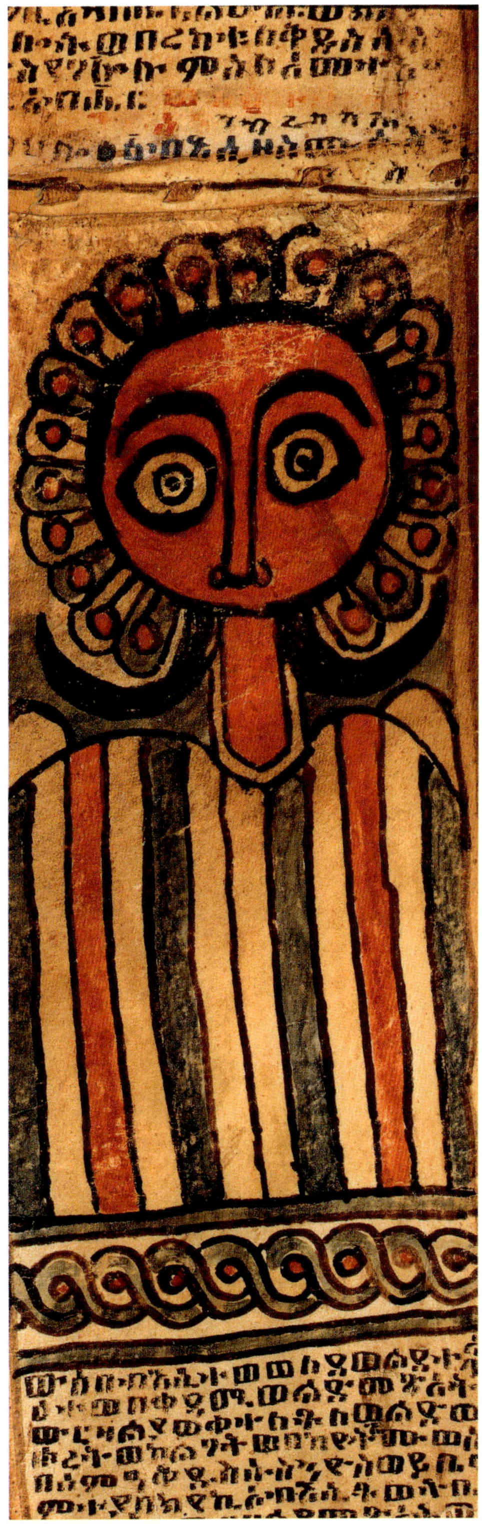

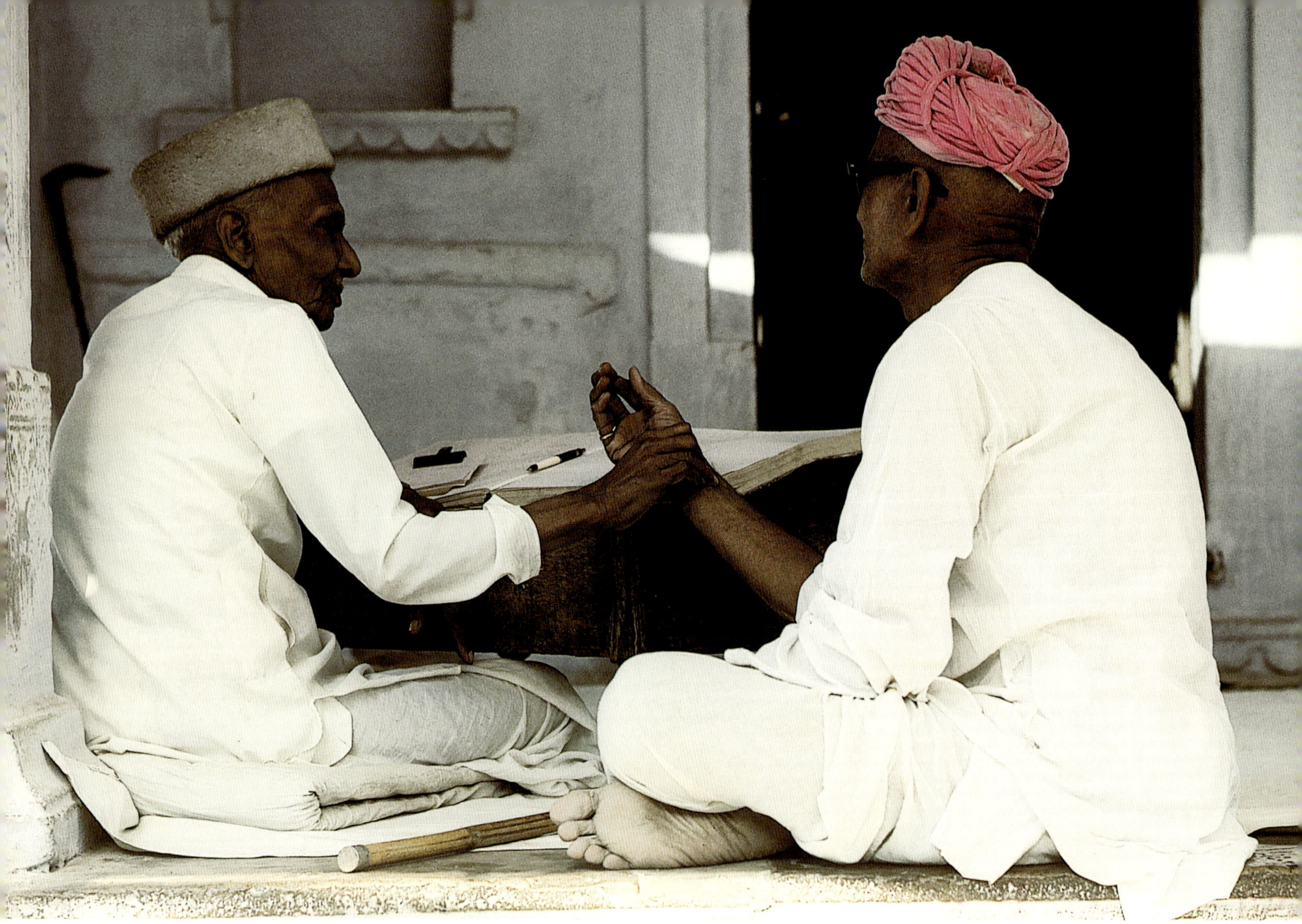

Indien. Ein ayurvedischer Arzt fühlt einem Patienten den Puls.

der tibetischen Medizin. Der Heilkundige übt dabei mit den oberen und den unteren Partien seiner drei mittleren Finger unterschiedlichen Druck aus. Auf diese Weise gewinnt er wertvolle Erkenntnisse über den Gesundheitszustand des Patienten. In Tibet wird diese Wissenschaft des Erfühlens, wie in einem Werk über Heilkunst zu lesen ist, in hübschen Metaphern dargelegt. So kann der Puls eines Patienten zum Beispiel »an den Klang von Wassertropfen im Frühjahr«, an das »Picken eines Huhns« oder auch an »das Taumeln eines verwundeten Vogels« erinnern.

Über den Hautkontakt kann auch die Energie des Therapeuten auf den Patienten überströmen. Indische Mütter wissen schon seit jeher darum, weshalb ihre Säuglinge unmittelbar nach der Geburt massiert werden. Die Haut der Neugeborenen muss genährt werden, damit ihnen der Übergang von der Welt ihrer bisherigen in die Welt ihrer neuen Empfindungen nicht als allzu abrupt erscheint. Man muss ihnen Rücken und Bauch besprechen, um das Gleichgewicht zwischen Drinnen und Draußen herzustellen. Damit das Neugeborene sich in einer ihm viel zu großen Welt nicht im Stich gelassen fühlt, verhelfen ihm die Massagen wieder zu ein wenig mehr an Vertrautheit mit der Mutter. Doch Massieren ist eine Kunst, und mögen die selbstverständlichen Gesten der Frauen auch wie angeboren erscheinen, für das Neugeborene sind sie es nicht. Für eine gute Massage müssen gewisse Regeln beachtet werden: Von Bedeutung sind zum Beispiel die Raumtemperatur, der Zeitpunkt des Tages, ob morgens oder abends, oder auch die Körperhaltung. Die Mutter sollte auf dem Boden hocken und der Rhythmus der Massage muss langsam und stetig sein. Zum Massieren wird lauwarmes Öl benutzt, das je nach Jahreszeit unterschiedlich angereichert ist. Im Sommer nimmt man Kokosöl, im Winter Senföl. Auch der Punkt, an dem die Massage ansetzt, ist nicht beliebig. Man beginnt mit der Brust, dann fol-

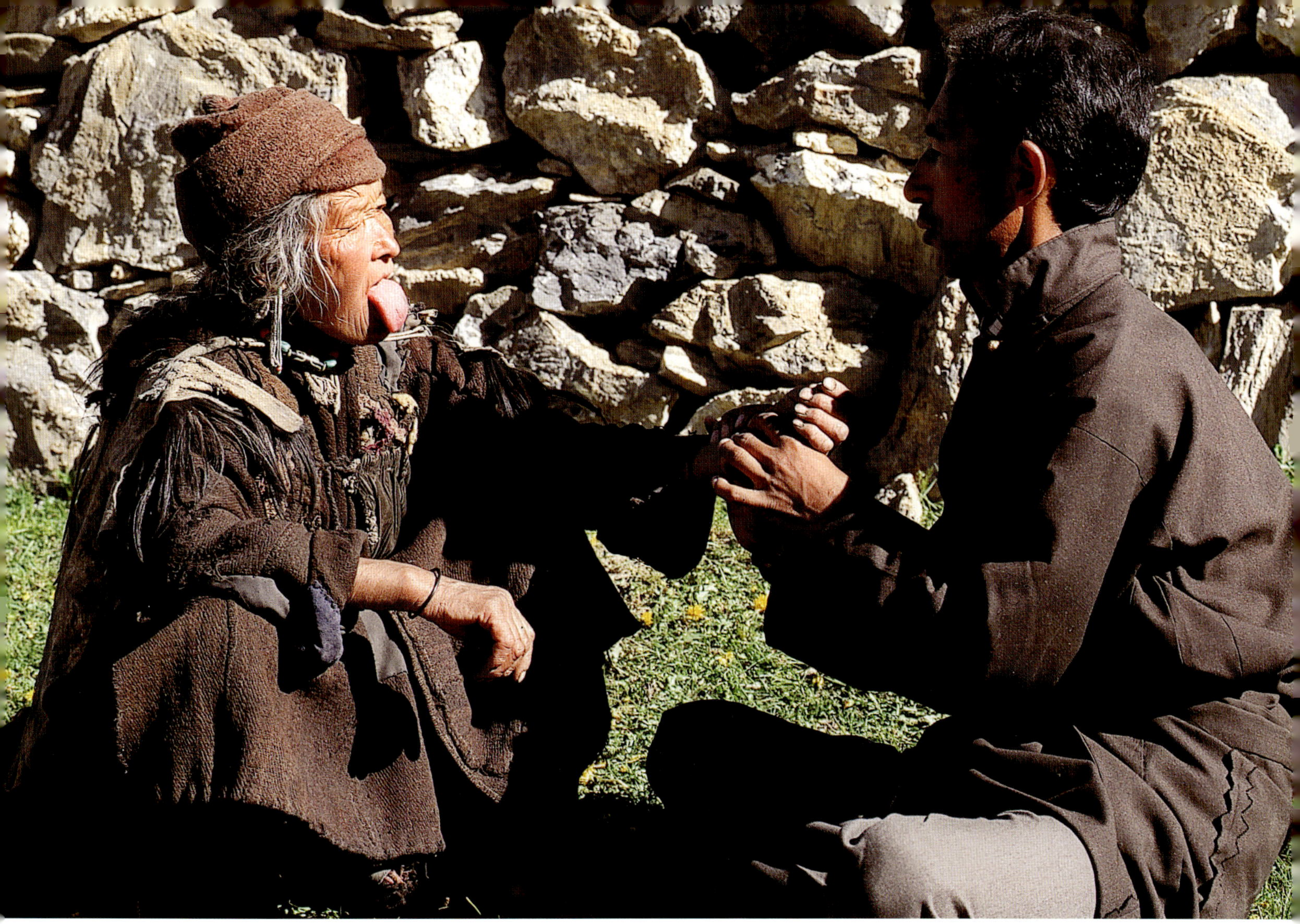

gen Arme und Hände, anschließend Bauch und Beine, die Fußsohlen und der Rücken. Schließlich wird das Gesicht massiert, die Stirn, die Schläfen und die Nasenwurzel. Und sollte nach all diesen Mühen noch immer eine gewisse Anspannung spürbar sein, gibt es nicht Besseres, als den Körper des Säuglings im warmen Wasser eines wohligen Bades treiben zu lassen. Da man in Indien mit diesen traditionellen Techniken schon von klein auf vertraut ist, wundert es nicht, dass Ärzte der ayurvedischen Medizin in ihren Sprechzimmern neben Abführungen, Einläufen und Aderlässen auch Massagen praktizieren. Wie zahlreiche Ärzte der traditionellen Medizin, wenden auch die chinesischen Akupunkteure Massagen an. Doch auf oder unter der Hautoberfläche suchen sie vor allem nach der Lebensenergie, die entlang der Meridiane strömt. Die chinesische Legende von den Dreizehn Dämonen berichtet, wie ein Schamane zufällig den ersten Akupunkturpunkt entdeckte: Er behandelte gerade einen Jäger, der sich einen Pfeil in den Fuß geschossen hatte … Und er fand auch heraus, dass Feuer gewisse Energiepunkte, die von bösen Geistern beherrscht werden, wieder beleben kann.

Die zwölf Meridiane

Auf Jesuiten, die sich im 17. Jahrhundert zu Forschungsreisen nach China aufgemacht hatten, soll das Wort Akupunktur zurückgehen. Die erste Abhandlung über Akupunktur wurde allerdings schon vor zwei Jahrtausenden verfasst. Im von der griechischen Medizin geprägten Abendland hat es sehr lange gedauert, bis man mit jenen Nadeln umgehen konnte. Das lateinische *Acus* bedeutet Spitze und *punctus* heißt Stich. Mehr als die Hälfte der Ärzte in China praktiziert Akupunktur. Einst benutzte man neun Nadeln, die sich nicht nur in Form und Größe unterschieden, sondern auch aus verschiedenen Materialien, wie Kupfer oder Stahl, bestanden. Heute vervollständigen auch Nadeln aus Gold oder Silber die Auswahl.

Indien, Ladakh.
Zur Diagnose gehört auch die Überprüfung der Zunge.

Jeder einzelnen Nadel kommt eine besondere Aufgabe zu, vor allem aber hängt die Art und Weise des Einstichs von den Besonderheiten der Störung des Gleichgewichts der Energieströme ab: Ob mit der Nadel am Kopf oder auf der Haut nur leicht angestochen wird oder ob sie, falls erforderlich, tief eindringen soll, ob drei Nadeln auf einmal angesetzt oder mehrere sternförmig angeordnet werden, ob sie senkrecht oder schräg gesetzt werden, hängt vom Einzelfall ab. Um Wunden auszubrennen, wird am Ende der Nadel ein wenig Beifußkraut, Moxa, entzündet.

Die Energieströme fließen entlang der zwölf Hauptmeridiane und kreisen vom Kopf über die Gliedmaßen und die inneren Organe bis zu den Füßen. Die Meridiane sind beidseitig der zentralen Körperachse gruppiert. Über den Kopf verläuft ein besonderer Energiestrom: Nur die Yang-Meridiane, deren Energie vom Himmel in Richtung Erde fließt, beginnen und enden hier. Auf dem Scheitelpunkt des Kopfs sitzt auch ein Punkt, der für Gehirnaktivitäten und psychische Funktionen von besonderer Bedeutung ist. Die Punkte an der unteren Partie des Kopfes sorgen für das einwandfreie Zusammenspiel von Kopf und Körper. Bei psychosomatischen Störungen kann an ihnen durch die Stimulation mit Nadeln der Energiefluss wieder in Gang gebracht werden.

Der chinesischen Tradition nach soll es 365 Akupunkturpunkte geben, doch Kenner der Materie versichern, dass Fachärzte rund 800 Punkte nutzen. An diesen Punkten setzt die Behandlung durch Nadelsetzen, glühendes Moxakraut oder auch Druckmassage an. Entscheidend ist, mit welcher Methode die Energieströme am besten wieder freigesetzt werden können. Auch die auf der Haut angesetzten Schröpfköpfe, die den Körper des Kranken auszusaugen scheinen und ihn wie ein blutunterlaufenes, von Pusteln übersätes seltsames Tier aussehen lassen, sollen den Energiestrom wieder in Gang bringen, das Blut beleben und das *chi* läutern. Für solche Behandlungen verwandten die chinesischen Ärzte einst ausgehöhlte Hörner von Rindern, später wurden dann Schröpfköpfe aus Bambus, Keramik oder Ton benutzt. Heutzutage sind sie aus Glas, und je nachdem, an welchem Punkt der Meridiane sie angesetzt werden, von unterschiedlicher Größe. Doch wie werden Schröpfköpfe gesetzt? Es gibt viele Methoden, zunächst aber muss im Innern des Schröpfkopfs ein Vakuum erzeugt werden, damit er auf der Hautoberfläche haften bleibt. Dann wird zum Beispiel

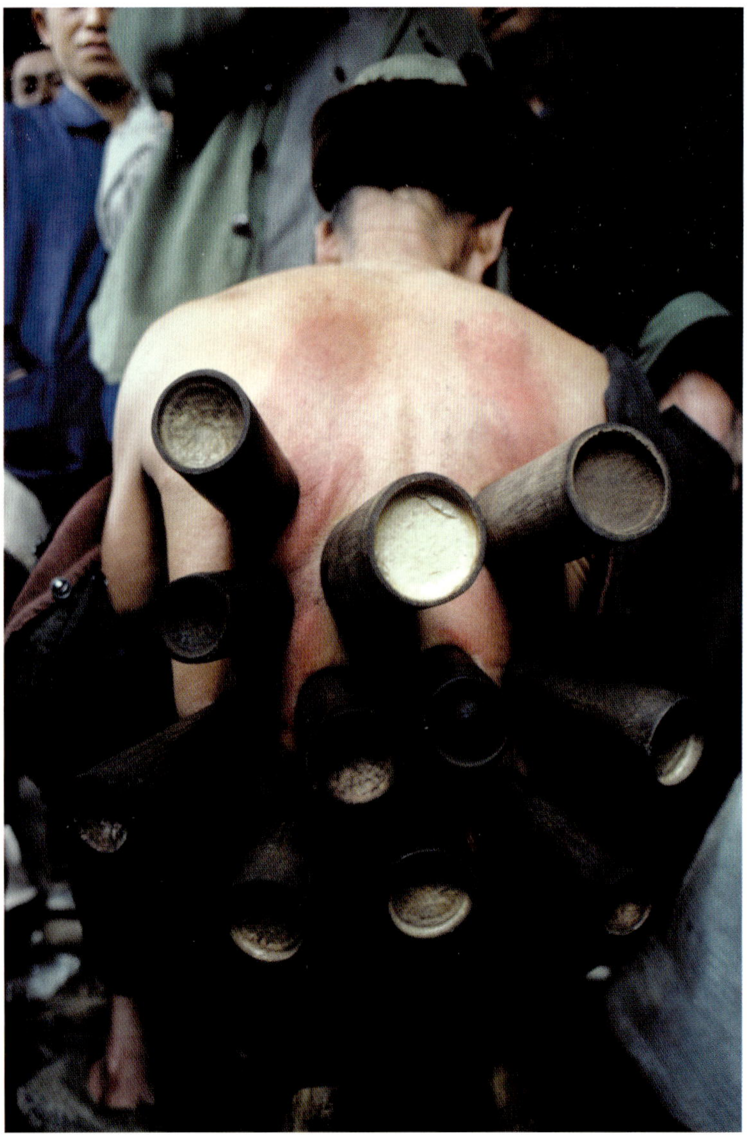

China, Provinz Guangxi. Schröpfköpfe aus Holz sollen die Durchblutung anregen.

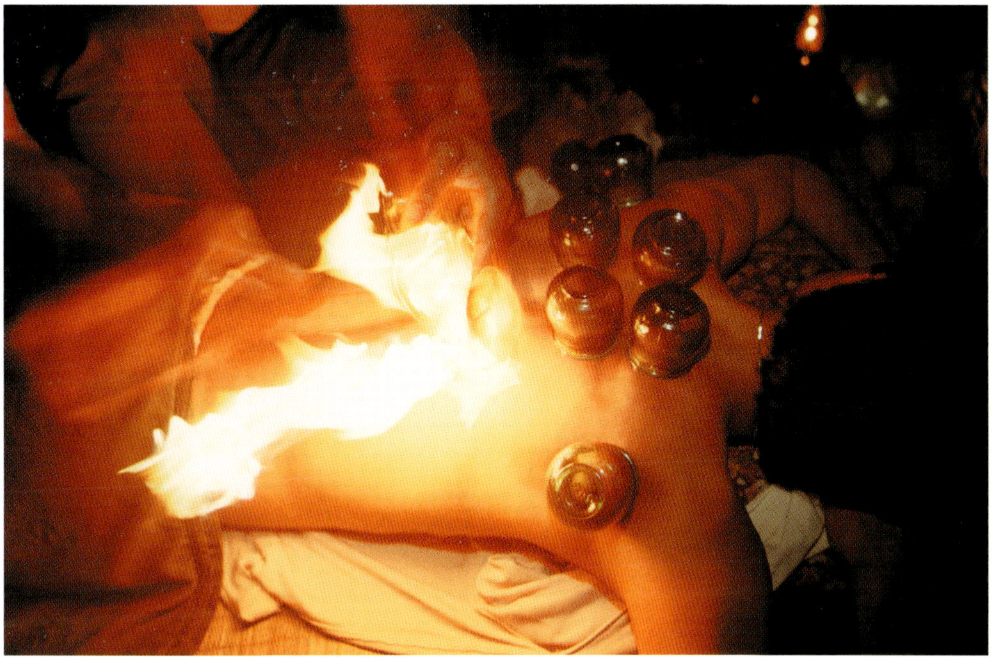

Vietnam, Phung Hiep. Ein Arzt erhitzt Schröpfköpfe bevor er sie auf dem Rücken des Patienten ansetzt.

ein so genannter »Blitzschröpfkopf« angesetzt, der sofort wieder zurückgezogen wird. Oder auch ein »wandernder Schröpfkopf«, der in sämtliche Richtungen hin und her geschoben wird. Zuvor jedoch massiert man die Haut so lange mit Sesamöl, bis sie rot ist, denn dies ist ein deutliches Zeichen dafür, dass die Energieströme wieder aktiviert sind.

Hungrige Mäuler stopfen

»Brot, Fleisch und ein Fässchen Wein, sind besser als alle Arznei'n«, reimte man einst in Aquitanien, wenn die Wirksamkeit ärztlich verordneter Heilmittel bezweifelt wurde. Tatsächlich haben Medikamente etwas Beunruhigendes, denn mit natürlichen Arzneien – und als eine solche wird gutes Essen angesehen – sind sie nicht zu vergleichen. Doch was für die einen als ordentliche Mahlzeit gilt, muss für andere nicht notwendigerweise auch bekömmlich sein. Als Ergänzung zu den übrigen Behandlungsmethoden befürworten traditionelle Heiler meist gleich auch noch eine Diät. Manchmal müssen aber auch die örtlichen Geister oder die Geister der Ahnen mit Nahrung versorgt werden, damit sie eine geraubte Seele freigeben. Das geht dann Zug um Zug. Ein Schwein wird geopfert, oder ein Huhn. Bei den Mien in Thailand trifft der Schamane die Entscheidung, welches Tier zu opfern ist. Manchmal genügt auch schon ein Schälchen Reis, je nachdem, welcher der Geister für die Krankheit verantwortlich ist. Mit solchen Opfern oder rituellen Gaben werden die Geister zufrieden gestellt, manchmal aber auch nur für eine Weile überlistet – gerade so lange, wie der Schamane benötigt, um ihnen die geraubte Seele zu nehmen und sie sogleich in den Körper des Kranken zurückzuführen.

Einnehmen, verdauen, wieder ausspucken, sich übergeben oder über den Darm ausscheiden – zugeführte Nahrung hat nicht nur einen Nährwert. Sie ist nicht nur Lebensmittel, sie hat auch eine sehr wichtige symbolische Bedeutung, so sind auch gewisse Verbote zu erklären, die aus religiösen Gründen oder um die Heilung bestimmter Krankheiten zu befördern ausgesprochen werden. Zur Behandlung der Masern, einer für die nicht geimpften afrikanischen Kinder sehr gefährlichen, schwer fest-

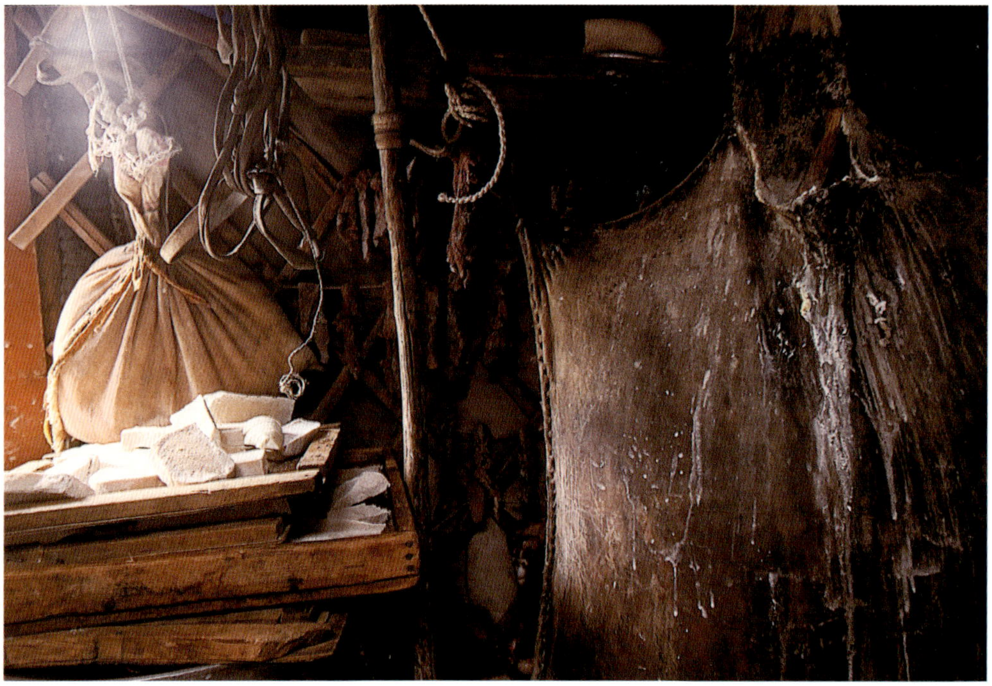

Mongolei. Herstellung von *Aïrag*, einer vergorenen Stutenmilch.

stellbaren und oft auch tödlichen Krankheit, untersagen manche senegalesischen Ärzte den Verzehr von getrocknetem Fisch, von Fleisch oder geronnener Milch. Sie meinen, dass diese genau wie die Krankheit der »Hitze« zugeordneten Lebensmittel die Bildung von Pusteln, die sie als Zeichen beginnender Heilung deuten, verhindern.

Der Geschmack von Weiß

Mens sana in corpore sano, »in einem gesunden Körper wohnt ein gesunder Geist« – der alte lateinische Spruch verpflichtet noch immer, und so wird in den mit Diskussionen um Ernährungslehre und verseuchtes Fleisch beschäftigten Industrieländern auch auf die Qualität dessen geachtet, was auf die Teller kommt. Für viele traditionelle Gesellschaften geht es zunächst vor allem um ausreichende, ausgeglichene Nahrung, doch kann dieser Anspruch oft nicht eingelöst werden, weil nicht genügend vorhanden ist, um satt zu werden. Hunger und Mangelernährung waren der Gesundheit noch nie förderlich. In der Mongolei muss man, um gesund zu bleiben, wie die Ethnologin Isabelle Bianquis Gasser berichtet, »Weiß« trinken. Weiß ist hier Metapher für vergorene Milch, denn reine Rohmilch zu sich zu nehmen ist traditionell verboten. Das kann Milch von der Kuh sein, vom Schaf, von der Ziege, auch Milch von Kamelstuten, vor allem aber wird Milch von Pferdestuten konsumiert. *Aïrag* so der Name für vergorene Stutenmilch, gilt als beste Vorsorge gegen Krankheiten.
Manche Mediziner meinen ja, Milchprodukte seien nicht unbedingt zu empfehlen, denn sie würden die Leber zu stark belasten. Was also hat diese Wertschätzung der Milch zu bedeuten? Die Mongolen haben eine besondere Vorstellung vom Körper, und der Umstand, dass Milchprodukte als der Gesundheitspflege besonders förderlich angesehen werden, hat mit ihrer als segensreich geltenden Farbe zu tun, denn das mongolische Wort für »weiß«, *tsagaan*, bedeutet gleichzeitig »glücklich«. Um einfache Darmprobleme, wie Verstopfung, anzugehen, muss man nicht hexen können, es genügt, ausreichend Milch irgendeiner Stute zu trinken. Handelt es sich aber um ein komplizierteres Leiden, muss eine gewisse Hierarchie der therapeu-

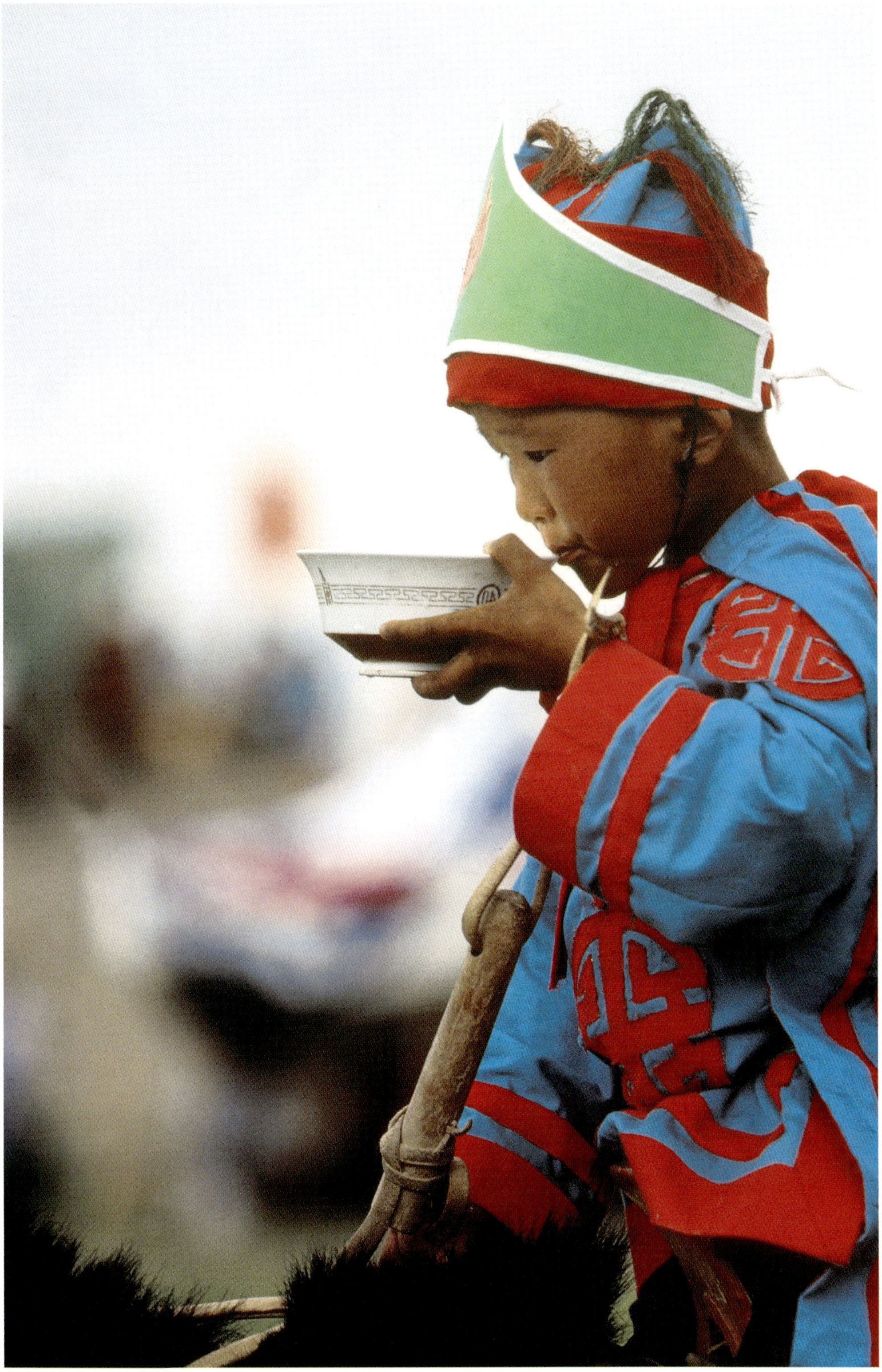

Mongolei. *Airag* gilt als Lebenselixier, als heiliges Getränk. Während des Naadam-Festes wird er traditionellerweise nach dem Pferderennen getrunken.

tischen Wirkungen, die mit der Farbe des Fells der Stute verknüpft ist, eingehalten werden. Eine Schimmelstute, deren Milch sehr begehrt ist, wird einem fuchsfarbenen oder braunen Tier vorgezogen. Ihre Milch soll Leber- und Magenleiden heilen, Allergien eindämmen und Kinder kräftigen.

Aïrag »erneuert den Magen« und verschafft »weiße Haut«, auch wenn die Haut der Mongolen zunächst einen sonnengebräunten Eindruck macht. Bei uns würde man sagen, *Aïrag* verleiht einen frischen Teint. Jemand, der eine etwas grünliche Gesichtsfarbe bekommt, ist sicher nicht gesund.

Aïrag kann nicht nur getrunken, sondern auch für äußerliche Anwendungen genutzt werden. Junge Mädchen verwenden die Stutenmilch als Kosmetikum, um eine zartere Haut zu bekommen, Mütter reiben damit ihre Säuglinge ein, um die natürlichen Abwehrkräfte zu stärken oder den Appetit der Kleinen anzuregen. Als Salbe oder Umschlag auf von Insektenstichen oder Schlangenbissen betroffenen Stellen aufgetragen ist *Aïrag* sehr wirkungsvoll. Der gewünschte Effekt wird doppelt so schnell erreicht, wenn man gleichzeitig noch einen großen Becher der Stutenmilch zu sich nimmt.

Aïrag sollte man schon im zarten Kindesalter, ab acht oder neun Monaten, trinken, und es heißt, um auch im hohen Alter noch rüstig zu sein, gäbe es nichts Besseres als diese vergorene Stutenmilch ein Leben lang ohne jede Einschränkung zu konsumieren. Durchschnittlich fünfundzwanzig Liter, so wird berichtet, trinke ein Mann pro Tag. Da der Magen aber eine so gewaltige Menge kaum verarbeiten kann, wird ein Teil der Milch zwar verschluckt, dann jedoch wieder ausgespuckt.

Auch in Tibet findet Milch – hier allerdings die Milch der Dri, so der Name der Yak-Kuh – als Arznei gegen harmlosere Leiden Verwendung. Der Yak, das tibetische Rind, geizt nicht mit Gaben: Milch, Fleisch, Leder, vielfältig werden die Tiere genutzt. Es heißt, die Milch der Dri helle den Teint auf, wirke beruhigend auf den Geist und fördere die Gelassenheit.

Auf der Zungenspitze

Es ist sicher kein Zufall, dass die Untersuchung der Zunge zu den in der chinesischen Medizin üblichen Diagnosemethoden gehört: Ist sie weiß oder eher rosa, spitz oder rund, dick oder dünn, und ist sie belegt? Wer die Zeichen zu deuten vermag, dem liefert die Untersuchung einer Zunge genaue Informationen nicht nur über die aktuelle Krankheit eines Patienten, sondern auch über vergangene Leiden und sogar über mögliche künftige Beschwerden des Betroffenen.

Jede Partie der Zunge ist einem der fünf *Yin*-Organe – dem Herzen, der Lunge, der Leber, der Milz und den Nieren – oder einem der fünf *Yang*-Organe – dem Dünndarm, dem Dickdarm, der Gallenblase, dem Magen oder der Harnblase – zugeordnet. Jedes dieser inneren Organe wird mit einem der fünf Elemente Feuer, Metall, Holz, Erde oder Wasser verbunden. Innerhalb dieser komplexen Aufteilung müssen noch zwei Funktionen erwähnt werden: die der »drei Brennpunkte« und die »Herzmuskel«-Funktion. Der menschliche Körper wird, und dabei macht man zwischen Physis und Psyche keinen Unterschied, als ein riesiges Netzwerk energetischer, sich ständig verändernder Wechselwirkungen gesehen. Da in China alles oder fast alles mit der Zahl Fünf in Verbindung gebracht wird, muss bei einer Auswahl der der Gesundheit förderlichen Nahrungsmittel auf ihre Übereinstimmung mit einer der fünf Geschmacksrichtungen (sauer, bitter, süß, scharf, salzig) und auf ihre Eigenschaft als *yin* oder *yang* geachtet werden. *Yin* oder *yang* sind wiederum einem der fünf Elemente, fünf Organe, fünf Gedärme und einer der fünf Jahreszeiten zugeordnet. So gilt ein nach den Regeln der chinesischen Ernährungslehre zubereitetes Gericht als perfekt und ausgewogen, wenn es sämtliche fünf Geschmacksrichtungen vereint, ohne dass eine dominiert. Ein solches Gericht gibt es, wie Gabriel Faubert und Pierre Crépon in ihrem Werk über die chinesische Chronobiologie schreiben, tatsächlich. Es heißt »Fünf Düfte«.

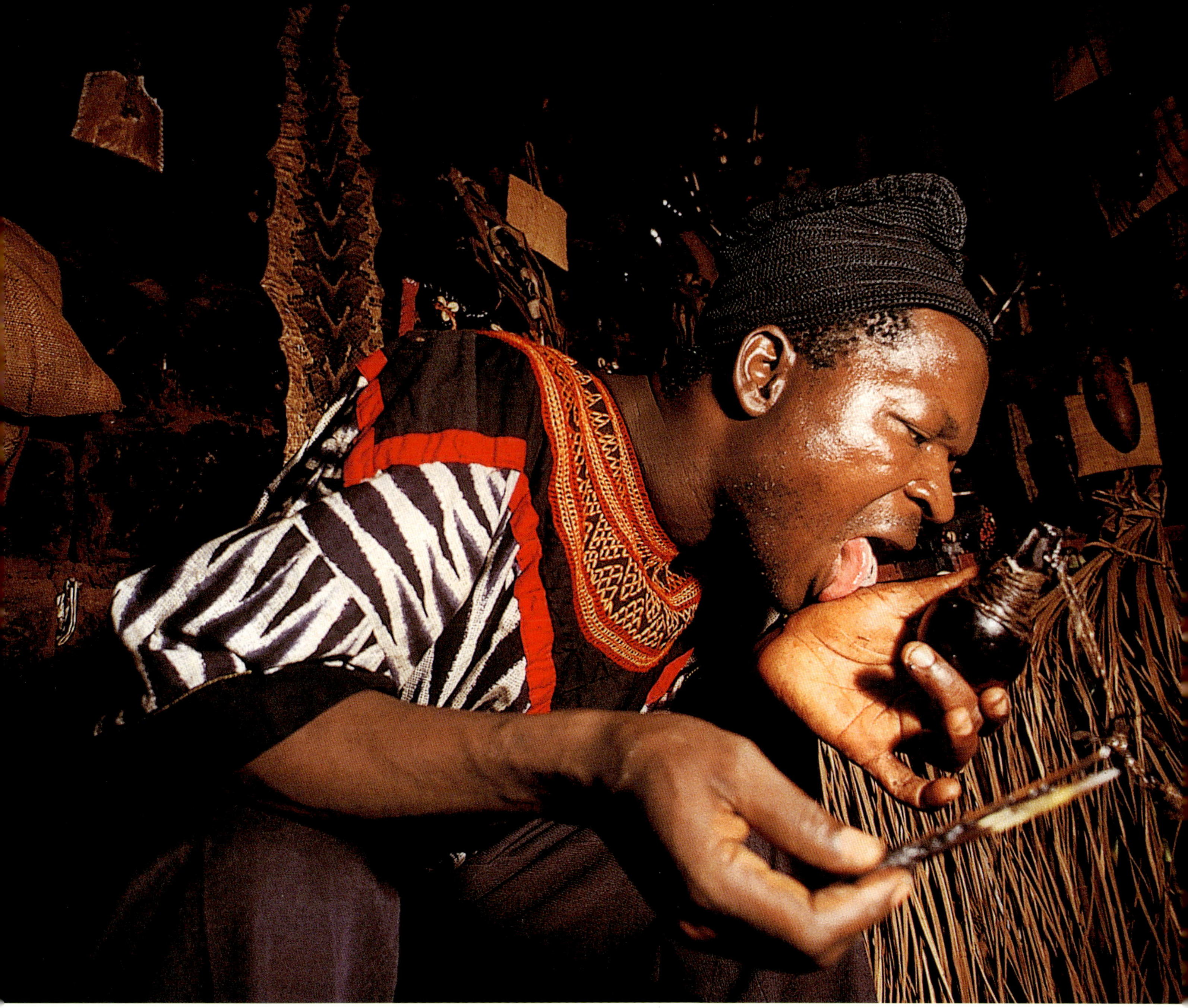

Kamerun. Der Medizinmann probiert einen Trank gegen Bisswunden.

Will man die Gebote für eine vernünftige, Harmonie von Körper und Geist verheißende Ernährung befolgen, gilt es, auf die Stunde des Tages zu achten, auf Qualität und Quantität der Speise, auch auf die Jahreszeit. Ist es kalt, frisch, heiß, warm, feucht oder trocken? Ist Vollmond oder Neumond? Alter, Geschlecht, Tätigkeiten, Umwelt – fast müsste man dem Küchenchef zunächst einen alle Aspekte berücksichtigenden Ausweis überreichen. Und keine Platten aus Metall verwenden! Besser sollte man Tongefäße oder Steingut wählen. Essen sollte weder in Hektik zubereitet noch eilig verschlungen werden. Man isst nicht irgendwas, irgendwann und irgendwie! Biologische Rhythmen und klimatische Zyklen müssen berücksichtigt werden. Die Energien strömen zu genau festgelegter Stunde über die Meridiane der jeweiligen Organe. Ein Lebensmittel, das im falschen Moment ein Übermaß an Energie heranführt, provoziert Fehlfunktionen des betreffenden Organs, die wiederum, da alles miteinander zusammenhängt, Auswirkungen auf den Organismus haben.

Will man den Schlaf des Gerechten schlafen, sollte man weder zu viel noch zu spät essen und auf Nahrungsmittel verzichten, die die Organe des Nachts zu »natürlicher Vollfunktion« stimulieren würden. Auch wenn all diese Regeln den meisten Europäern als einengend

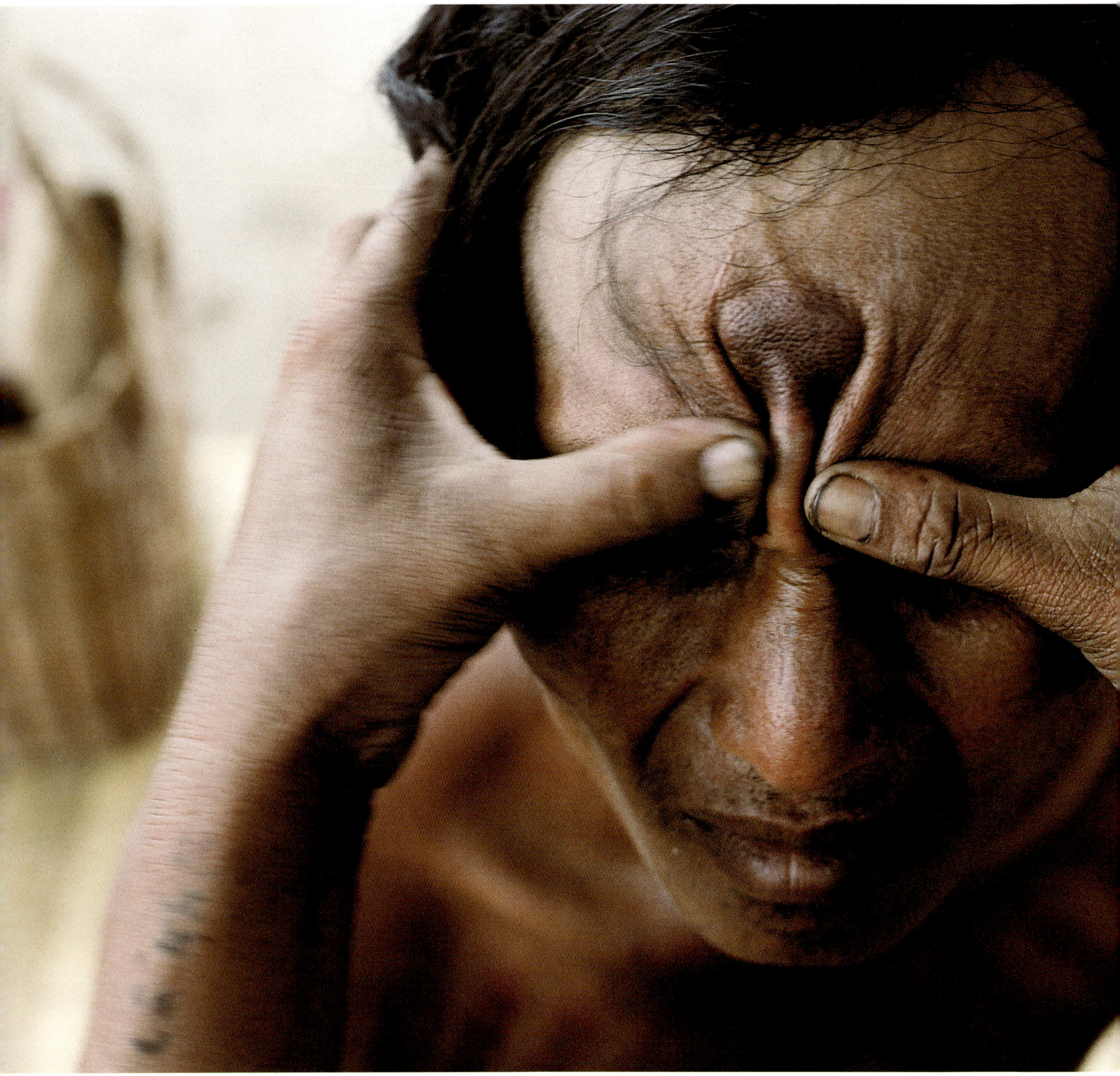

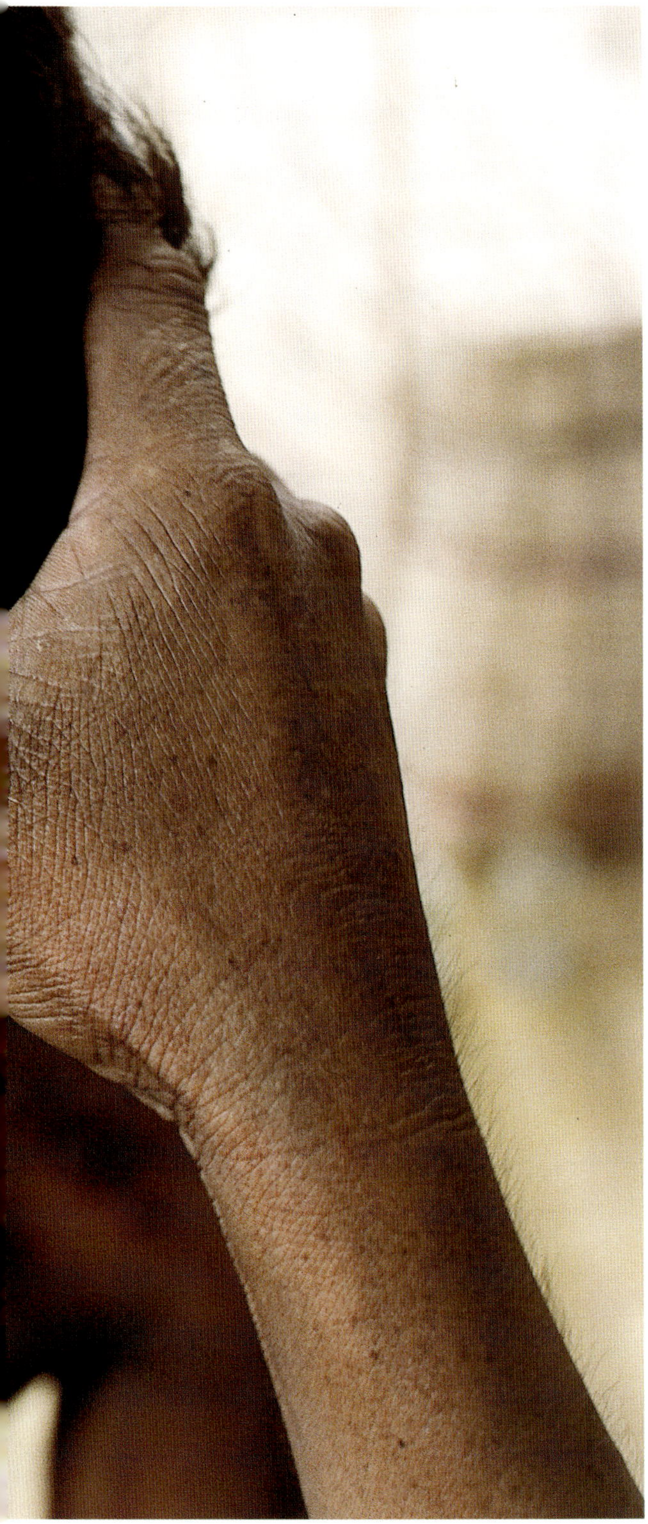

erscheinen sollten, ein Chinese, der auf seine Gesundheit achtet, richtet sich danach. Schließlich ist alles eine Frage der Gewohnheit.

Eine gute Nase haben

Ein guter tibetischer Arzt muss lernen, sich nur auf seine fünf Sinne zu verlassen, um Krankheiten zu erkennen, sie wie ein richtiges Analyselabor einzusetzen. Untersucht er den Morgenurin eines Kranken, so liefern ihm Farbe, Geruch und Rückstände, die sich manchmal bilden, bereits wertvolle Auskünfte. Um sich seiner Diagnose zu versichern, wird er auch nicht zögern, ihn zu kosten. Gelegentlich verschreibt er dem Kranken auch, er solle ein Glas des eigenen, mit Wasser verdünnten Urins einnehmen, um seine Abwehrkräfte zu stärken. Nur erfahrene Ärzte sind in der Lage, aus den Formen und Figuren zu lesen, die kräftig geschüttelter Urin auf der Wandung einer Schale hinterlässt, und zu erkennen, um die Spuren welcher Krankheit es sich handeln könnte.

Fühlen, empfinden – ist jemand mit Intuition und Unterscheidungsvermögen, diesen wichtigen Eigenschaften eines guten Arztes begabt, so hat er, dem Volksmund zufolge, eine gute Nase. Doch einen wirklich gut entwickelten Geruchssinn zu haben ist auch ein großer Vorteil. Alle Therapeuten wissen: Jeder Mensch hat seinen eigenen, ganz persönlichen Geruch. Er setzt sich in der Kleidung ab, die den Körper wie eine Haut umfängt. Parfums sollen zwar den Geruch, den der Körper verströmt, verdecken, doch der Duft des Parfums selbst kann eine diskrete Botschaft oder eine überwältigende Provokation der Sinne sein. Geruch spricht, erzählt, verrät. Jeder kennt das Ungeheuer aus dem Märchen, das nach Hause kommt und laut verkündet: »Ich rieche Menschenfleisch!« Dieser Ausspruch versinnbildlicht, dass das, was die Geschmacksnerven erst noch befriedigen muss, über die Nase längst schon verführt hat. Wenn man »jemanden nicht riechen kann«, wird er ins Abseits gestellt, aus unserem Wahrnehmungsfeld verbannt. In einer Legende aus Vanuatu wird berichtet, wer ein geliebtes Wesen

Kambodscha, Phnom Penh. Einer der Vitalpunkte des menschlichen Körpers wird massiert.

FOLGENDE DOPPELSEITE:
Indien, Ladakh. Ein Heilkundiger muss Düfte erspüren und wiedererkennen können.

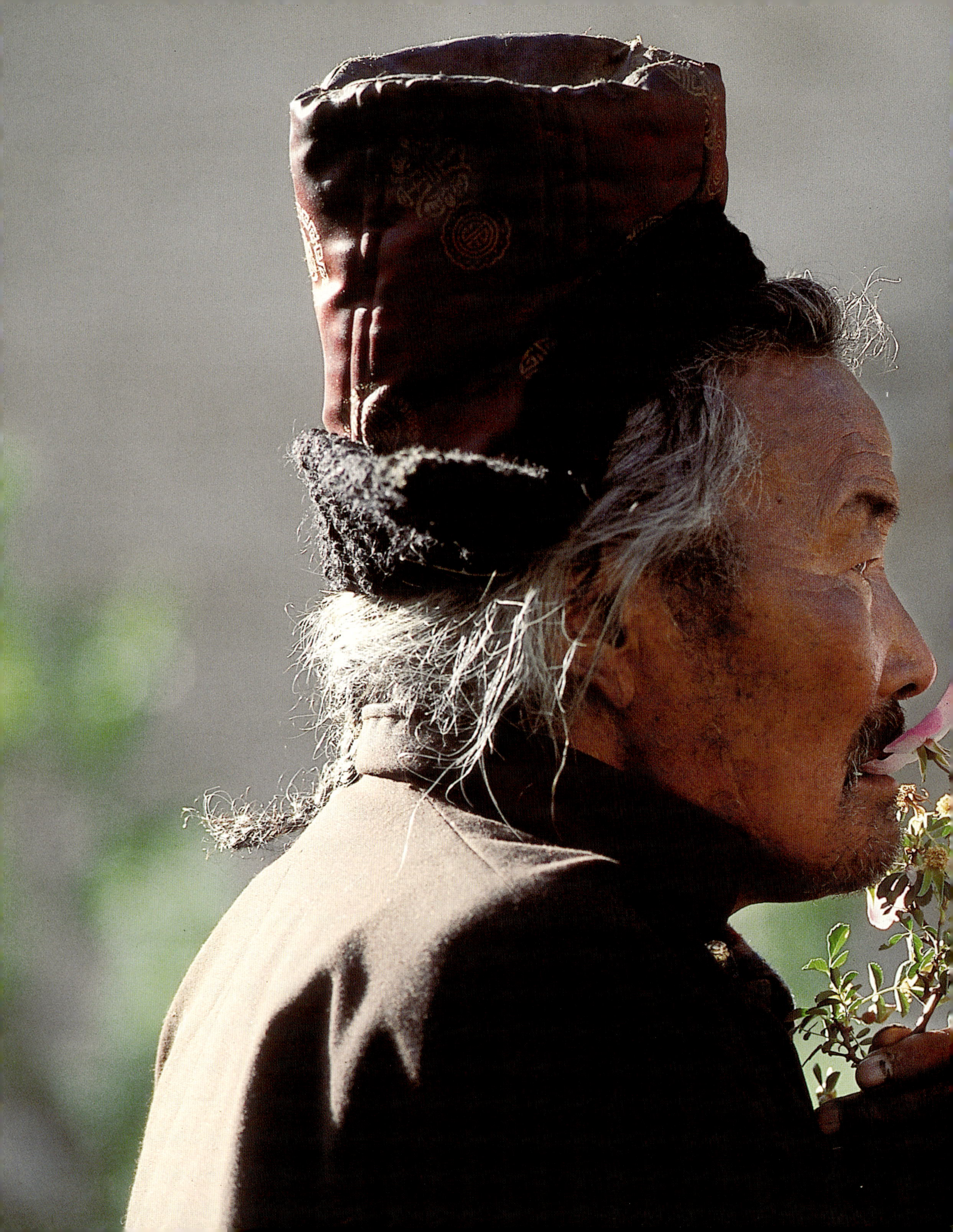

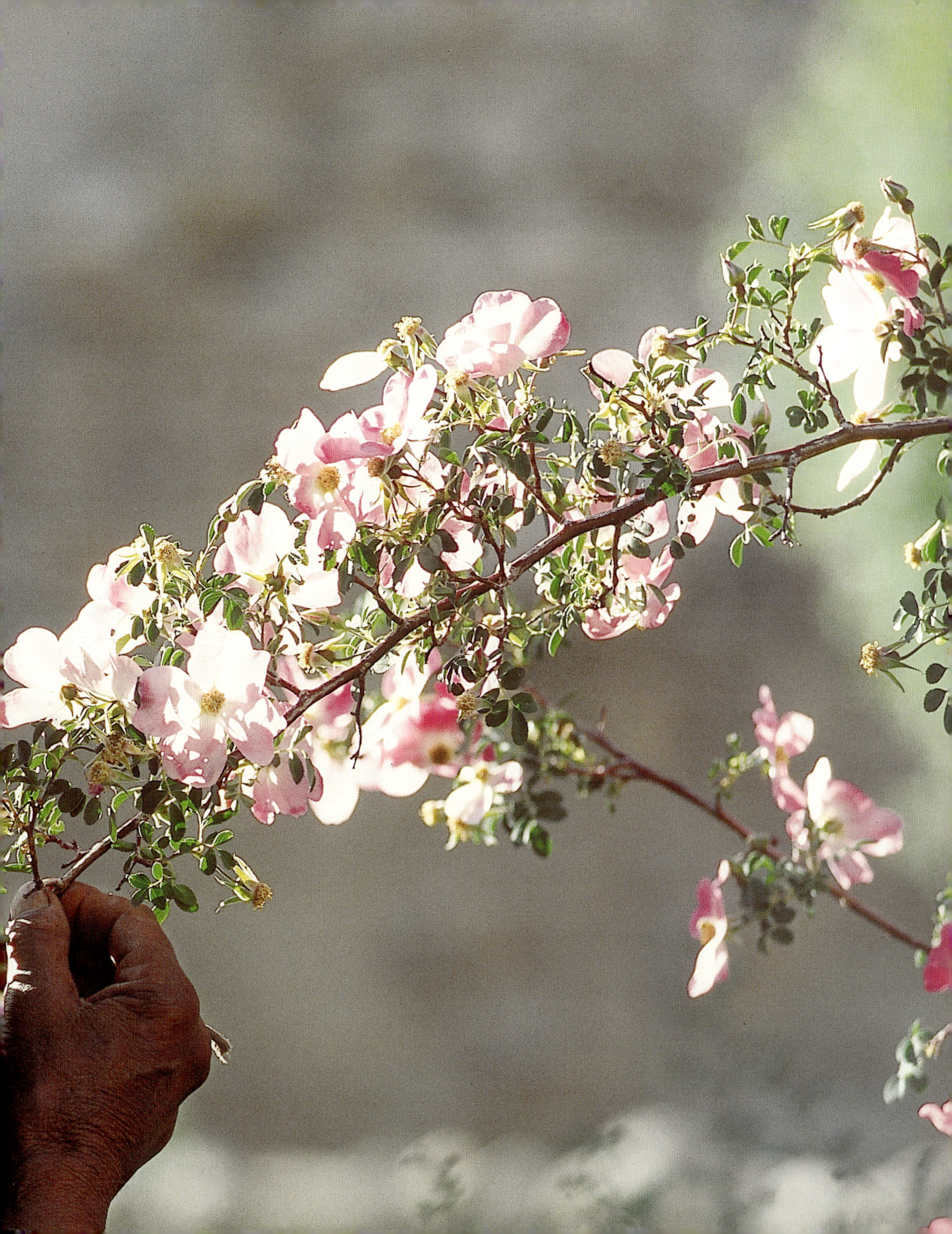

aus der Unterwelt befreien wolle, müsse zuerst seinen Körper mit einer modrig riechenden Flüssigkeit besprengen, um den Geruchssinn und die Wachsamkeit der Götter zu überlisten. Einen auf diese Weise verdeckten menschlichen Geruch könnten die Götter nämlich nicht erkennen.

Ein allzu ausgeprägter Körpergeruch ist oft Zeichen eines Ungleichgewichts. Mit ein wenig Erfahrung können Ärzte und Heilkundige genau feststellen, welches Organ erkrankt ist oder welche Art von Nahrungsmitteln für die Bildung solcher Gerüche eine Rolle spielt. Wird ein Heilkundiger mit dem üblen Geruch krankhafter Absonderungen konfrontiert, dem fauligen Hauch eines von Geistern heimgesuchten Mundes, dem unerträglichen Gestank einer Krankheit, einem Geruch, der an verwesende Leichen erinnert – nicht zufällig heißt es, »das stinkt wie die Pest« –, ist er schon in der Lage, etwas dagegen zu unternehmen. Vom Räuchern mit dem ekelerregenden Gestank von Exkrementen bis zum Zerstäuben feinster Düfte von Blütenessenzen kann er dem mit einer Fülle von Gerüchen begegnen. Alles, was inhaliert wird, reizt den Geruchssinn und zwingt den Körper zu Reaktionen. Es heißt, zwei Tropfen Blütenessenz der Damaskusrose unter den Nasenflügeln genügten, Migräne oder Depressionen zu vertreiben.

Zweifellos machen Inhalationen die Nase frei, denn in ihren Ausdünstungen werden sämtliche wohltuenden Heilkräfte der Pflanzen transportiert. So dringen sie mit der Atemluft über die beiden kleinen Eingänge der Nasenlöcher in das Innere des Körpers ein und breiten sich dort aus. Innenwelt und Außenwelt – das Spiel des Atems verleiht dem Leben den Rhythmus. Werden die Nasenflügel zusammengedrückt, wird der Atem kürzer. Zweck des Räucherns ist also, den Körper des Kranken mit Gerüchen zu umfangen, gleichsam zu imprägnieren, ihn all jenen wohltuenden Düften auszusetzen, die erfüllt sind von den Beschwörungen des Medizinmannes und den Heilkräften der Pflanzen.

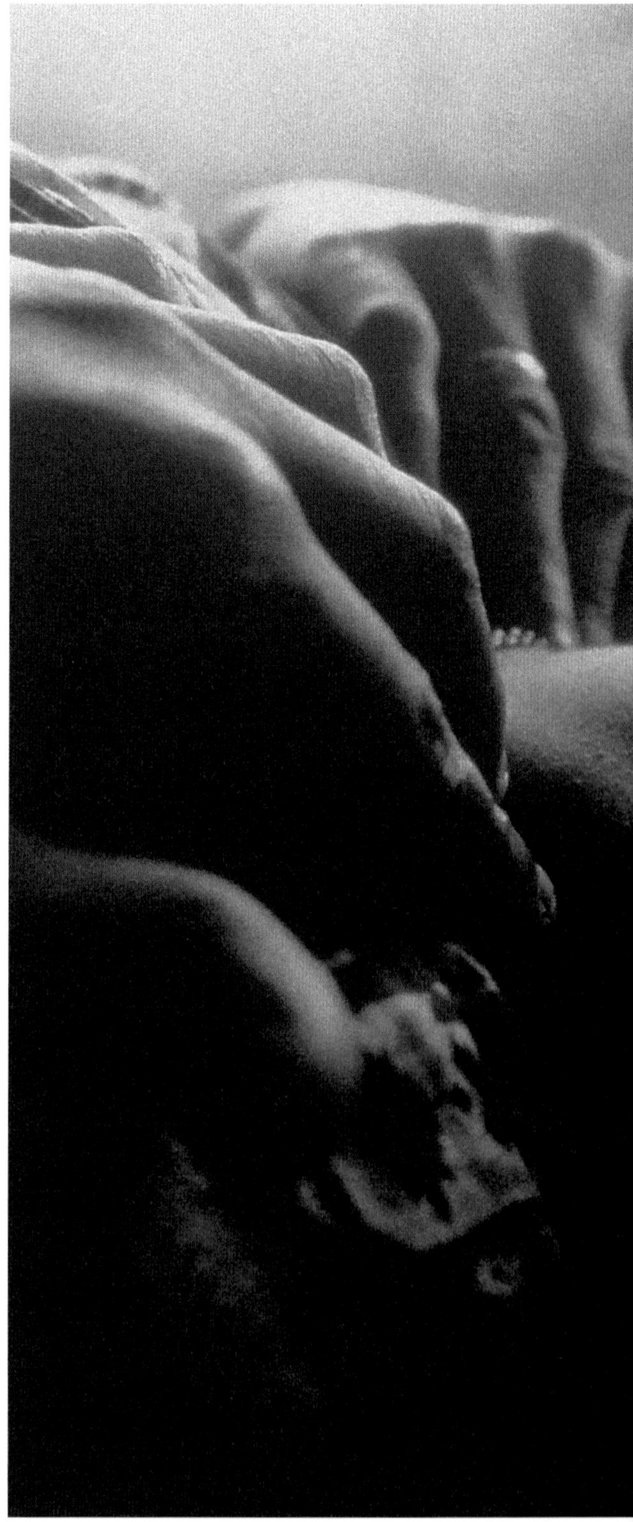

Indien, Bombay. Ayurvedische Massage.

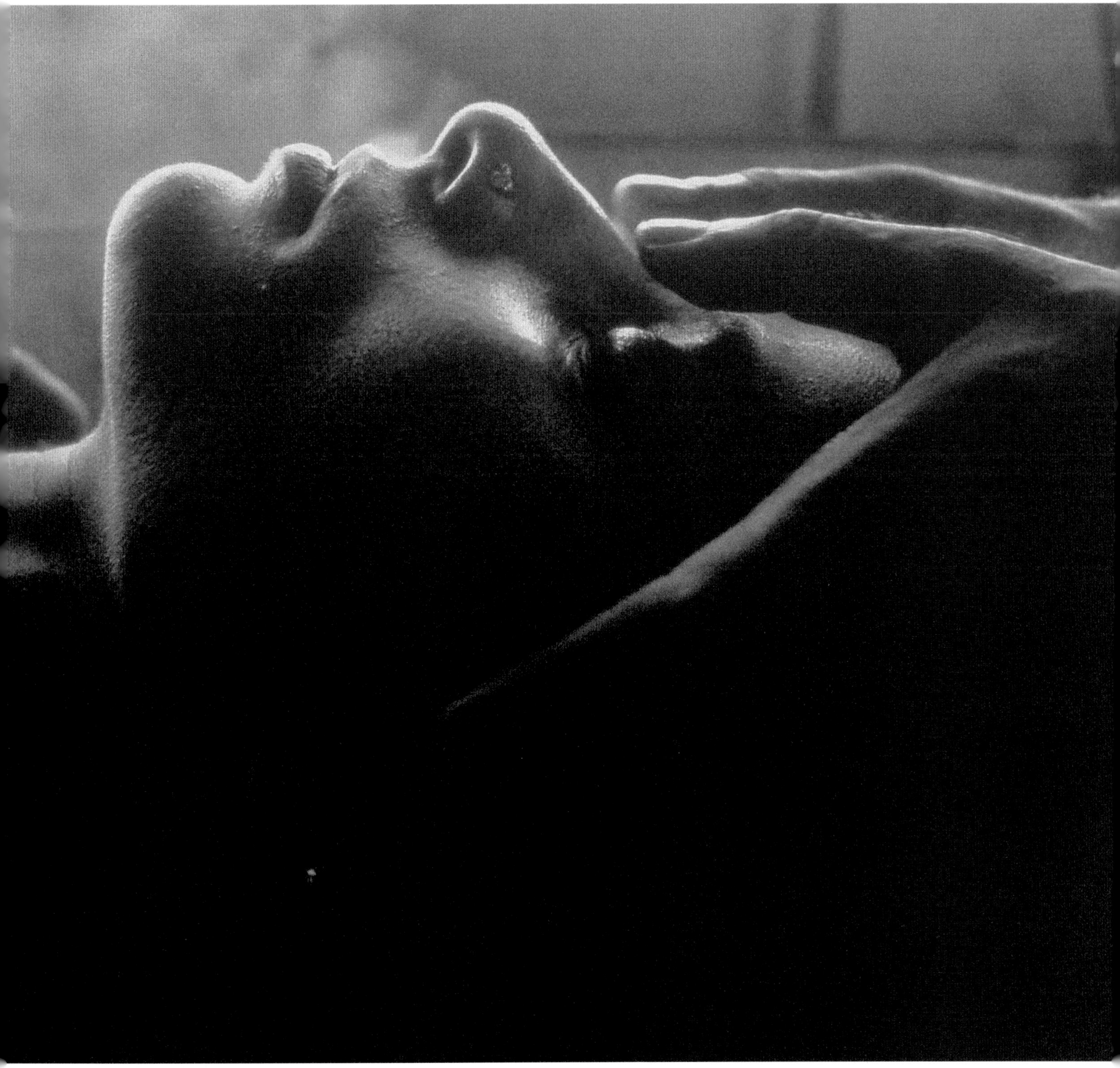

Mystische Rezepte

Die Kunst der Tanka-Malerei ist in Tibet auch heute noch nur jeweils einem Künstler einer buddhistischen Gemeinschaft vorbehalten. Diese Bilder werden seit Jahrhunderten nach den gleichen Regeln auf einem Baumwolltuch ausgeführt und so gestaltet, dass sie sowohl von einem Kind, als auch von einem gebildeten Menschen verstanden werden können. Mit einer Mischung aus Leim und Kaolin, einem weißen Pigment, wird das Tuch vorbereitet, danach mit einem Kieselstein poliert. Dann werden die Farben ihrem symbolischen Wert entsprechend und stets in der gleichen Anordnung aufgetragen. Blau ist dem Himmel, Grün der Erde, Blaugrün den Zwischenräumen vorbehalten, dann folgen Orange, Rot und Gelb. Gold wird nur für Gottheiten benutzt. Ein Tanka wird zusammen mit religiösen Texten verwendet. Buddha wird auf einem solchen Bild oft mit offener Handfläche dargestellt, Zeichen des Schutzes, den er gewährt. Dazu hält er eine Myrobalane. In der tibetischen Tradition heißt es, diese Frucht sei eine der wirkungsmächtigsten der Pharmakopöe. In der anderen Hand hält Buddha meist eine Almosenschale mit den drei Arten von Göttertrank: Jenem, der Krankheiten heilt, jenem, der vor Altern schützt und jenem, der den Geist erleuchtet. Das Tantra des Ambrosiaherzens, ein Auszug aus Reden des Buddhas der Medizin, ist in vielen illustrierten Handschriften niedergelegt. Darin wird Folgendes berichtet, »Lapislazuli, Herr aller Heiler und König des Lichts, versank in meditativer Konzentration: Vielfarbige Lichtstrahlen entströmten seinem Herzen, bis hinaus zu den zehn Horizonten des Raums. Dabei lösten sie jeglichen geistigen Makel eines jeden beseelten Wesens auf und linderten die aus Unwissenheit hervorgegangenen Krankheiten«.

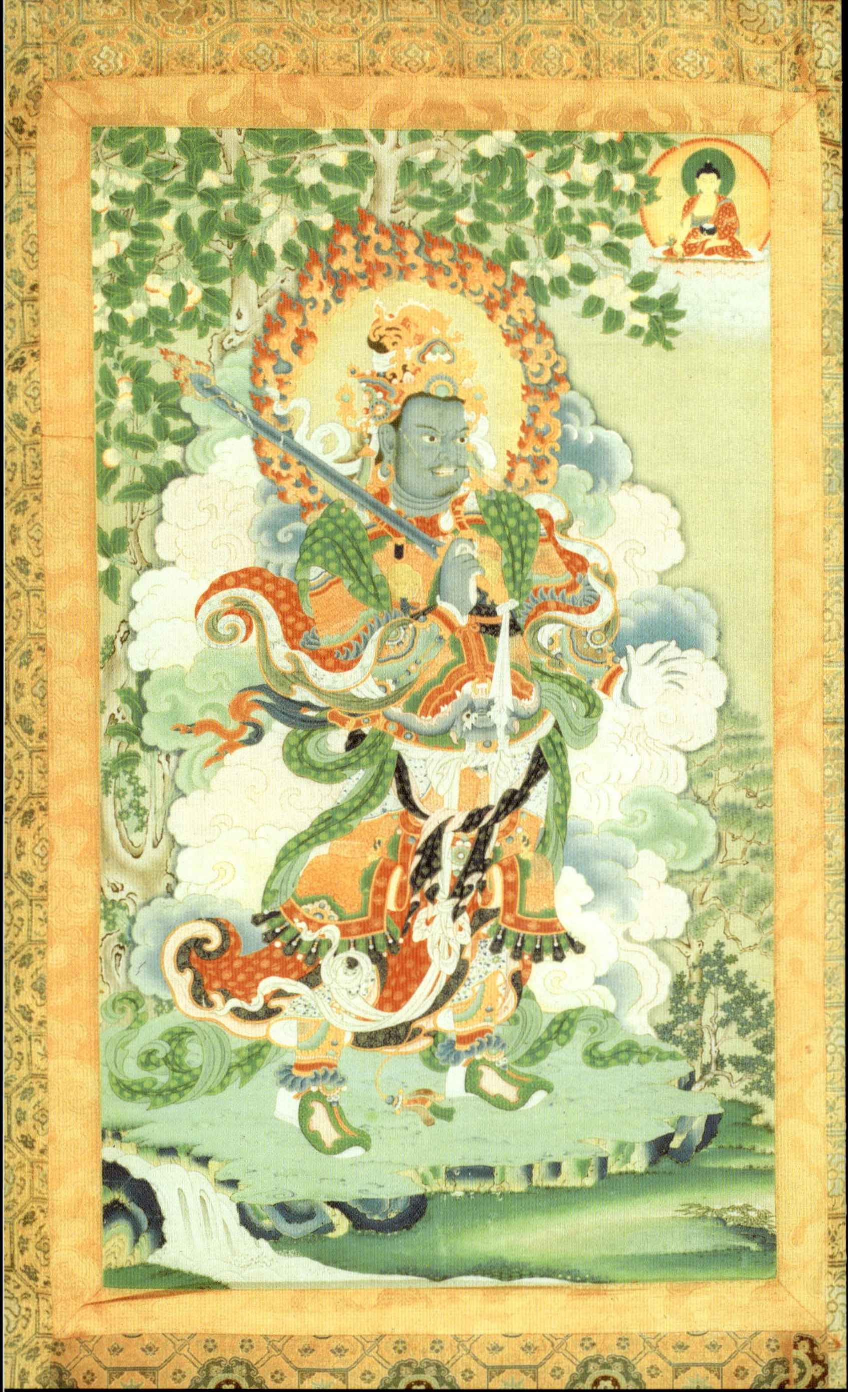

Tibet. Tanka aus dem 19. Jahrhundert mit einer Darstellung des Virudhaka, dem Wächter des Südens.

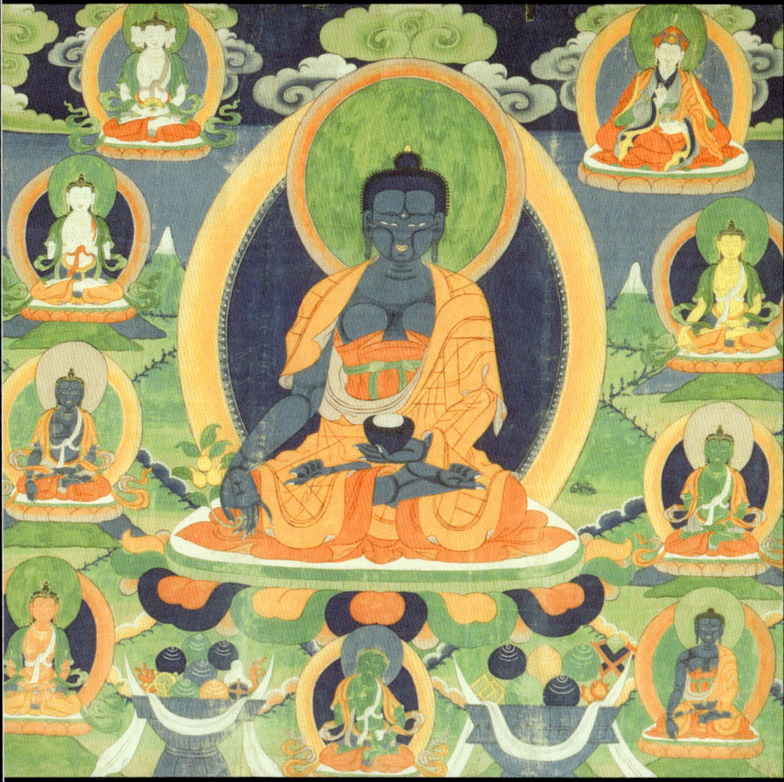

Tibet. Tanka aus dem 19. Jahrhundert mit einer Darstellung des Bhaishaiya-guru, des Buddhas der Medizin.

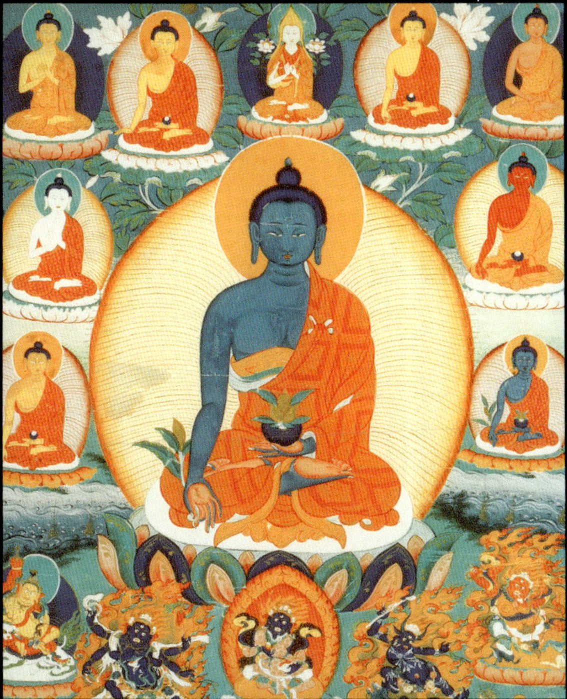

Tibet. Tanka aus dem 19. Jahrhundert. Bhaishaiya-guru und die sieben anderen Buddhas der Medizin.

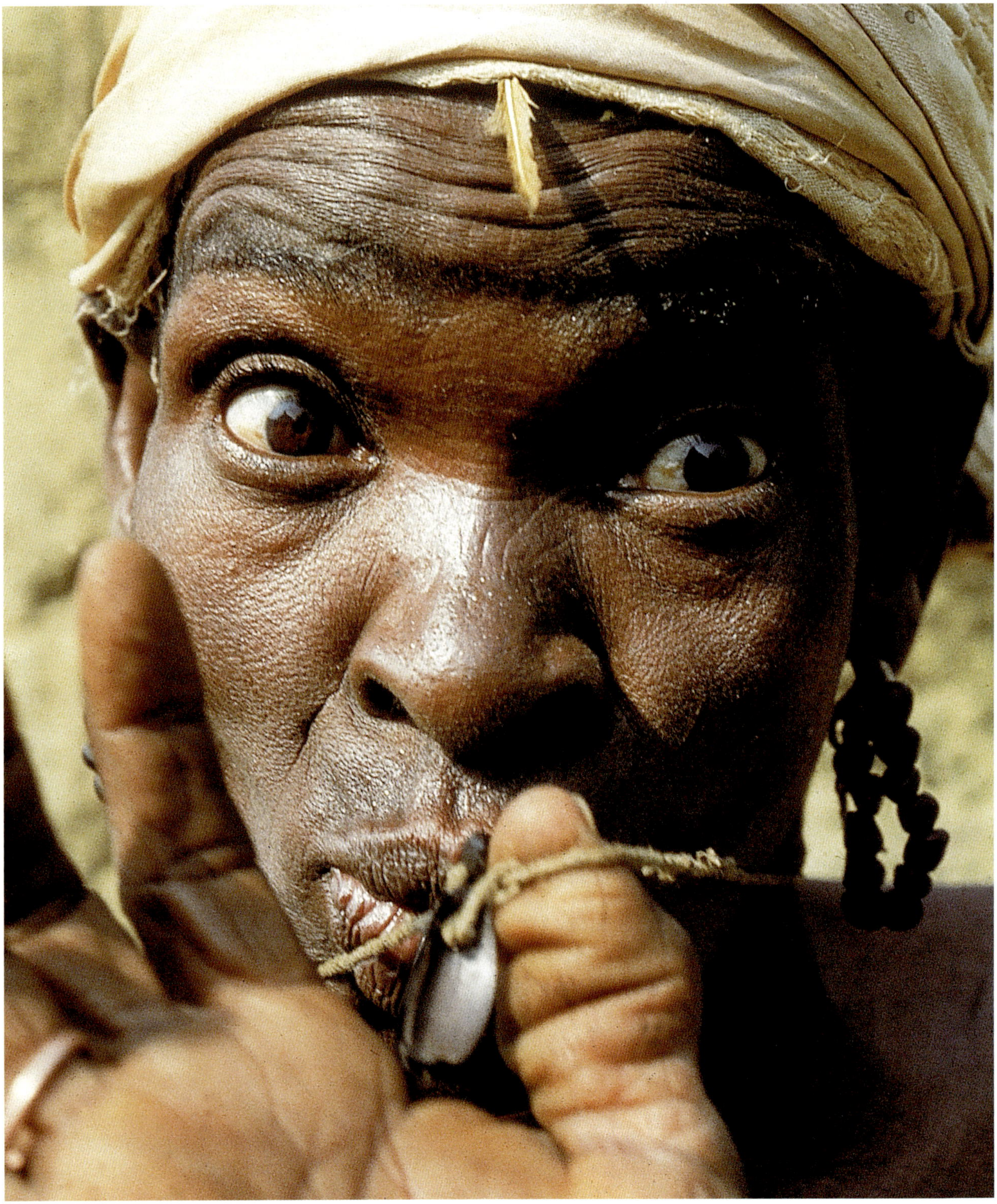

In der Bibel heißt es, dass der Duft von Weihrauch Gott gefällig sei, wohingegen der Geruch eines über der Glut gegrillten Herzens oder der bratenden Leber eines Fischs böse Dämonen in die Flucht schlüge. Das glauben auch die afrikanischen Medizinmänner. Übel mit Üblem zu bekämpfen, ist für sie eine gute und oft erprobte Methode, es aus dem Körper zu treiben. Indem man Sträuße von Pflanzen mit abstoßendem Geruch aufhängt, hält man sich das Übel vom Leibe.

Mit Tierexkrementen bestrichene Sträuße werden als Fallen in den vier Ecken des Schlafzimmers oder über der Eingangstür des Hauses aufgehängt. Sie sollen gegen böse Geister wirken. Einst setzte man in unseren Breiten eine Pflanze, die Raute, die an sonnigen Stellen der Gärten gedieh, wegen ihres schlechten Geruchs und bitteren Geschmacks gegen die Pest ein. Sie hielt Gifte fern und schützte gegen Bisse von Schlangen oder tollwütigen Hunden. Um Kinder vor Darmparasiten zu bewahren, knüpfte man ihnen Ketten aus Knoblauch um den Hals. Sie sollten, vor allem wenn Vollmond war, die im Körper schon hausenden Würmer davon abhalten, bis zum Herzen hoch zu kriechen. Der Geruch von Knoblauch sollte die Würmer innehalten lassen, woraufhin sie darauf verzichteten, sich noch weiter nach oben zu bewegen. Die Fantasie mancher Schriftsteller wurde sicherlich von solchen Familienrezepten angeregt – um Vampire fern zu halten. Vom Regenwurm zur Schlange, der Verkörperung des Bösen, ist es dann nur noch ein kleiner Schritt, die Welt der Finsternis und Vampire gehören ohnehin zusammen …

Wenn angenehme oder unangenehme Gerüche eine Rolle bei der Heilung spielen, muss also auch unsere mitten im Gesicht sitzende Nase ihre Aufgabe erfüllen. So sei hier also eine Empfehlung der chinesischen Medizin gegeben, um den Kreislauf anzuregen: Man reibe sich drei Mal kräftig und in senkrechter Richtung beide Seiten der Nase und atme dabei aus. Ein von jedermann anwendbares Mittel, die Energie des Herzens zu reaktivieren.

Die langen Ohren

In China sagt man, lange Ohren seien ein Zeichen von Weisheit und Unsterblichkeit. Wer alles vernimmt oder hört, was von innen oder von außen kommt, wird die Menschen insgesamt verstehen. Zu einem Leidenden wird er schnell eine vertraute Beziehung aufbauen, weil er in der Lage ist mitzufühlen. Er wird über den Sinn des Leidens meditieren, wohl wissend, dass die Unkenntnis unserer wahren Natur das größte aller Übel ist.

Lauscht der Therapeut dem Kranken – achtet er auf die Geräusche des Körpers, hört er sich seine Geschichte an, versucht er zu verstehen, was er gerade empfindet –, dann wird er seine Diagnose noch genauer stellen können, denn nun fühlt er wirklich mit seinem Patienten, begreift ihn nicht nur als einen Leib, den es zu reparieren gilt. Die Anwesenheit des Arztes, sein Wissen um einzuleitende Schritte und die Art und Weise seines Auftretens sind bereits Teil des Heilungsprozesses. Doch wie David Le Breton in einem Essay über die Beziehungen zwischen der Anthropologie des Körpers und der Modernität richtig bemerkt, hat die westliche Medizin in ihrem wissenschaftlichen Selbstverständnis »den Menschen in Klammern gesetzt und sieht ihn nur noch als Körper. Medizinisches Wissen ist anatomisches und physiologisches Wissen. Es verdeckt das Subjekt, seine persönliche Geschichte, sein ganz eigenes Verhältnis zu seinen Wünschen, Ängsten oder zum Tode, vernachlässigt die Bezüge des Subjekts zu seiner Außenwelt und zieht nur noch körperliche Mechanismen in Betracht.« In der traditionellen Heilkunst dagegen wird unterstrichen, dass jeder Mensch mehr ist als nur Körper. Genau deshalb ist der Aspekt der Beziehung zum Patienten während der Beratung und Behandlung so wichtig. Die Krankheit kann nicht getrennt vom erkrankten Menschen betrachtet werden, der Patient muss an seiner Heilung aktiv mitwirken, mit herausfinden, was seine Krankheit zu bedeuten hat. Die Riten, Gebete, Beschwörungen und Gesten des Therapeuten sind dazu da, ihm den

Togo. Mit dem Ton einer Pfeife wird der Kranke belebt.

Zugang zum Verständnis seiner Situation zu erleichtern, ihn zu begleiten. Was will die Krankheit deutlich machen, was wollen Körper, Geist, die Ahnen, die Familie, die Gesellschaft damit zum Ausdruck bringen? Im Senegal stehen der Kranke selbst, Familienmitglieder und Nachbarn dem Heilkundigen Rede und Antwort, wenn er versucht herauszufinden, was die Krankheit ausgelöst hat. Mit welchen Symptomen hat es begonnen? Wann und wo? Wer oder was ist Auslöser dieser Symptome? Um die Botschaften der Ahnen, die während der Weissagungszeremonien ebenfalls befragt werden, besser zu verstehen, hält der Medizinmann oft eine Muschel an sein linkes Ohr. Sie ist das greifbare Zeichen ihrer Kommunikation.

Die Wirksamkeit der Therapie hat mit einer tiefen Beziehung zwischen Medizinmann und Patient zu tun. Manchmal nimmt der Heilende symbolisch den Platz des Leidenden ein, denn seine Worte sind kraftvoller und so kann er die Götter vielleicht überzeugen, demjenigen die Seele zurückzugeben, der sie verloren hat oder sie überreden, geeignete Heilmittel zu nennen. Eine Art großes Ohr sind wir ja auch vor unserer Geburt, über den Bauch unserer Mutter dringen die Geräusche der Welt undeutlich zu uns vor. Die Töne gelangen an unser Ohr und mit ihnen auch das erste Wort, das an uns gerichtet wird. Unser erstes Wissen wird uns als ein Erkennen über das Hören vermittelt. »Der Körper bewegt sich in eine aufrechte Position, um die Ohren zu spitzen«, meint Professor Tomatis. »Um ganz Ohr zu werden, eine Art Antenne für den Sprachempfang, entwickelt der Mensch ein Nervensystem, das diese Funktion erfüllen kann.« Für traditionelle Gesellschaften, Medizinmänner und Schamanen ist schon seit jeher selbstverständlich: Wer das Wort versteht, begreift die Welt, denn alles ist Zeichen. Und wenn ein afrikanischer Medizinmann Beschwörungen ruft, dann, wie Anne Stamm, Expertin auf diesem Gebiet meint, weil seine Worte eine therapeutische Rolle übernehmen:

»Kranker, ich bin gekommen, um deine Krankheit zu verjagen. Ich bin auch gekommen, um dich von den Geistern zu befreien, die sie verursacht haben. Dies ist eine Wurzel, ich werde die Wurzeln des Übels aus deinem Körper reißen. Es verschwindet, ich werde die Übel aus deinem Körper verschwinden lassen. Ich habe mit den Geistern der Ahnen gesprochen, dank ihrer Macht und mit ihrem Einverständnis fege ich die Krankheit, die an dieser Heimstatt nistet, hinweg.«

Der Macht seiner Sprache, dem Vermögen seiner Rede kann der Medizinmann noch die Wirkkraft seines Speichels hinzufügen. Zwischen den Beschwörungen schluckt er eine große Menge an Wasser, das er wie eine Segnung über dem Körper des Kranken ausspuckt, denn alles, was er während der Anrufung benennt, soll sich erfüllen. Auch auf Schutzamulette spuckt er. Die beschwörenden Sätze können für ein und dasselbe Übel mehrfach rezitiert werden, doch muss dann jedes Mal der genaue Wortlaut wiederholt werden. Die Beschwörung muss auch vor der Verabreichung pflanzlicher Arzneien und der Verschreibung von Medikamenten erfolgen, denn bevor die körperliche Heilung einsetzen kann, muss zunächst der kranken Seele geholfen werden.

Die indischen Mantras, heilige, rituelle Beschwörungen, denen die hinduistische Volkskultur magische Kräfte zuspricht, erfüllen die gleiche Funktion. Rhythmisch werden sie wiederholt, entweder, um böse Geister zu vertreiben oder um die Wohltaten der Götter zu erflehen. Dabei spielt der Klang der Wörter eine gewisse Rolle und beeinflusst die Gefühle desjenigen, der sie betont rezitiert. Er verändert Atmung und Herzrhythmus und verhilft dem Kranken auf diese Weise, das innere Gleichgewicht zurückzuerlangen. Auch im tibetischen Buddhismus haben Mantras die Funktion, den Geist des Meditierenden zu schützen.

Man weiß auch, dass bestimmte Töne in gewissen Organen des menschlichen Körpers ein Mitschwingen auslösen.

Indien, Himalaya. Die Glocke gehört zu den Utensilien des Schamanen.

Himmlische Stimmen

Erkrankt ein Mitglied einer Familie der Lahu in Thailand, dann setzen sich alle am Abend zusammen und diskutieren zunächst, welche Behandlung man ihm zukommen lassen sollte. Auch wenn die Nadeln des chinesischen Akupunkturarztes Zauberkräfte haben, wäre doch auch, sofern die Krankheit ausbricht, ein Ritual zur Anrufung der Seele hilfreich. Dann hält der Dorfpriester eine Heilzeremonie ab. Während er Gebete murmelt und die üblichen Gesten vollführt, bläst ein anderer ununterbrochen in die Röhren einer Mundorgel. Erst wenn die Heilzeremonie beendet ist, hält er inne.
Die Mundorgel ist ein seltsames Musikinstrument, das aus einer Kalebasse hergestellt wird, in der fünf Bambusrohre unterschiedlicher Länge befestigt werden. Eine kleine Orgel erzeugt grelle Töne, eine große hat einen sehr viel tieferen Klang. Doch die Lahu glauben, das berichten Paul und Elaine Lewis, die mit ihnen zusammenlebten, dass die schweren, dumpfen Töne, welche Melodie auch immer gespielt wird, direkt zu Gott gelangen. Denn wenn Gott das erste Menschenpaar aus einer Kalebasse hat schlüpfen lassen, wie sollte er dann von einer schönen Melodie, die einem solchen Ding entlockt wird, nicht bezaubert sein? So kann man ihn sicher überzeugen, die Seele des Kranken zurückzugeben.
Über Musik kommt man stets den Geheimnissen der Harmonie der Welt ein Stück näher. Das langsame Schlagen der Trommel trägt den Schamanen in die Welt des Unsichtbaren empor. Der unaufhörliche, regelmäßige Rhythmus versetzt ihn in Trance. Wer die Worte der Geister vernehmen will, muss hören können, wie sie singen. Ohne die Schwingungen der Töne wäre dies unmöglich, denn sie dringen bis zum inneren Ohr, stacheln zum Tanz an, versetzen in Ekstase. Bei den Samojeden wurde die Trommel einst, wie die Jagdwaffe, »Bogen« genannt. Das unaufhörliche Schlagen auf genau bestimmte Stellen der Trommelhaut sollte den Schamanen wie einen Pfeil in die Lüfte schießen. Für sibirische Schamanen versetzte

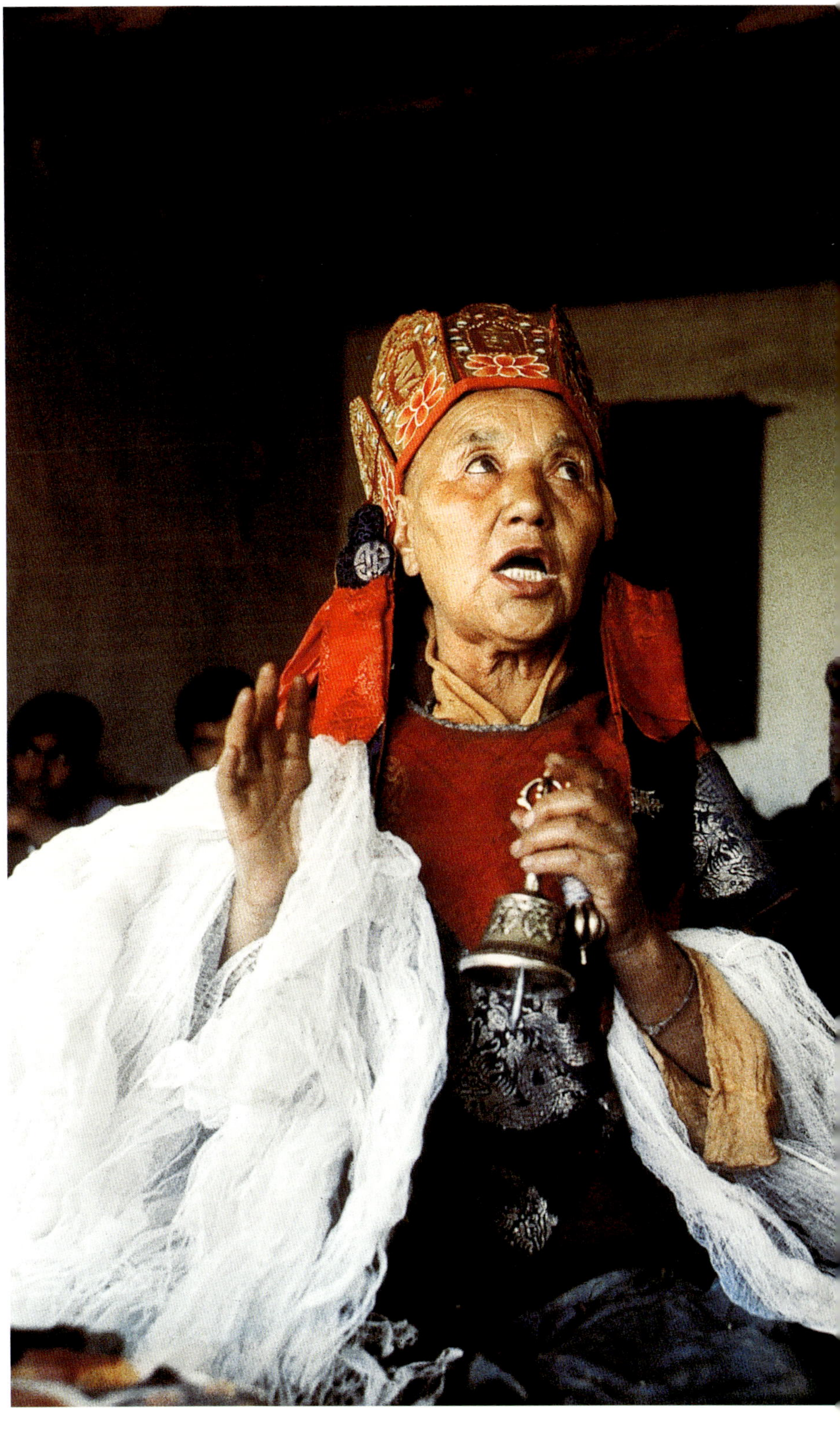

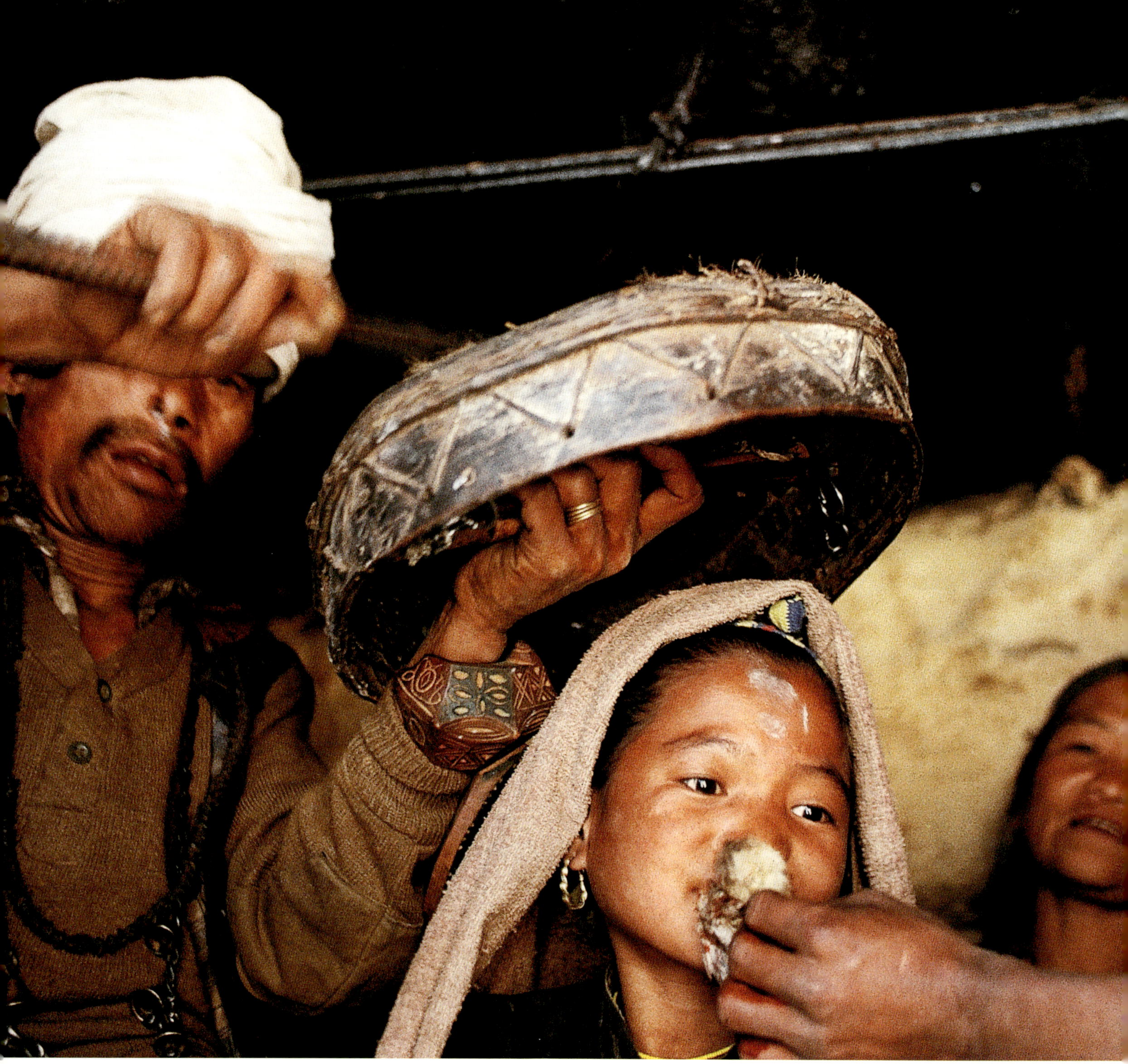

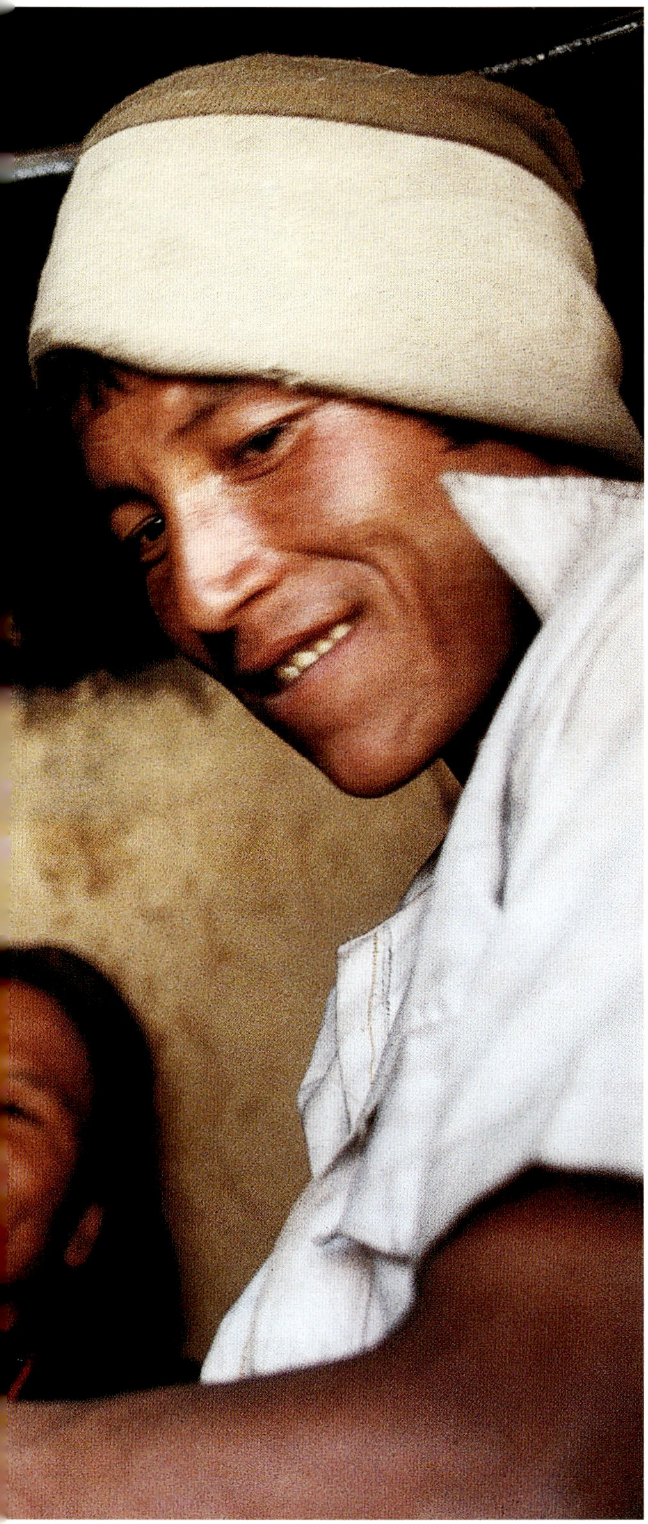

man mit dem Schlagen der Trommel auch die Achse der Welt in Schwingung, und der Baum, aus dem die Trommel geschnitzt war, wurde als Stellvertreter dieser Achse angesehen. Manchmal stellte die Trommel auch ein wildes Rentier dar, denn aus seiner Haut war die Schlagfläche des Instruments gespannt. Dann bestieg der Schamane das Tier und reiste in andere Welten.

Die Mongolen, die das Pferd geradezu kultisch verehren, nennen jene Trommel, deren Klang den Schamanen hinauf zu den himmlischen Geistern trägt, »Pferd«. Auch wird gesagt, die bronzenen oder kupfernen Zimbeln der buddhistischen Mönche hätten eine symbolische Bedeutung. Sie seien wie die beiden Hälften des Himmels, die die Erde umfangen. So ist es nicht verwunderlich, wenn sie die Mönche während jener Gebete begleiten, die sie anstimmen, um den inneren und den himmlischen Weg zu finden … Und die *Kora*, ein Saiteninstrument, das die Dogon in Mali für Weissagungszeremonien bevorzugen, hilft, die Gründe für eine anhaltende Trockenheit der Böden oder auch für die Sterilität von Frauen zu ermitteln. Dies berichtet jedenfalls Jean Servier, der sich mit den Beziehungen zwischen den Menschen und dem Unsichtbaren beschäftigt hat. Die Saiten der *Kora* seien, so wird versichert, »Wörter aus dem Munde der Ahnen, die in den Himmel gelangen sollen«.

Die Medizinmänner der traditionellen Gesellschaften nutzen die Musik, um ihren Weitblick zu schärfen, denn in der Musik hören sie den Gesang der Welt, der das Universum erfüllt wie der Herzschlag das Leben der Menschen. Und so erneuern sie das Band zwischen Mensch und Kosmos, das mit dem Ausbruch einer Krankheit gelöst wurde. Sie wissen, dass die Menschen besser miteinander umgehen, wenn ihre Welt in Ordnung ist. Ein afrikanisches Sprichwort drückt es folgendermaßen aus: »Ein freundliches Wort erwärmt das Herz auf sanfte Weise und lässt das Blut im Gleichmaß fließen, ein böses Wort aber brennt und trocknet beide aus.«

Nepal, Jhankri. Das Erzittern einer Trommel begleitet den schamanistischen Heilungsprozess. Die Kranke trinkt das Blut eines Kükens.

FOLGENDE DOPPELSEITE: Namibia. Mit ihrer geweihten Kalebasse versucht eine Priesterin der Himba eine besessene Frau zu beruhigen.

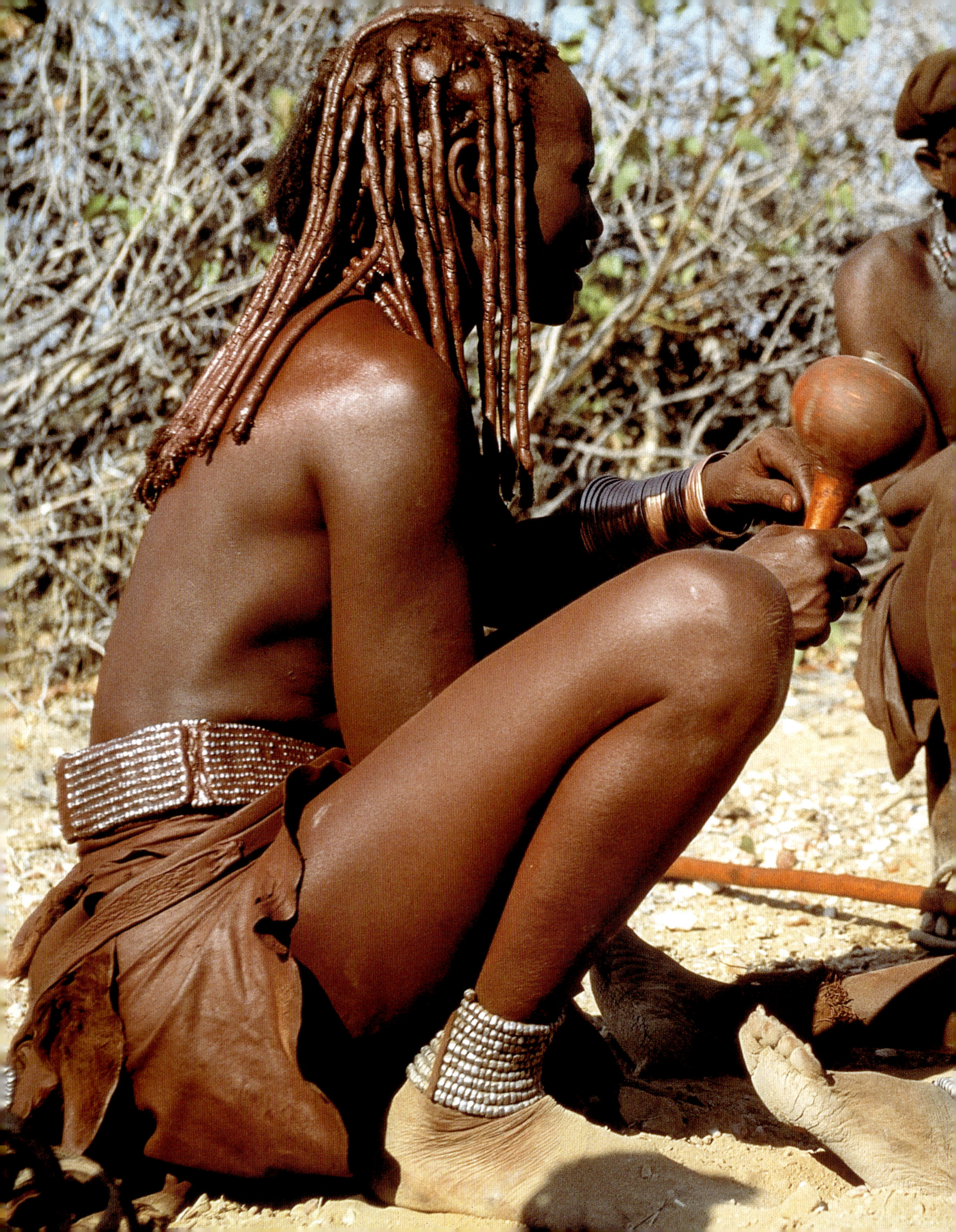

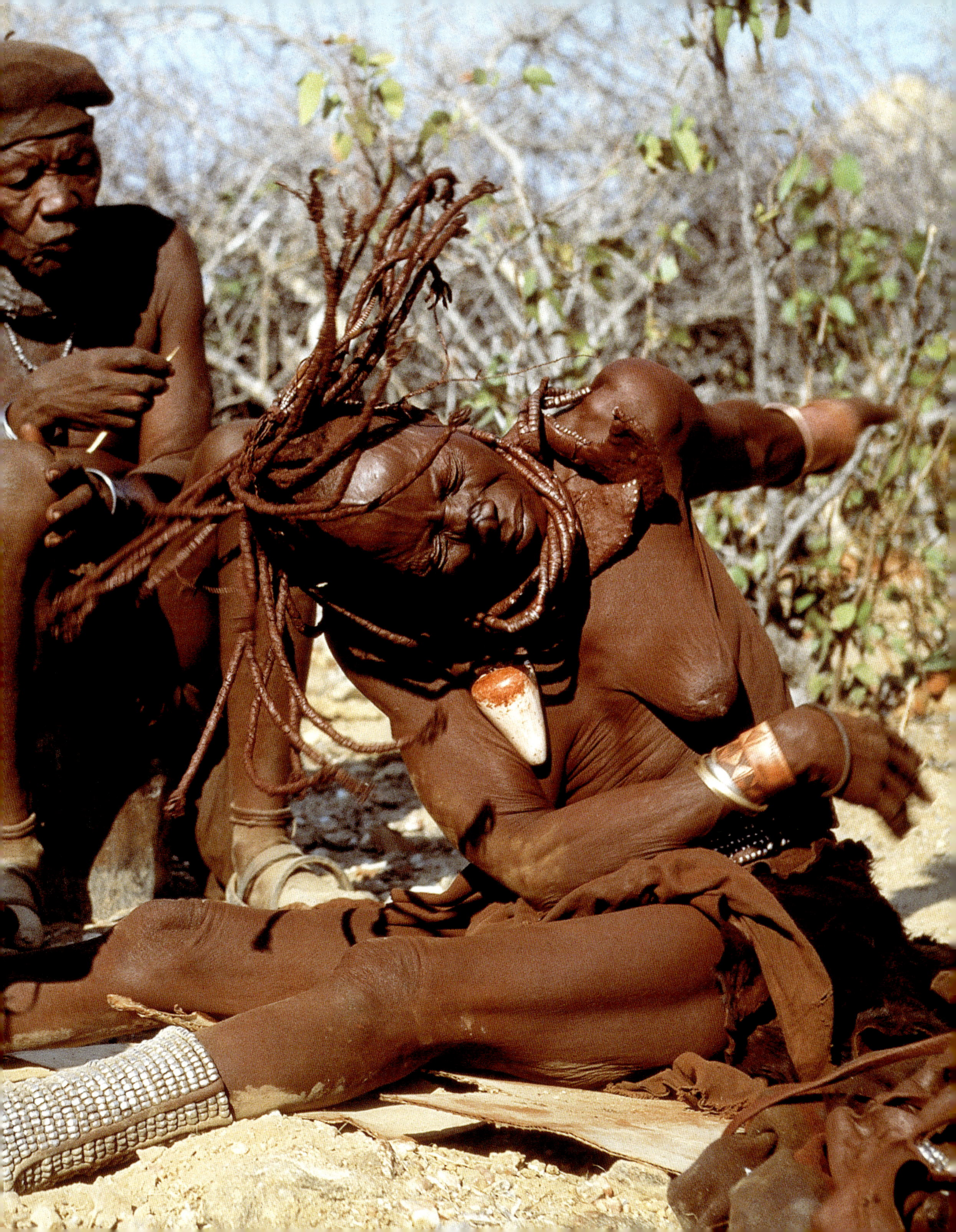

Medizin-Frau, Schamane oder Kräuterdoktor

Die Fähigkeiten der Heiler

Die erste Person, die uns in unserem neuen Leben umsorgt, ist eine Frau. Sanft wiegt sie das Kind auf ihren Armen hin und her, trällert vielleicht ein Lied, um die Alpträume des Kleinen zu vertreiben. Ungeachtet aller kulturellen Unterschiede. Kein Arzt muss kommen, kein »Kräuterdoktor« und kein Schamane. Die Arme der Mütter oder der Großmütter genügen einstweilen, um weinende Säuglinge zu beruhigen.

Ob es um kleine Wunden, um schwere Leiden oder auch um seelische Trübsal geht, es gibt für alles einen Arzt. Trifft man jedoch im rechten Augenblick die richtige Wahl? Das ist die immer wieder gestellte Frage des Kranken, denn sich mit all seinen Qualen irgendjemandem zu überlassen, ist keine leichte Entscheidung. Ob Todesangst oder Angst vor dem Leben, die Furcht muss überwunden werden. Krankheiten werden in verschiedenen Kulturen vielleicht unterschiedlich gedeutet, ihre Gefährlichkeit jedoch ist überall gleich. Der Heilende muss sie erkennen und seinen Patienten so sachkundig wie möglich beraten. Sein Ansehen hängt davon ab. Dem Kranken ist das bewusst.

So werden in jeder Gesellschaft nebeneinander unterschiedliche Heilmethoden gepflegt. Ob volkstümliche, traditionelle oder wissenschaftlich fundierte Medizin, oft ergänzen sie sich auf sinnfällige Weise, auch wenn das im Westen lange Zeit ignoriert wurde. Jene, die einst um die Heilkraft der Pflanzen wussten, sahen keinen Grund, dies zu verbergen. Und so verdächtigte man sie der Hexerei, brachte sie mit »dem Meister, der die Pflanzen zum Keimen bringt«, dem Teufel in Verbindung. Zwischen dem 13. und dem 17. Jahrhundert wurden sie immer wieder verfolgt. So war der Gang der Geschichte, Einflüsse und Glaubensvorstellungen spielten ihre Rolle …

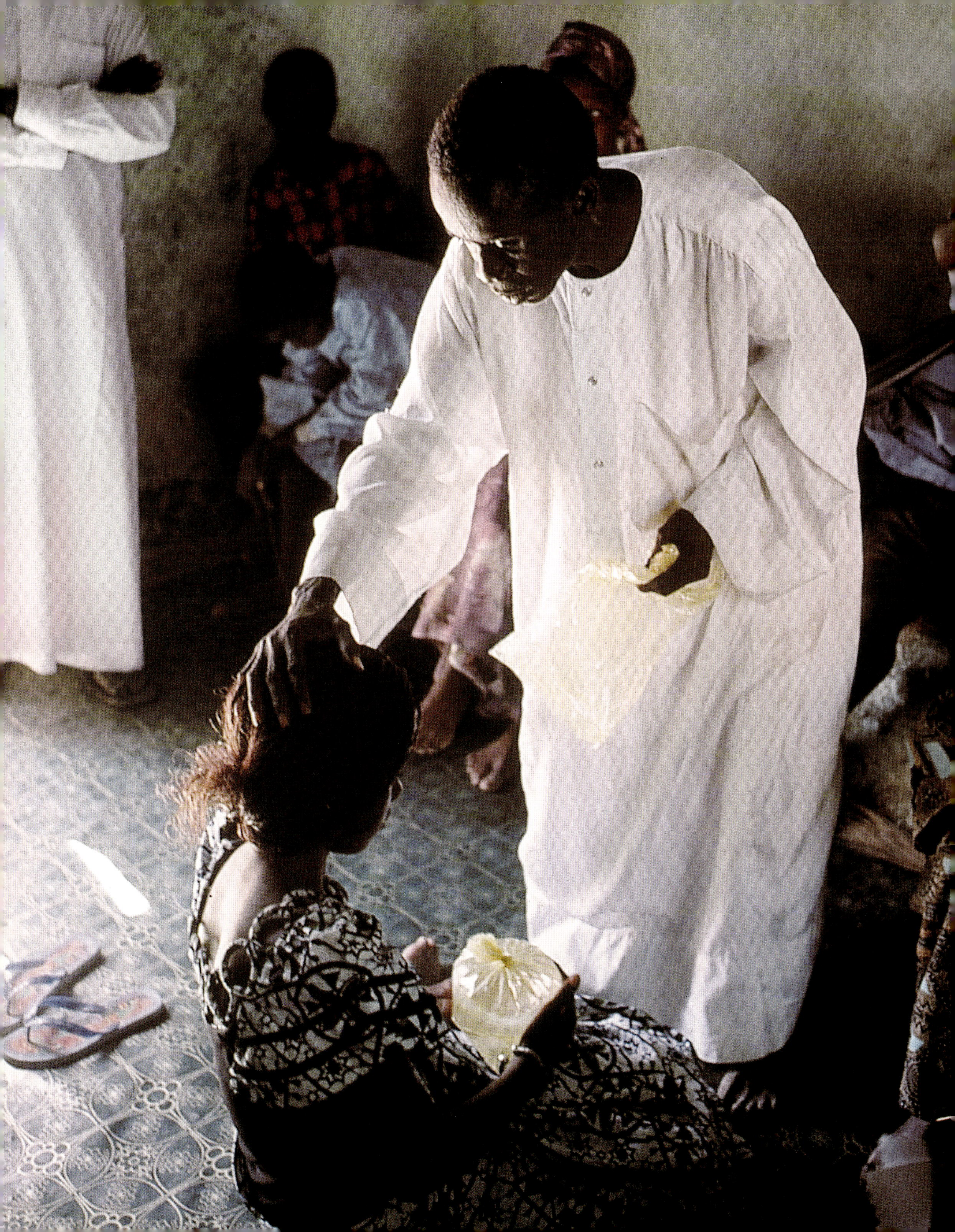

Dem Kranken geht es um wirksame Hilfe. Die Gesten des Therapeuten, seine Art und Weise, zu diagnostizieren, die Kleidung, die er trägt – weißer Kittel oder Schellenumhang –, und die Instrumente, die er benutzt – Stethoskop oder Trommel –, all diese Dinge geben Auskunft über den, dessen Rat man sucht. Jede Therapie hat ihre Rituale, man muss sie kennen und in sie einwilligen, um gesund zu werden. In den traditionellen Gesellschaften unterwerfen sich Kranke nacheinander oft verschiedenen Heilmethoden, wechseln von einer zur andern. Die Anthropologen nennen das einen »therapeutischen Weg«. Für die Sicht des Patienten und den Platz, den er in seiner Welt einnimmt, ist er bezeichnend. So berichtet Frédéric Bourdier von seinen Erfahrungen in einem Tamilendorf in Indien. Der Kranke hört sich zunächst die Ratschläge seiner Großmutter an, dann befragt er seine Nachbarin, die sich im Zusammenstellen heilsamer Kräutermischungen noch besser auskennt. Vielleicht sind die Symptome dann immer noch nicht verschwunden, und der örtliche Arzt rät, weil auch seine Absude nichts nützten, das Krankenhaus aufzusuchen. Für eine Weile helfen die neuen Medikamente, lindern sie den Schmerz. Doch dann beginnen die Qualen erneut. Jetzt ruft die Familie die »Beschützer« des Dorfs zusammen. Priester, besessene Tänzer, Astrologen, plötzlich erweitert sich die Bandbreite der Heilmethoden. Nun ergänzt ein therapeutischer Kult die Behandlung. Altäre werden errichtet und man betet zu den Ahnen. Mit all den neuen Beteiligten wird die Krankheit nun ganz anders angegangen. Sie wird zu einer Angelegenheit der Gruppe, und eher als nach einem Verantwortlichen, sucht man den Sinn der Krankheit zu erkunden. Sie wird als »übernatürlich« empfunden. Eine ähnliche Vorstellung findet sich bei den Yagua, einem Indianervolk der peruanischen und kolumbianischen Amazonasgebiete: Jemand »wurde angeblasen« heißt, er leidet an einer »Schamanenkrankheit«, einer Krankheit, die nur ein Schamane heilen kann.

Wie kann man angesichts einer Krankheit standhaft bleiben? Die unterschiedlichen Wege im Labyrinth der Therapien mögen schwer auszumachen sein. Doch wird an ihnen deutlich, dass die Menschen etwas Entscheidendes begreifen: Manchmal enthüllen Krankheiten zunächst verborgene Störungen oder sie wirken wie ein Katalysator und bringen die gesamte Gemeinschaft mit ins Spiel.

Wehwehchen

»Vorbeugen ist besser als heilen.« Viele Frauen wissen um den Sinn dieses populären Spruchs und kennen vorbeugende Maßnahmen. Mal kümmern sie sich um eine laufende Nase, mal um Appetitlosigkeit oder um einen blauen Fleck am Knie. Tagtäglich verrichten sie Arbeiten, die auch der Vermeidung von Krankheiten dienen. Tamilische Mütter kennen sich damit besonders gut aus, denn Gesundheit ist nach den Vorstellungen einer Familie, die einer niedrigen Kaste angehört, alles andere als selbstverständlich. Im hinduistischen Kulturkreis muss man sich Gesundheit verdienen, und bleibt man gesund, wird dies als Lohn für einwandfreies Verhalten angesehen. Das Würzen der Speisen, je nach Jahreszeit und je nachdem, wer sie verzehren soll, ist eine Aufgabe der Frauen, mit der sie sich auskennen. Auf dem Land kümmern sie sich auch um die Pflege der Heilpflanzengärten. Die Verbote zum Verzehr bestimmter Lebensmittel, den Hindus wie auch Menschen anderen Kulturen sehr gegenwärtig, sind oft gefühlsmäßig geprägt, doch man vermutet, dass sie manchmal Teil eines vorsorgenden Verhaltens sind. Théodore d'Almeida, ein Arzt aus Benin erklärt: »Niemand wird meinen, es sei übertrieben, einer schwangeren Frau den Verzehr von Wild zu verbieten, das schon vor mehreren Tagen geschossen wurde, selbst wenn man davon überzeugt ist, dass es nicht unbedingt an diesem abgehangenen Fleisch liegt, wenn der Fötus aufweicht. Ich kann mich auch mit einem Magier einverstanden erklären, der seiner Patientin untersagt, Pilze zu essen, nicht weil ich meine,

Togo. Initiationszeremonie für junge Heilerinnen des Mami-Wata-Kults. Mami Wata ist die Göttin des Wassers.

VORHERGEHENDE SEITE: Senegal. Sprechstunde bei einem Heiler.

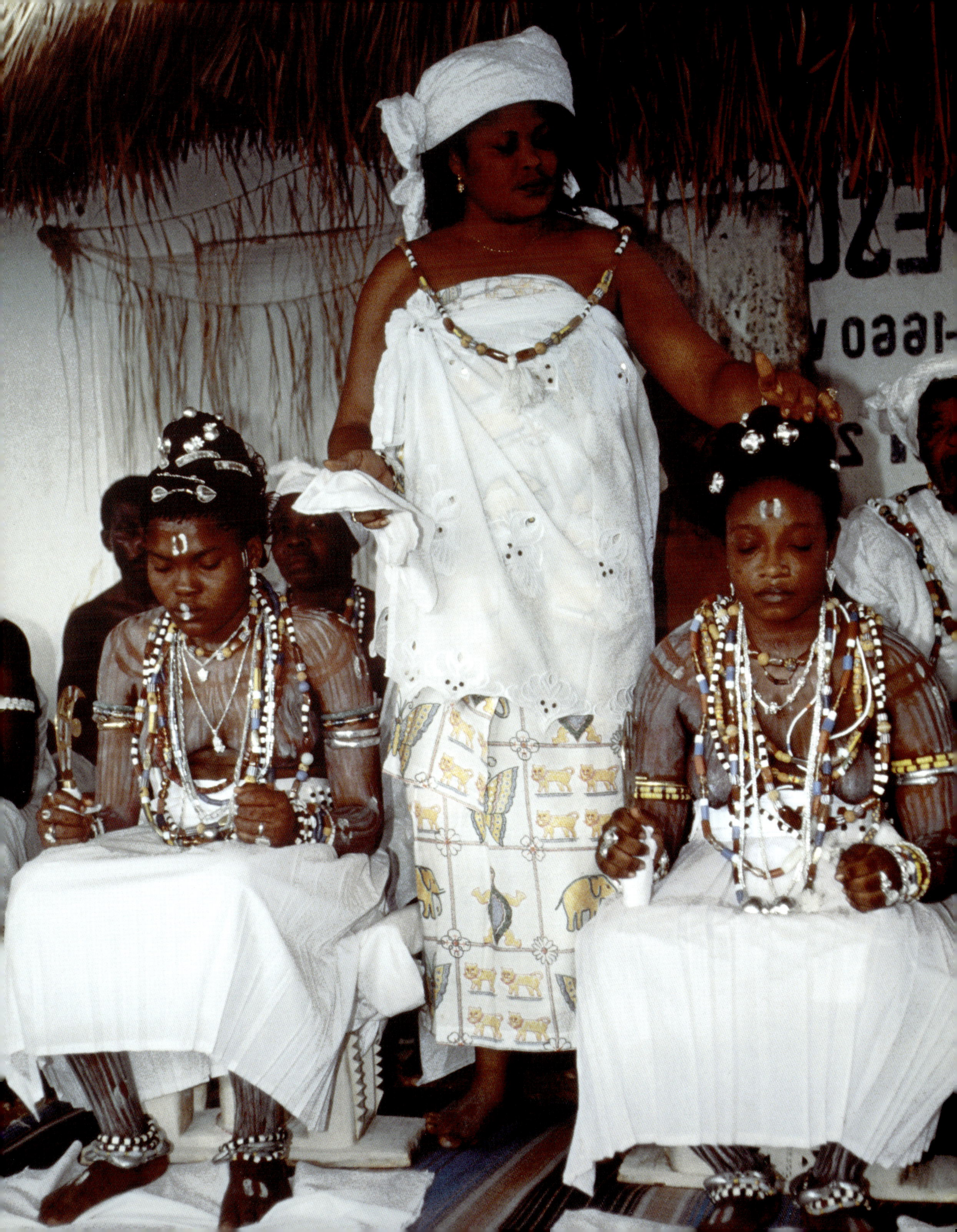

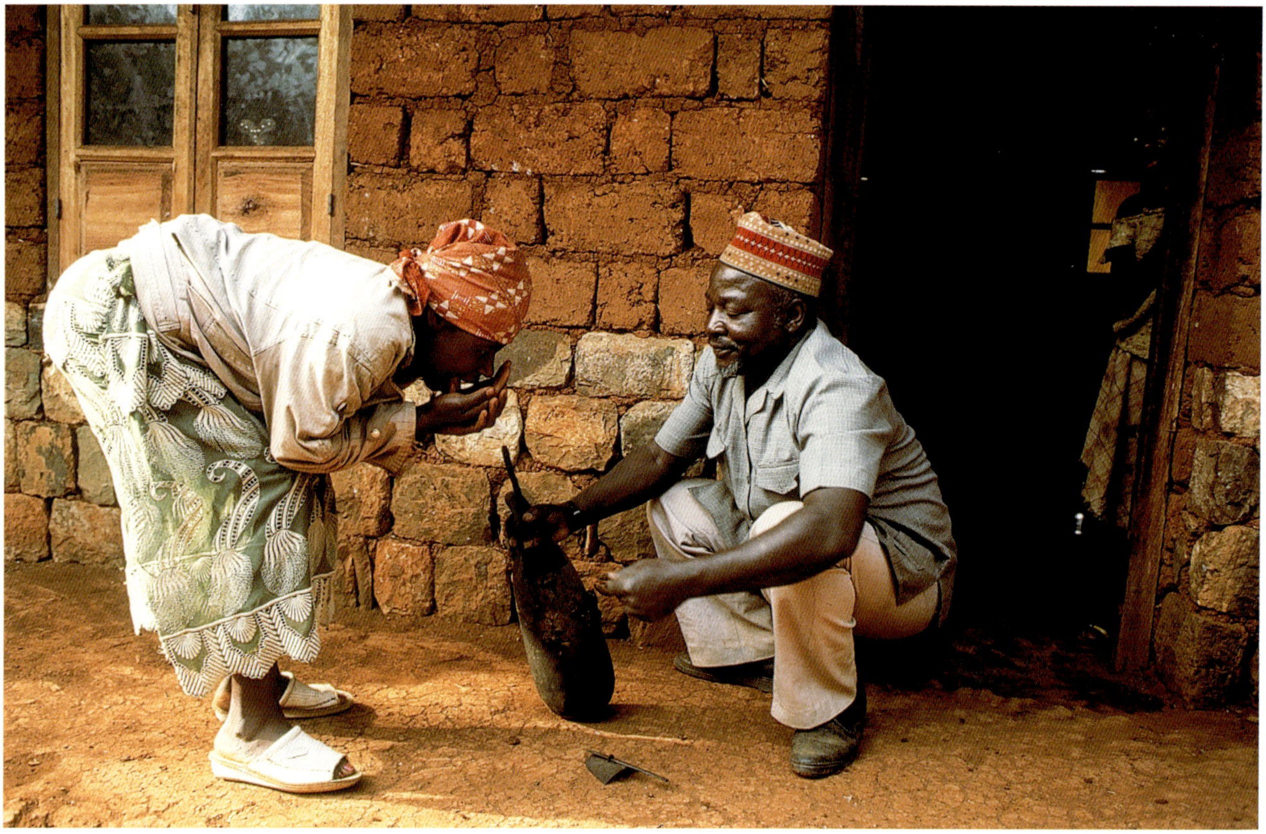

Kamerun, Berg Oku, Bamenda. Eine Frau trinkt eine aus Pflanzenextrakten gebraute Arznei, die der Heiler vorbereitet hat.

dass dadurch die Absenkung der Nabelschnur verzögert würde, wie er behauptet, sondern weil ich stets an den botanischen Kenntnissen desjenigen zweifle, der sie sammelt.«

In Burkina Faso, in der Region um Bobo-Dioulasso, bereiten die Großmütter, die oft mit der Aufsicht der Kinder betraut sind, einen Tee, den sie mit Baumrinde aufbrühen, die sie auf dem Markt gekauft oder im Busch gesammelt haben. In Frankreich kümmerten sich einst die »alten Weiber« um solche Dinge, die sich mit Pflanzen sehr gut auskannten. Die jemenitischen Frauen rühren aus Kurkuma eine Salbe an, die von der ganzen Familie als Sonnenschutzmittel benutzt wird. Die Mütter der Kayapo, eines Indianerstamms im Amazonasgebiet, benutzen die Pigmente eines Pflanzensafts, um den Körper ihrer Kinder mit Zeichnungen magischer Wesen zu bemalen. So werden sie nicht nur symbolisch geschützt, denn der Farbstoff ist auch gegen Insektenstiche wirksam. Wenn die Hausfrauen in Marokko ihre Einkäufe erledigen, schauen sie stets auch beim Gewürzhändler vorbei. Und sollte der Krämer auch über keinerlei medizinische Kenntnisse verfügen, so kann doch eine jede aus der üppigen Vielfalt an Gewürzwaren ihr ganz persönliches Mittelchen zusammenmischen. Die für viele Speisen verwendete berühmte Gewürzmischung *Ras el Hanout* soll den Körper erhitzen, schweißtreibend wirken und ihn somit widerstandsfähiger machen. An Beispielen für einfach zuzubereitende gesundheitsfördernde Mittel mangelt es nicht. Und so sind die Frauen die ersten und im verborgenen Privatleben sich mühenden Krankenpfleger der Menschen. Sie stellen ihre Fähigkeiten unter Beweis und können, auf überlieferte Erfahrungen zurückgreifend, die harmloseren Leiden heilen. Die volkstümliche Medizin entspricht ganz ihren Mitteln und Möglichkeiten. Nach wissenschaftlichen Beweisen fragt dabei niemand. Solche Anwendungen basieren einzig auf Beobachtungen und Erfahrungen, sie stellen jedoch ein nützliches kulturelles Erbe dar, das sich über Jahrhunderte angesammelt hat.

Die Eigenheiten des Marktes

In den traditionellen Kulturen hat unter den Heilkundigen, gleich nach den Müttern, auch

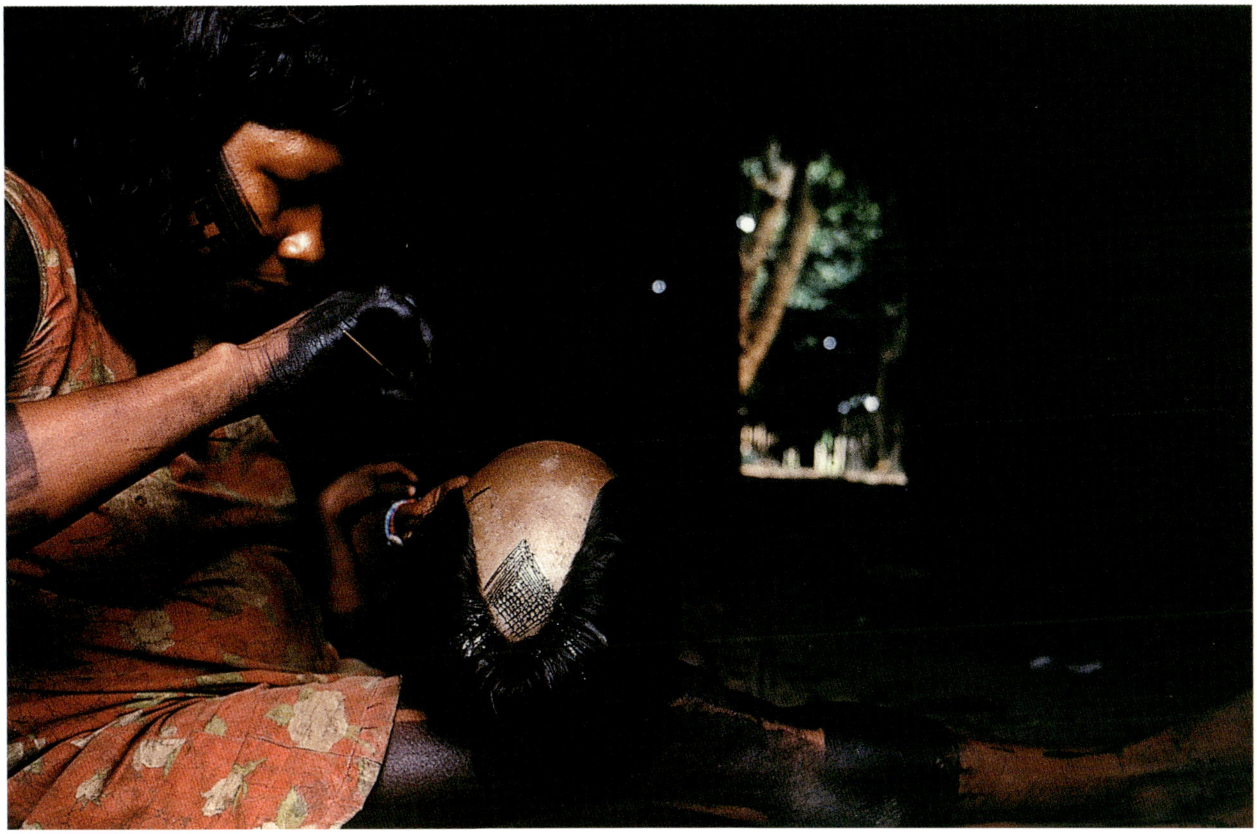

Brasilien. Eine Frau vom Stamm der Kayapo-Indianer versieht den Körper ihres Kindes mit einer Bemalung, der schützende Kräfte zugesprochen werden.

der Kräuterhändler seinen Platz. In Frankreich wurde ihm 1941 die offizielle Anerkennung entzogen und die Heilpflanzenkunde dem Aufgabenbereich der Apotheker angegliedert. Eine Liste frei verkäuflicher Heilkräuter wurde genau festgelegt. Malve, Melisse, Rosenblätter, Enzian, Eibisch oder Minze füllen heute nicht mehr jene großen farbigen Glasgefäße der Apotheken, sie sind auf Märkten zu haben. Doch welcher Kaufmann versteht es heutzutage noch, wie der Kräuterhändler es konnte, einem Kunden die besonderen Wirkkräfte bestimmter Pflanzen zu empfehlen, ihn zum Beispiel zu beraten, ob Kirschstiele oder Birkenrinde das bessere harntreibende Mittel sind?

Immerhin zwei Drittel der Weltbevölkerung verlassen sich im Krankheitsfall auf ein so überliefertes Wissen. In ganz Lateinamerika ist der *curandero* oder der *vegetalista* mit dem Umgang mit Heilpflanzen betraut, in Haiti heißt er »Blätter-Doktor«, in Tahiti »Arzneimacher«, in Mali »Rezeptverwahrer« oder »Kenner der Bäume«. Wir würden ihn wohl »Phytotherapeut« nennen, denn der griechische Ursprung des Wortes gäbe dem Ganzen einen wissenschaftlich klingenden Anstrich, bedeutet im Grunde aber nichts anderes als die erwähnten Bezeichnungen.

Wie auch immer: Sollten die zu Hause vorrätigen Mittel nicht mehr genügen, macht man sich bei Husten, Schnittwunden, Entzündungen, Rheumatismus, Bauchschmerzen, Kopfschmerzen oder Verbrennungen in Afrika, Asien und Südamerika zunächst einmal auf den Weg zu einem solchen Heilkünstler.

In Afrika gibt es Frauen, die für verschiedene Pulver, die sie aus Mineralien und getrockneten Pflanzen bereiten, berühmt sind. Sie verkaufen sie auf den Märkten, führen so die Tradition eines ambulanten Verkaufs von Heilmitteln fort, und jeder lässt sich von ihnen beraten. Das weckt natürlich auch Begehrlichkeiten. Scharlatane, die Elixiere, Wässerchen oder irgendwelche Wundermittel anpreisen, treiben fortwährend ihr Unwesen. Der amerikanische Journalist Joel L. Swerdlow hat ein Rezept wiederentdeckt, das während der Zeit des Sezessions-Krieges im Süden der Vereinigten Staaten Verbreitung fand. Demnach sollten Kahlköpfige ihre Kopfhaut morgens und abends so lange mit Zwie-

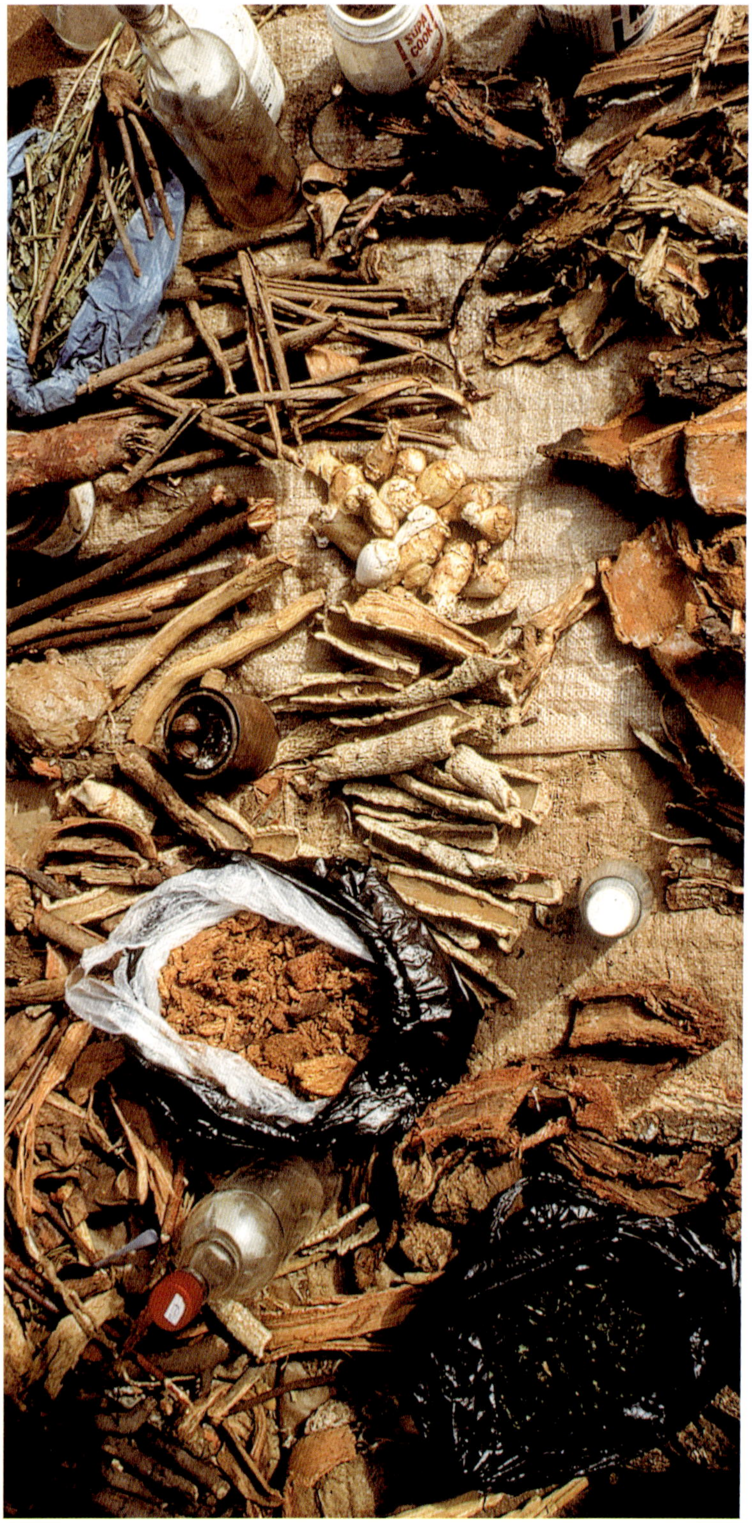

beln einreiben, bis sie rot wird, dann musste Honig aufgetragen werden. Viele Glatzköpfige erhofften sich davon neue Haarpracht. Überflüssig zu erwähnen, dass die betrogenen Patienten sich einzig an einem starken Geruch berauschen konnten.

Jene Händler, die von den Marokkanern *assab* genannt werden, genießen ein höheres Ansehen als die Gewürzkrämer der Souks. Sie gelten als Spezialisten für Wildpflanzen, sammeln sie selbst und bilden eine regelrechte Bruderschaft. Ihr steht ein Rat vor, der die Kenntnisse der Mitglieder überprüft. Kranke suchen die Läden dieser Händler auf und erkundigen sich, wie bei einem Apotheker, nach einer angemessenen Behandlung ihres Leidens.

Sich mit Pflanzen gut auszukennen, ist ein Bildungsgut. Manchmal ist solches Wissen nur einem kleinen Kreis von Eingeweihten vorbehalten, gelegentlich wird es aber auch, wie auf der indonesischen Insel Java, als gemeinschaftliche Tradition gepflegt. Aus den Rezepten, um die es hier geht, wurde nie ein Geheimnis gemacht. Schon im 10. Jahrhundert hielt man sie schriftlich fest. Die holländischen Kolonialherren machten sie sich Jahrhunderte später zu Eigen und nutzten die wohltuenden Wirkungen selbst. Auch wenn manch eine Masseuse sich mit jenen Rezepten gut auskennen mag, so sind es doch die Hebammen, die alle Zutaten für das Erleichterung verschaffende Mittel im einzig richtigen Verhältnis zu mischen wissen. Bitteres, Saures, Süßes, Salziges wird für jede einzelne Patientin entsprechend kombiniert. Und um jene Mixtur, die den Frauen während der gesamten Zeit der Schwangerschaft hilft, perfekt abstimmen zu können, ist doch eine gewisse Erfahrung erforderlich.

Magierinnen

Ein guter Heilkundiger ist besser als zwei mittelmäßige, und in einer Gesellschaft, in der verschiedene Heilmethoden konkurrieren, muss er sich mit jedem dieser Verfahren, auch wenn er sie selbst nicht anwendet, auseinander setzen können, um die seinem Patienten hilfreichste

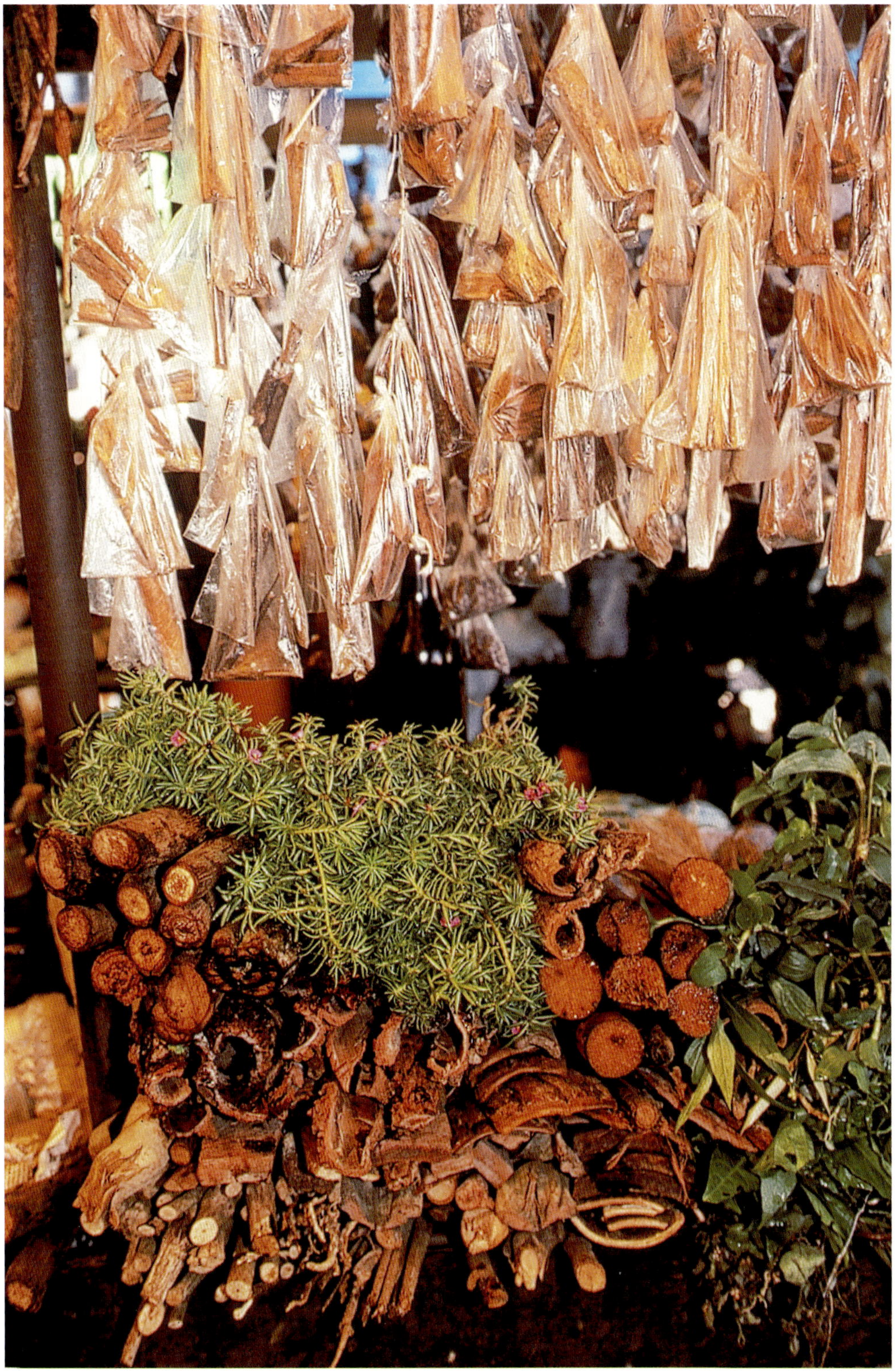

Brasilien, Belém. Ver-o-Peso-Markt. Pflanzen aus dem amazonischen Urwald türmen sich am Stand eines Heilkräuterhändlers.

LINKE SEITE:
Kenia, Kakamega. Wurzeln und Rinde verschiedener Bäume helfen bei harmloseren Leiden.

FOLGENDE SEITE:
Indien, Benares. Eine Mutter massiert ihr Baby.

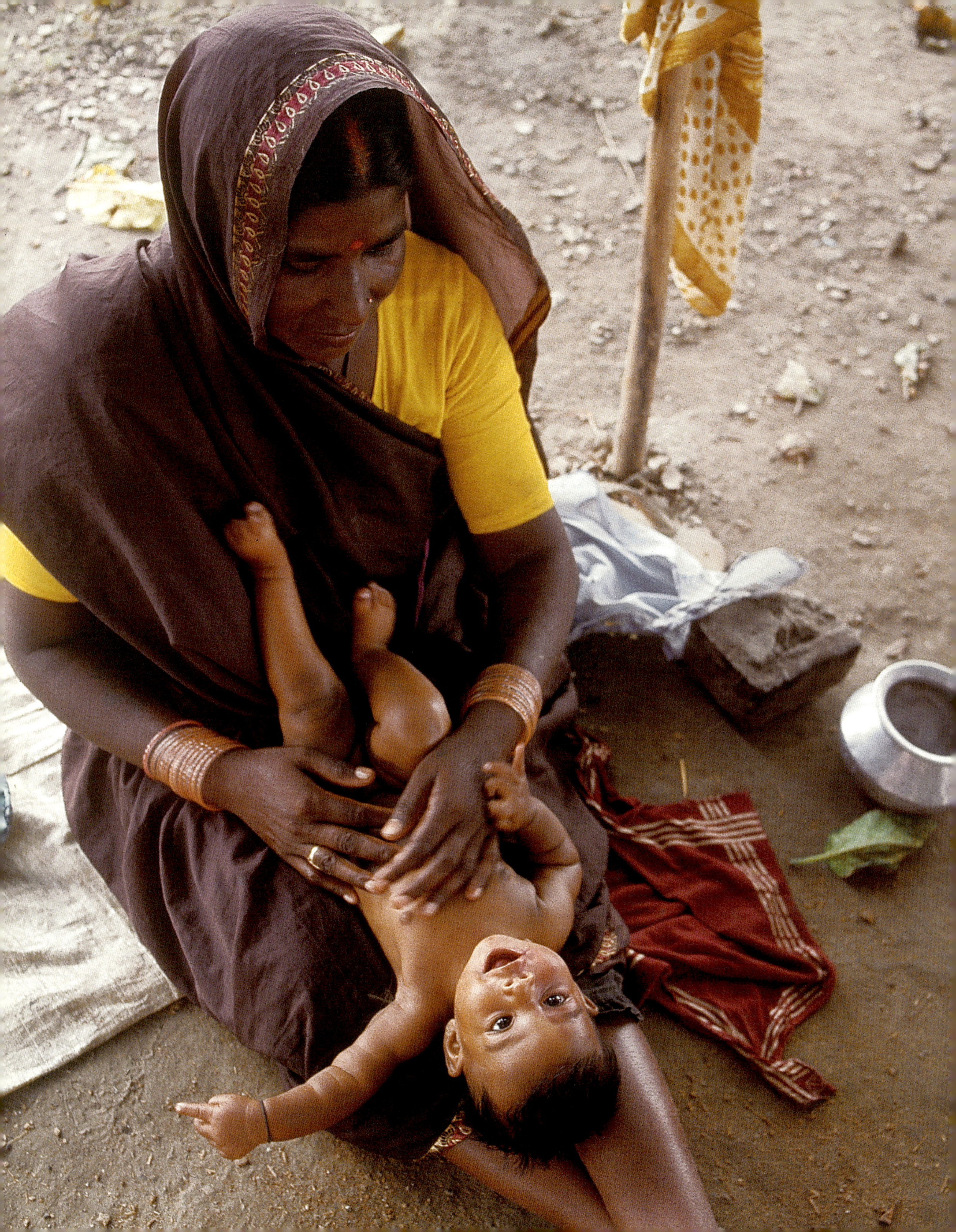

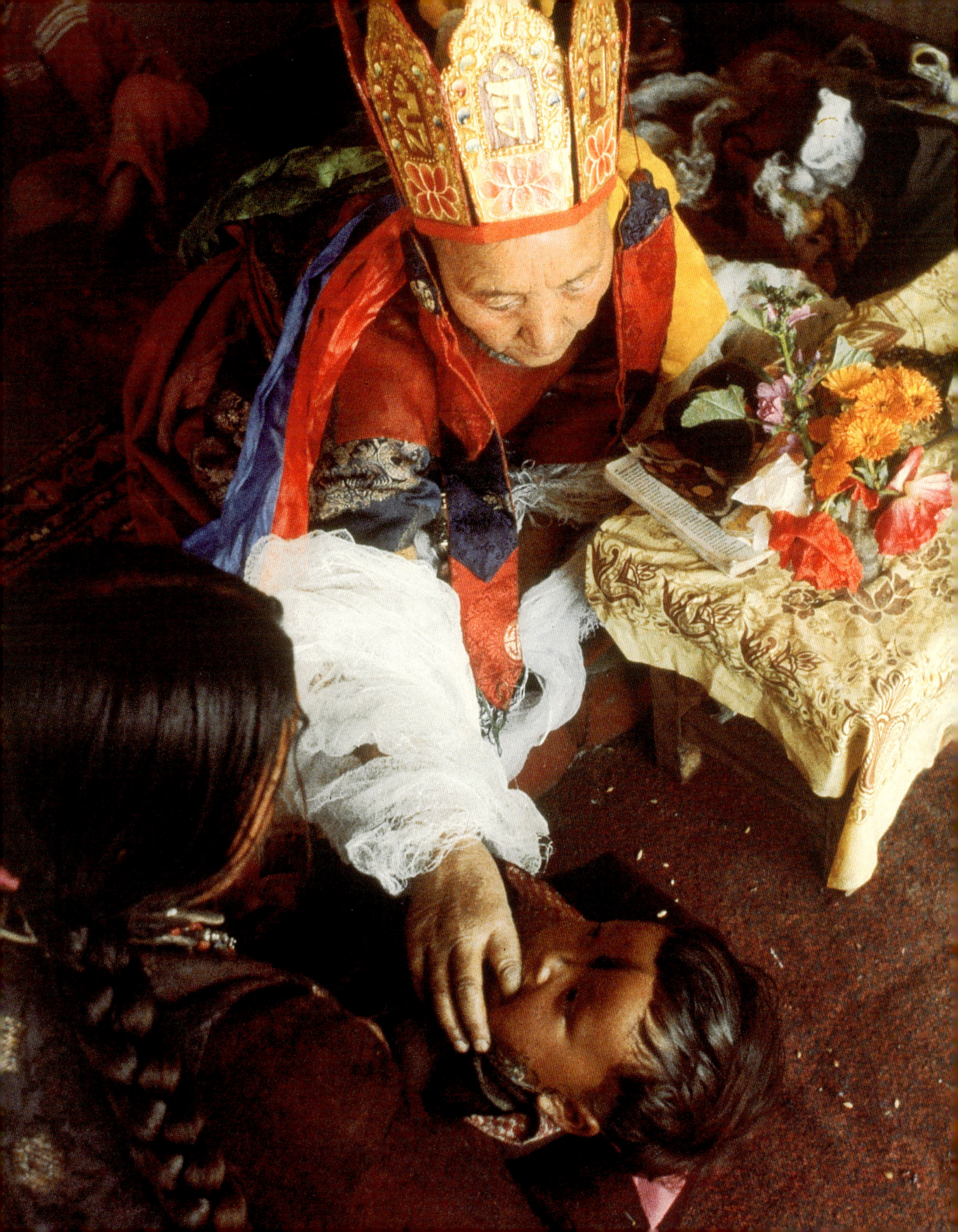

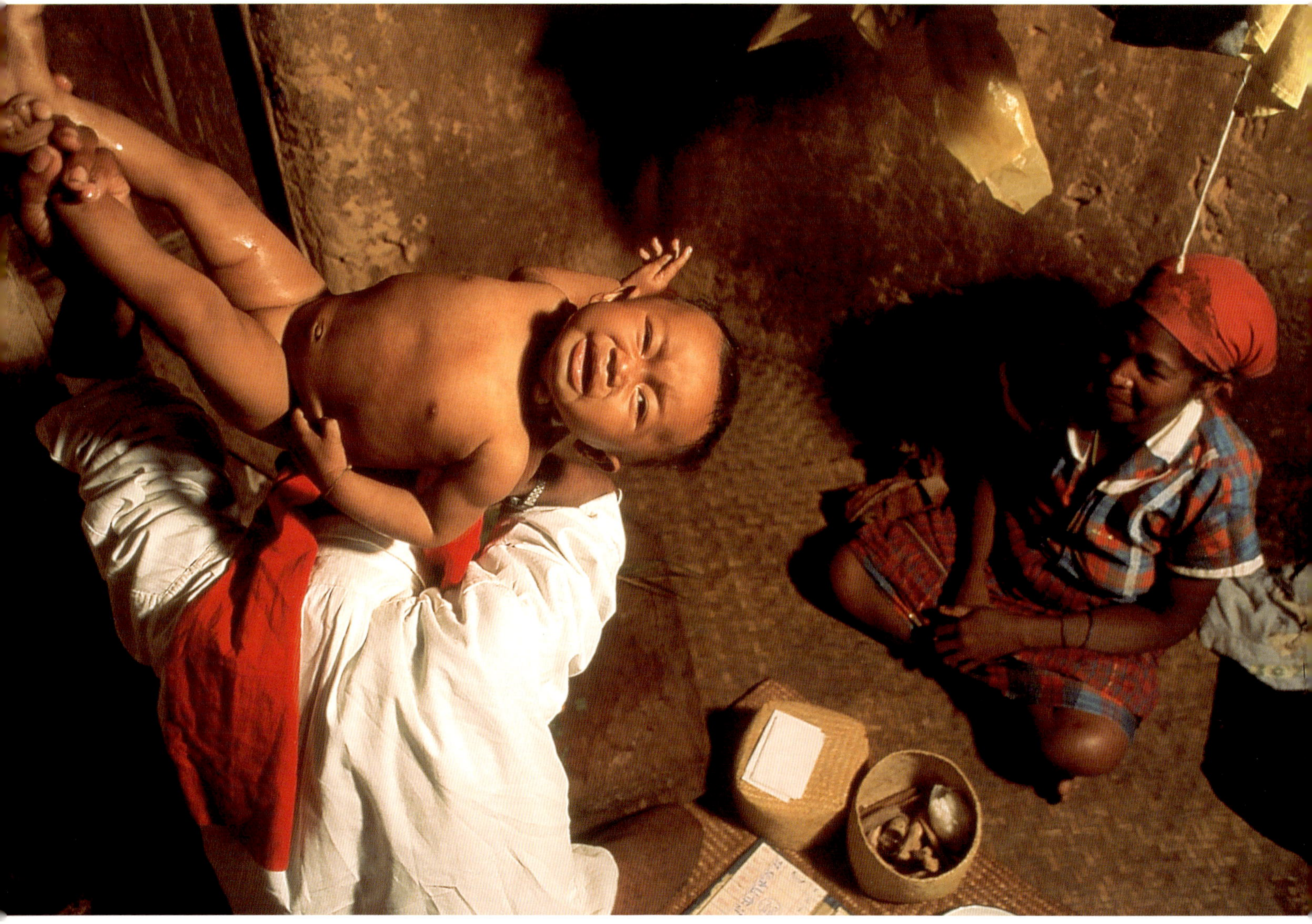

Madagaskar. Ein traditioneller Heiler hält ein Kind während der Behandlung über seinen Kopf.

VORHERGEHENDE SEITE:
Indien, Ladakh. Eine Schamanin leitet das Ritual zur Heilung eines Kindes ein.

Art der Behandlung auszuwählen. Dies setzt auch die so genannte »Ethnomedizin« oder »Ethnopsychiatrie« voraus, die für die Behandlung kranker Immigranten Rücksichtnahme auf deren kulturelles Umfeld einfordert. Derartige Vorstellungen haben es den im Westen ausgebildeten und in die Heimat zurückgekehrten afrikanischen Ärzten erlaubt, sich den medizinischen Gepflogenheiten der örtlichen Krankenhäuser anzupassen und alte Gebräuche zu respektieren, um die Patienten nicht zu vertreiben.

Der Kinderarzt Théodore d'Almeida aus Benin, hatte sich vor einigen Jahren darüber gewundert, dass die Frauen, wenn es so weit war, nicht die nagelneue Entbindungsstation aufsuchten. Die Erklärung war einfach: Solange man den Müttern nach der Niederkunft die Placenta nicht mitgeben wollte, wollte auch keine Einzige dorthin kommen. Zu den afrikanischen Geburtsriten gehört tatsächlich der Brauch, die Placenta in der Nähe des Hauses zu vergraben, damit das Kind, und das wird als Grundlage einer guten Entwicklung verstanden, der Familie künftig fest verbunden bleibt. Entsprechend darf die Bedeutung der Rolle einer Hebamme nicht unterschätzt werden, denn ihr Verantwortungsbereich geht weit über bloße technische Kniffe bei der Geburtshilfe hinaus. Wenn sie dem Säugling den Weg in die Welt der Lebenden erleichtert, verschafft sie ihm zugleich auch Zugang zu einer Kultur, zu einer Gemeinschaft. Renée Claisse-Dauchy, Spezialistin für medizinische Ethnobotanik, hat vor kurzem die verschiedenen Typen von Heilkundigen in der marokkanischen Gesellschaft untersucht und dabei bemerkt, dass die künftigen Mütter ihr Vertrauen stets einer traditionell arbeitenden Hebamme schenkten. Eine solche Frau wird in der maghrebinischen Kultur *qabla* genannt. Sie kennt ihre Patientinnen aus nächster Nähe, und ihr Wissen schließt auch die gynäkologischen Zusammenhänge ein. Die Männer erzählen, sie übe eine eigenartige Macht aus. Das sollte man aber insofern relativieren, als die Männer, die ja keinen Zugang zur Welt der Frauen haben, entsprechend auch über keinerlei Sachkenntnis verfügen. Und die Entschlossenheit der Frauen, ihre eigenen Geheimnisse zu hüten, hat es ihnen in dieser patriarchalisch geprägten Gesellschaft lange Zeit ermöglicht, wenigstens einen kleinen Teil an Macht zu wahren.

Was im Verborgenen blüht, weckt jedoch Ängste, und wenn die Hebamme Leben schenkt, hat sie vielleicht ja auch die Macht, es wieder zu nehmen. Sie wird also in jedem Fall zu Rate gezogen, je nachdem, ob ein Kind erwünscht ist oder nicht, zur Entbindung oder auch für eine Abtreibung. Bei Unfruchtbarkeit, auch der des Mannes, wird sie ebenso befragt. Als eine Art »Sexualberaterin« im Nebenberuf ist sie als Gesprächspartnerin bei ihren Kundinnen sehr begehrt, vor allem in Gesellschaften, in denen das Thema Sexualität noch mit starken Tabus behaftet ist.

Wenn Hebammen heute noch immer ein gewisses Geheimnis umgibt, dann hat dies damit zu tun, dass ihre Anwesenheit bei Riten des Übergangs, Zeremonien, die mit Leben oder Tod verbunden sind, erforderlich ist. In ihrer Tätigkeit sind symbolische und medizinische Aspekte eng miteinander verbunden. Die Frisur der Schwangeren wird aufgelöst, sie wird entkleidet, der Schmuck wird ihr abgenommen, jedes Hindernis wird beseitigt, damit die Niederkunft gut verlaufen kann. Nur wenn Körper und Geist völlig entspannt sind, befreit auch von metaphorischen Knoten, kann die Entbindung problemlos vonstatten gehen. Aber wird auf dem Lande, nachdem die Fruchtblase geplatzt ist, Wasser über die Schwelle des Hauses gespritzt, dann hat dies doch eher mit Willkommensriten zu tun. Diese Geste geht auf die ursprüngliche Tradition zurück, das Wohlwollen der Geister zu erflehen, indem man ihnen etwas zu trinken anbot. Wenn die Hebamme die Augen des Neugeborenen mit Kohol schminkt, so soll dies heilen und schützen zugleich.

Auf der indonesischen Insel Java frottiert die Hebamme, falls sich die Niederkunft verzögert, der Schwangeren mit ihrem Sari den

Bauch. »Warum bis morgen warten?«, murmelt sie dabei sanft. Dann wird es auch noch nötig sein, das Baby gleich nach der Geburt »zu beraten«. Die Hebamme ist für das rituelle Durchtrennen der Nabelschnur verantwortlich, dabei ruft sie die Geister an, die das Kind ein Leben lang beschützen sollen.

In Nigeria wird, während einer Zeremonie anlässlich der Entbindung, die Haut eines Neugeborenen mit einem gelben Pigment eingerieben, das, wie man glaubt, gegen Masern schützt. Je nachdem, welche Vorstellungen eine Gesellschaft von der Welt und vom Körper hat, umsorgt die Hebamme die Neugeborenen. So wird sie zu einer symbolischen Wächterin, die jener guten Fee ähnelt, die sich in der Fantasie der westlichen Welt über die Wiege jedes Säuglings beugt, um ihm Glück zu bringen.

Männlich–Weiblich

Doch welche Rolle spielen die Frauen tatsächlich unter den Heilkundigen? Entsprechen sie dem Bild, das die Gesellschaft ihnen zuweist? In Europa hat es Jahrhunderte gedauert, bis sie sich Positionen in medizinischen Berufen zurückerobert hatten, aus denen die Männer sie ausgeschlossen hatten. Der Heilkräutergarten, dessen Pflege lange Zeit ihre Domäne war, mit dem sie sich auszeichnen und in dem sie tun und lassen konnten was sie wollten, war bis zum 17. Jahrhundert zusammengeschrumpft wie ein Chagrinleder. Dann wurde er ausdrücklich verboten. Die Erklärung ist im Aufkommen der damals von Männern beherrschten Wissenschaft zu finden. Forscher, Mediziner und Pharmakologen begannen damit, Medikamente synthetisch herzustellen, indem sie die in den Pflanzen ablaufenden chemischen Prozesse nachahmten. Und Konkurrenz war dabei natürlich unerwünscht. Während des Mittelalters hatte die Kirche bereits damit begonnen, die Frauen anzugreifen und sie der Ausübung okkulter Praktiken bezichtigt. Doch die Geistlichen sorgten sich vor allem um den sinkenden Einfluss ihrer wundertätigen Heiligen, von denen sich die Gläubigen zugunsten anderer

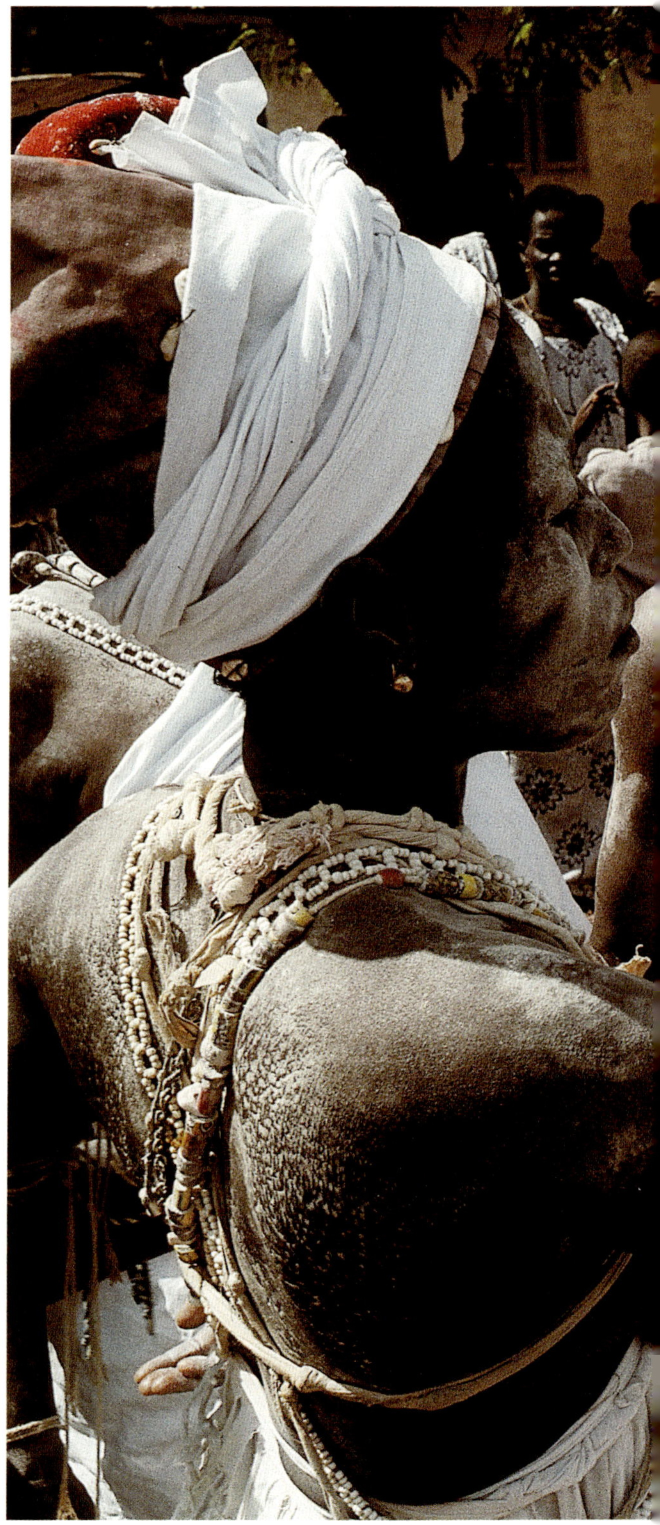

Elfenbeinküste, Tenguelan. Fetisch-Frauen bieten der Bevölkerung umliegender Dörfer gemeinschaftliche Beratung an.

FOLGENDE DOPPELSEITE:
Indien, Bombay. Das medizinische Zentrum Podar ist ein Mittelpunkt ayurvedischer Heilkunst.

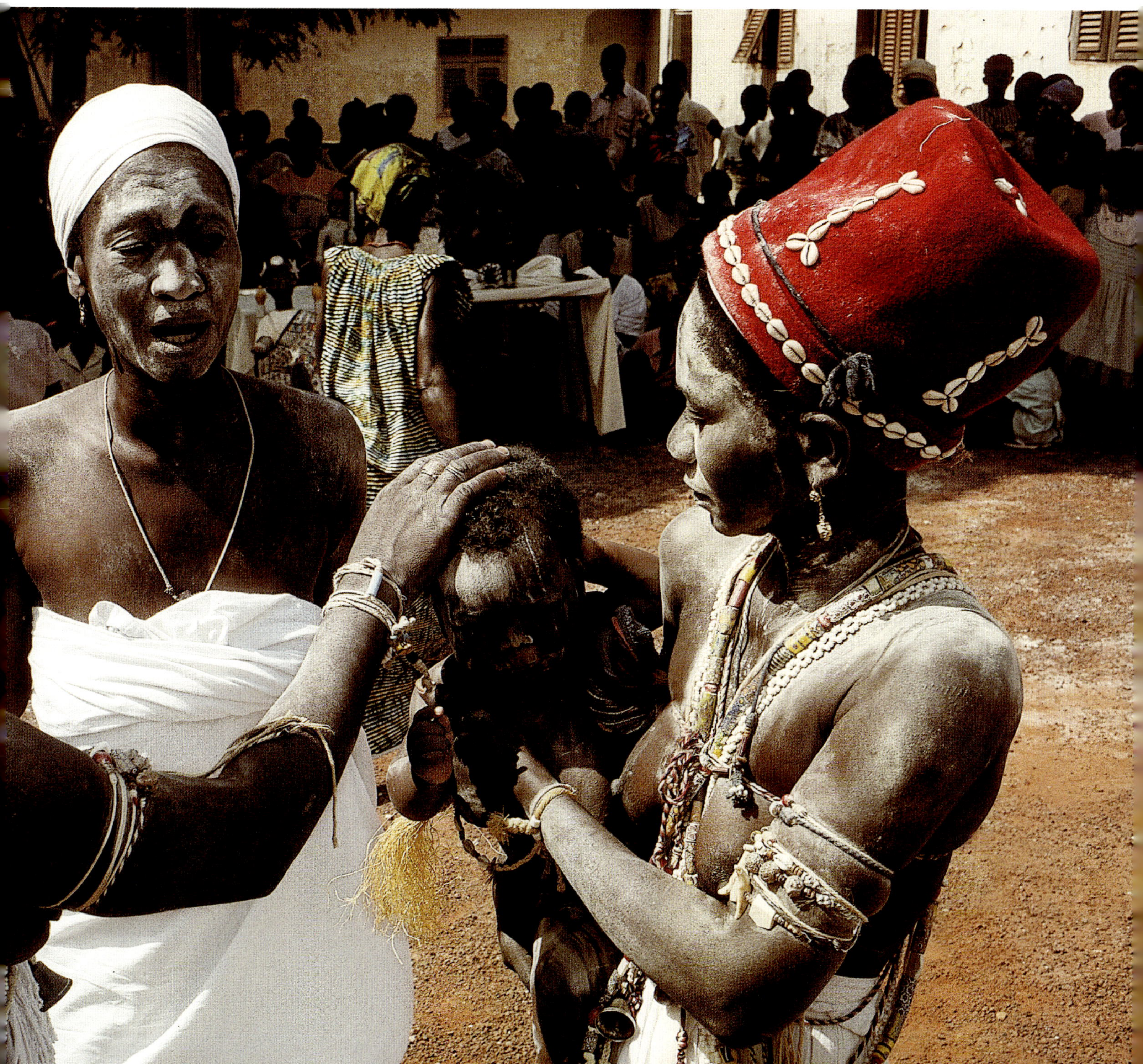

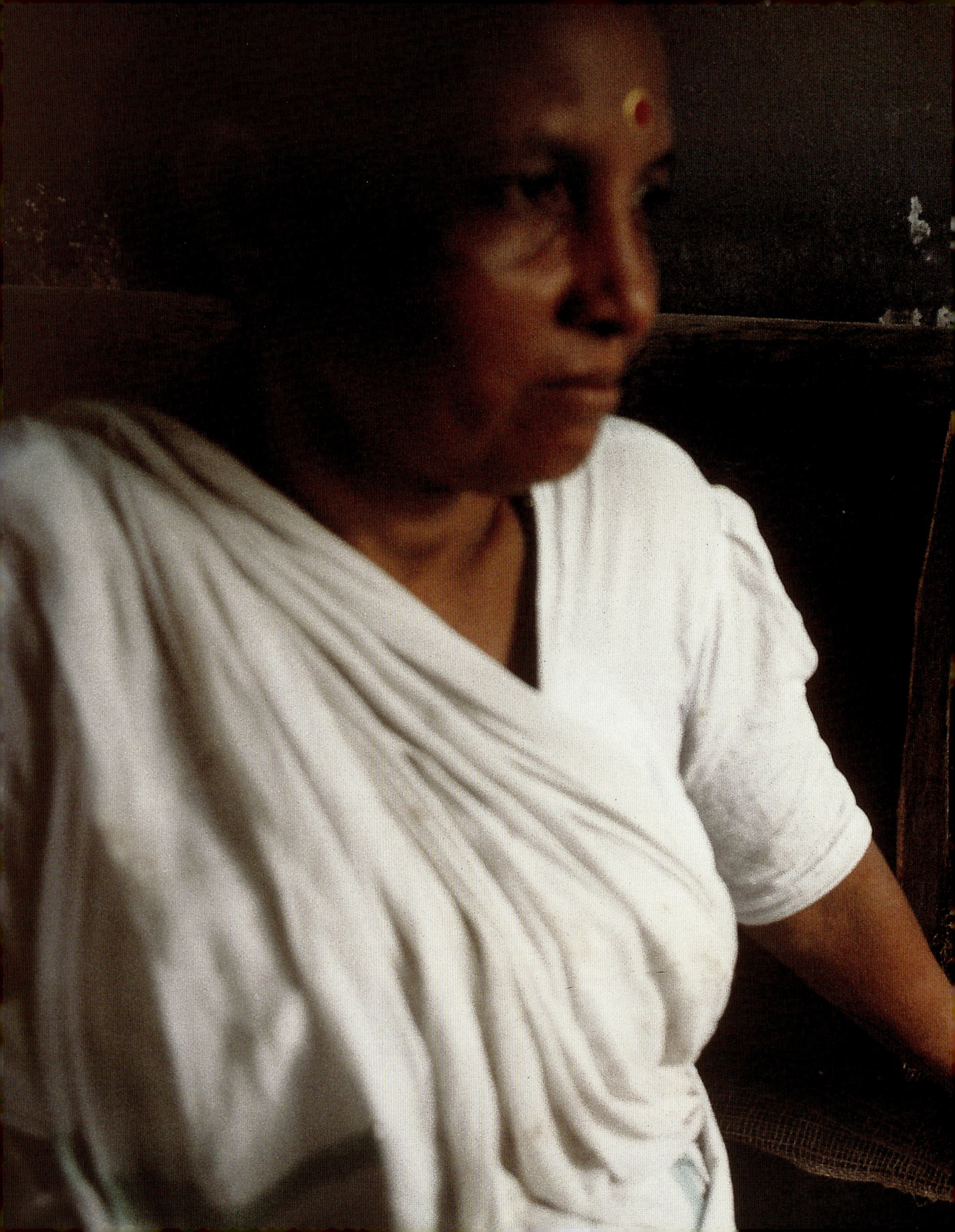

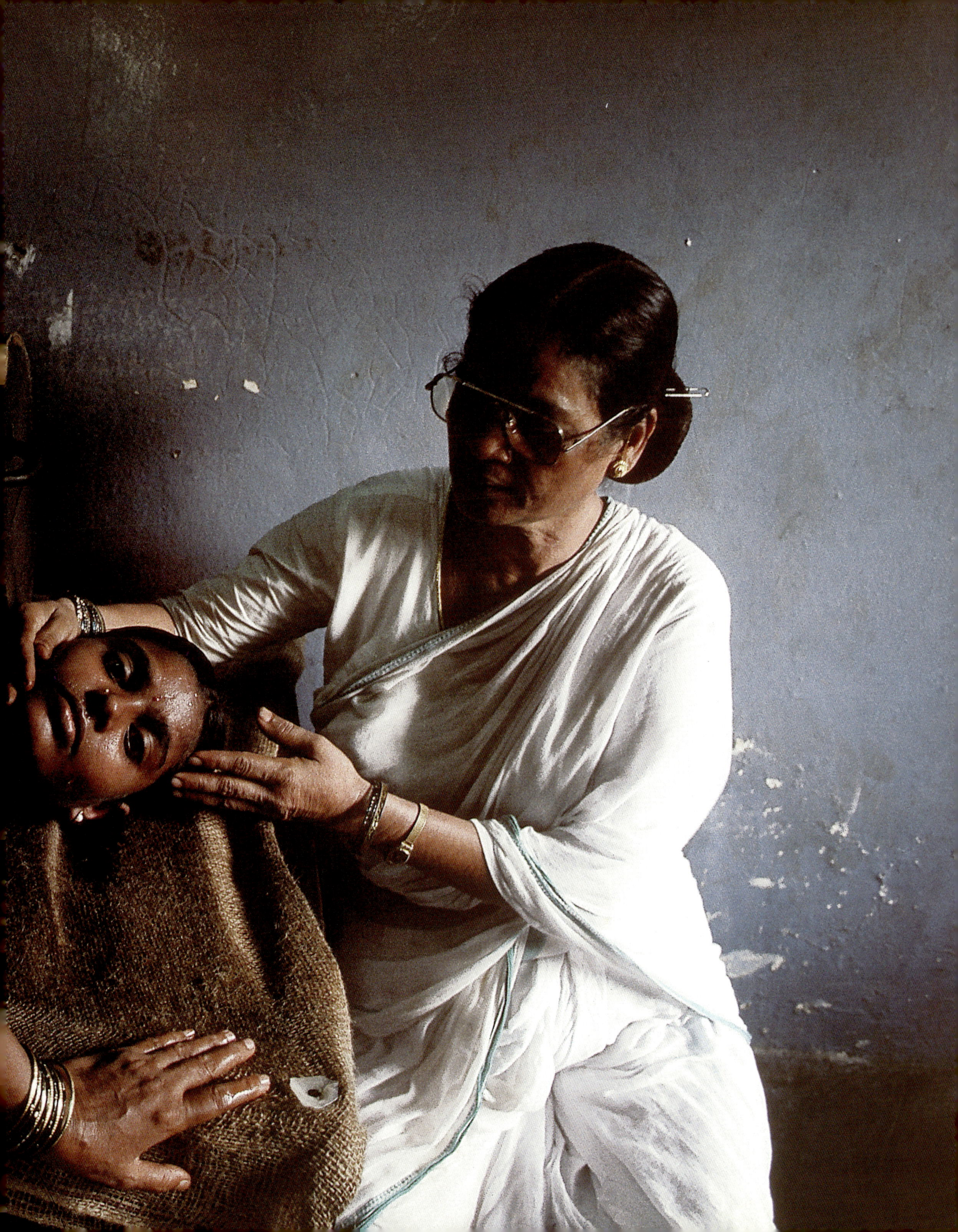

Arzneimittel, die zwar wirkungsvoller waren, nicht aber den Klingelbeutel füllten, abgewandt hatten.

Bei den Tuareg wahren seit jeher die Frauen die Geheimnisse der Heilkunst. Dieses Wissen, das auf gründlicher Kenntnis der Pharmakopöe basiert, ist von Generation zu Generation weitergegeben worden. Die nordamerikanischen Medizin-Frauen sind Nachfahren indianischer Schamanen. Einige unter ihnen sind sogar weitläufig mit dem berühmten Geronimo verwandt, der als Kriegshäuptling legendäre Schlachten geschlagen hatte, aber auch wegen seiner Heilkünste geschätzt wurde. Und wie er können auch sie mit der symbolträchtigen Friedenspfeife umgehen, mit deren Rauch, in alle vier Himmelsrichtungen geblasen, an die Zugehörigkeit des Menschen zu dieser Erde erinnert wird.

An der Schule für Fetisch-Frauen bei den an der Elfenbeinküste lebenden Agni, wird man schon sehr frühzeitig in die geheime Welt der Geister eingeweiht. Die Schule ist ausschließlich für Mädchen zugelassen, die ihr bereits von Geburt an und ihr Leben lang angehören können. Die Frauen werden hier zu erprobten Heilkundigen und lernen, was der Wald alles an Arzneien gegen Fieber, Bauchschmerzen oder Übelkeit verbirgt. Eine lange, vier Jahre dauernde Unterweisung beschließt ihre Ausbildung. Man kann sie an ihren Gewändern erkennen, die ganz in rituellem, läuterndem Weiß gehalten sind und die sie nie ablegen. Genau wie die Priesterinnen des auf Heilrituale spezialisierten Mami-Wata-Kults in Togo.

Mann oder Frau, bei den Schamanen geht es nicht nach Geschlechtszugehörigkeit. Schamane wird man durch Abstammung, durch eine persönliche Entscheidung oder weil man von der Gemeinschaft dazu bestimmt wurde. Dennoch gibt es mehr männliche Schamanen. Die »Schamaninnen« waren stets zurückhaltender, auch wenn ihnen in der Mythologie eine herausragende Rolle zukommt, denn bei den Inuit ist »Groß-Anus« die Mutter aller Schamanen, bei den Lakota-Indianern ist es die Bison-Frau. In Korea hat man dieses Problem der Gleichberechtigung gelöst, indem man einfach festlegte, dass Schamanen immer Frauen sein müssen. Will ein Mann Schamane werden, muss er sich als Frau verkleiden.

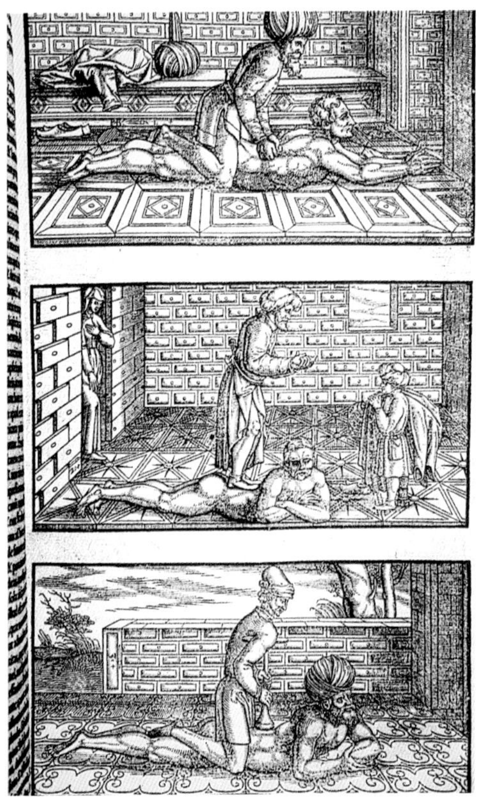

Arabische Medizin. Bildtafeln einer Ausgabe des *Kanon der Medizin* von Avicenna aus dem 16. Jahrhundert, auf denen die Kunst der Massage demonstriert wird.

Spezialisten gefordert

Ob Mann oder Frau, ist jemand krank, dann ist ihm das Geschlecht des Arztes in der Regel egal. Wen sollte man konsultieren, wenn der Zahn von Karies zerfressen, ein Gelenk ausgerenkt ist oder wenn man einen steifen Hals hat? Gegen solche Leiden helfen die Arzneien des Kräuterhändlers nicht. Um die Schmerzen loszuwerden, sucht man in solchen Fällen einen Spezialisten auf. Der Patient hat die Wahl unter einer Vielfalt von Behandlungsmethoden, die von Heilkünstlern angeboten werden. Neben Hebammen, Masseusen oder Kräuterdoktoren gibt es Heiler, die Gelenke einrenken, Zähne ziehen, Kauterisationen vornehmen oder auch

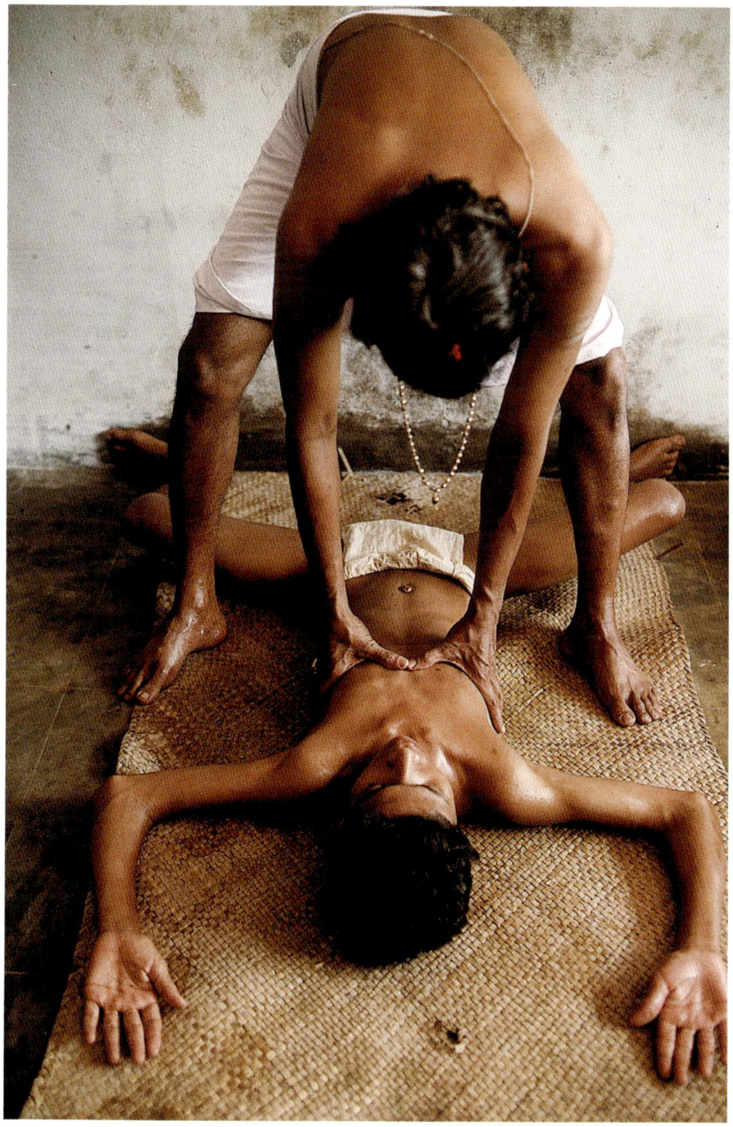

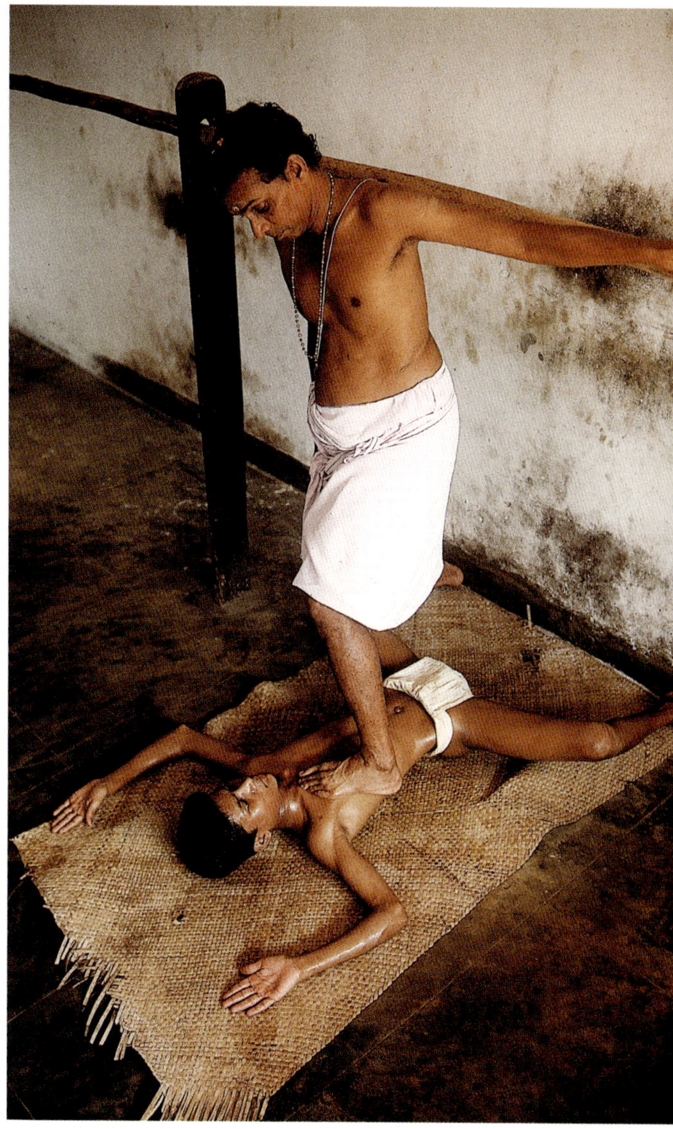

Barbiere, die zur Ader lassen. Für die von ihnen angebotenen Behandlungen ist die Beherrschung gewisser Techniken erforderlich, eine Fähigkeit, der die Naturheiler nicht immer gewachsen sind.

Der Anthropologe Frédéric Bourdier hat kürzlich in Indien herausgefunden, dass die Aufgabenbereiche der für die medizinische Versorgung der Dörfer Verantwortlichen seit jeher unterschieden werden. Die einen behandeln Atemprobleme, andere arthritische Leiden, wieder andere sind auf Hautkrankheiten spezialisiert. Für jedes Fachgebiet gibt es einen erfahrenen Therapeuten.

Die auf allen Kontinenten vertretenen Gelenkeinrenker gehören dazu. Es sollte erwähnt werden, dass ihre Handgriffe und Techniken, die Art und Weise, wie sie mit dem Körper umgehen, Grundlage der Osteopathie wurden, einer inzwischen anerkannten medizinischen Spezialwissenschaft. Knochengerüst, Gelenke, Sehnen, Nerven und Muskeln gehören zum Bewegungsapparat des menschlichen Körpers, und sein einwandfreies Funktionieren ist, meinen jene praktisch erfahrenen Heiler, die Voraussetzung für Wohlbefinden. In Marokko massieren Gelenkeinrenker, die ihr Wissen oft an Koranschulen erworben haben, schmerzende Glieder bei Auskugelungen oder geschlossenen Frakturen mit Olivenöl oder mit Fett, wie Renée Claisse-Dauchy beobachtet hat. Damit Knochen wieder zusammenwachsen,

Indien, Kerala, Theaterschule Kathakali. Verschiedene Arten der ayurvedischen Massage.

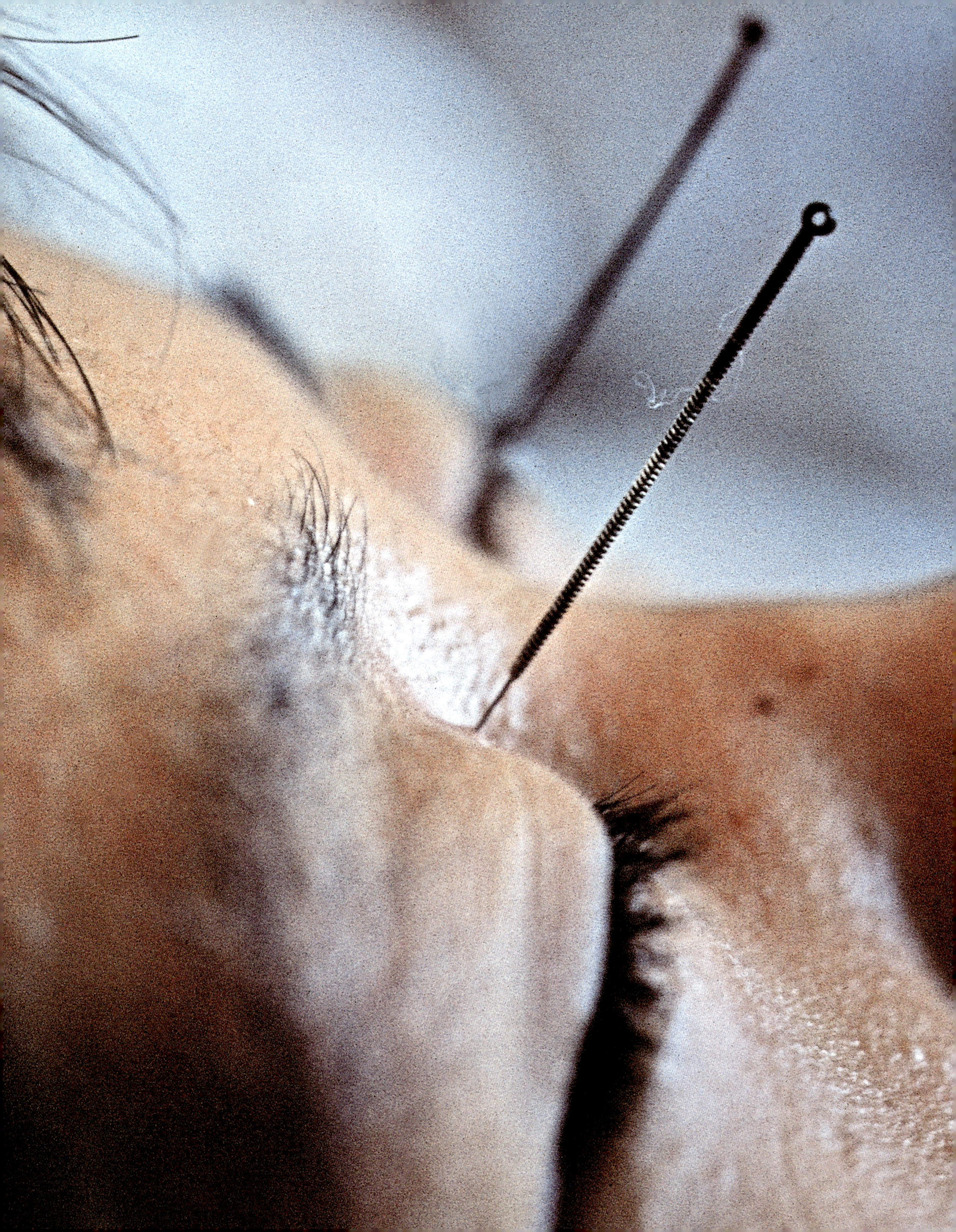

wird ein Gips aus Mehl und Ei aufgetragen, dem manchmal auch die wegen ihrer Heilkräfte geschätzte Henna untergemischt wird.
Wie manch andere Handwerker der Medizin, waren solch bescheidene Spezialisten wie die Gelenkeinrenker seit jeher eine traditionelle Alternative zur modernen medizinischen Wissenschaft, ohne sie jedoch ersetzen zu können. Die Patienten kommen mit diesen unterschiedlichen medizinischen Praktiken gut zurecht, denn die Vielfalt der in einer Gesellschaft nebeneinander existierenden Heilmethoden zeugt in der Regel von ihrer Fähigkeit, die verschiedensten Kulturen integrieren zu können. Das Universum der Heilmethoden offenbart sich auf diese Weise ebenso als ein buntes Gemisch unterschiedlichster Denkrichtungen. Eine Gemeinschaft, die nicht in der Lage ist, verschiedene Schulen nebeneinander zu tolerieren, muss sich Fragen gefallen lassen. Vielleicht hat dies ja mit offenen politischen Konflikten, mit inneren Spannungen zu tun. In den ehemaligen Kolonien, die oft sehr abrupt in die Unabhängigkeit entlassen wurden, ist dies häufig der Fall. Die Geschichte geht ihren Gang oft auf Kosten der Patienten …

Meisterheiler

Die verschiedenen Heilmethoden auseinander zu halten, ist gelegentlich nicht einfach. Wenn man sich nicht auskennt, wie soll man dann den Unterschied zwischen traditioneller und vermeintlich alternativer Medizin erkennen? Auch wenn der Kranke sich in seltenen Fällen irrt, entwickelt er zu seinem Arzt eine vertrauensvolle Beziehung, so ist die zu seinem Arzt entwickelte Beziehung doch der erste Schritt auf dem Wege zur Heilung.
Vielleicht hat der Patient, während er seinen »therapeutischen Weg« von einem Arzt zum nächsten geht, gelegentlich das Bedürfnis, die Sicherheit zu verspüren, dass ein allgemein anerkanntes »Fachwissen« die Entscheidungen der Ärzte untermauert. Im Westen repräsentieren die praktischen Ärzte (man beachte die Nüchternheit dieses Begriffs) jenes Allgemeinwissen. Doch hat jede Medizin, auch die ayurvedische, die chinesische oder die tibetische, ihre eigenen Autoritäten.
In China spricht man beim Qi Gong, einer physischen Disziplin, in der volkstümliche und wissenschaftliche Erkenntnisse zusammengeführt sind und die auf Entspannungs-, Atem- und Konzentrationsübungen basiert, von den »Meistertherapeuten«, wie die Anthropologin Évelyne Micollier berichtet.
Nie weiß man, ob sich hinter einer solchen Bezeichnung ein Hilfsarbeiter, ein Bauer, ein Geschäftsmann oder sogar ein Soldat verbirgt. Ein Meister des Qi Gong nämlich führt, wie seine Patienten, ein ganz normales Leben. Das war nicht immer so, denn bis zum Beginn des 20. Jahrhunderts war das Erlernen dieser Heilkunst einer intellektuellen Elite vorbehalten. Diese Veränderung, die man heute auf die Kulturrevolution zurückführt, ist für das jeweilige Verhältnis der Chinesen zu ihren Ärzten während der verschiedenen Epochen der Kaiserreiche repräsentativ. Die Ideologie des Konfuzius, die moralische Strenge predigte, Respekt vor den Älteren und hingebungsvolle Arbeit einforderte, war zwei Jahrtausende lang vorherrschend. Auf der sozialen Skala wurden die Ärzte im Laufe der chinesischen Geschichte immer wieder weit unten angesiedelt, hinter den Intellektuellen, Priestern und Militärs, gerade noch vor den Bauern. Heute jedoch genießen diese besonderen Therapeuten, obwohl sie ein normales Alltagsleben führen, ein hohes Ansehen. Einigen von ihnen hat der Staat den Titel »Reichtum der Nation« verliehen, sie wurden zu Helden der Öffentlichkeit, denen man mit großer Verehrung huldigt. Da diese »Meister« jedoch medizinische Praxis und religiöse Aktivität miteinander verbinden, sollte man als Patient möglichst Anhänger des Taoismus oder Buddhismus sein.
Dieses Beispiel der »Qi-Gong-Meister«, die ja keine wirklichen Mediziner sind, zeigt, dass die Namen, mit denen Therapeuten in einer Gesellschaft bezeichnet werden, auch etwas über deren Ansehen aussagen.

China. Akupunkturbehandlung einer Stirnhöhlenentzündung.

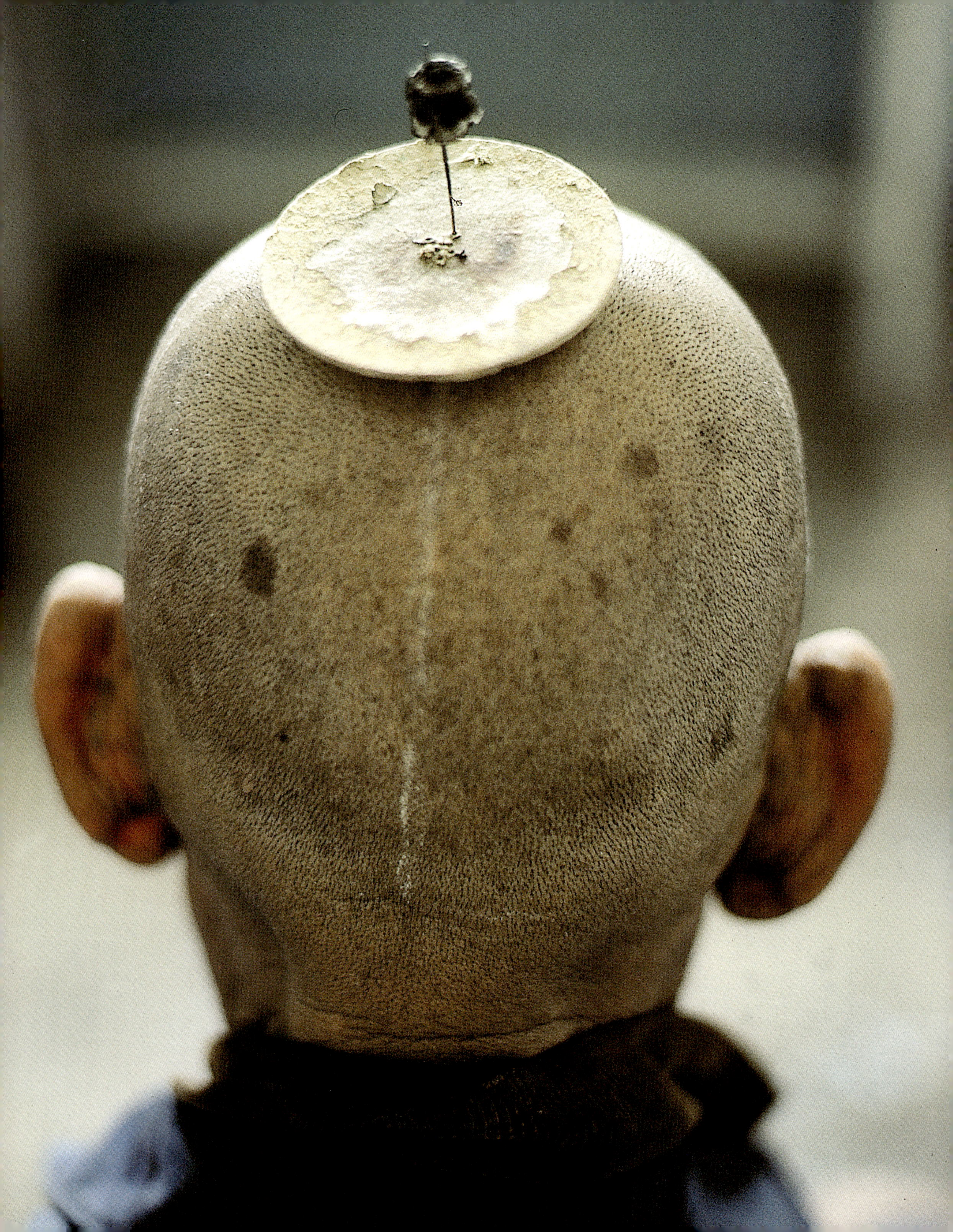

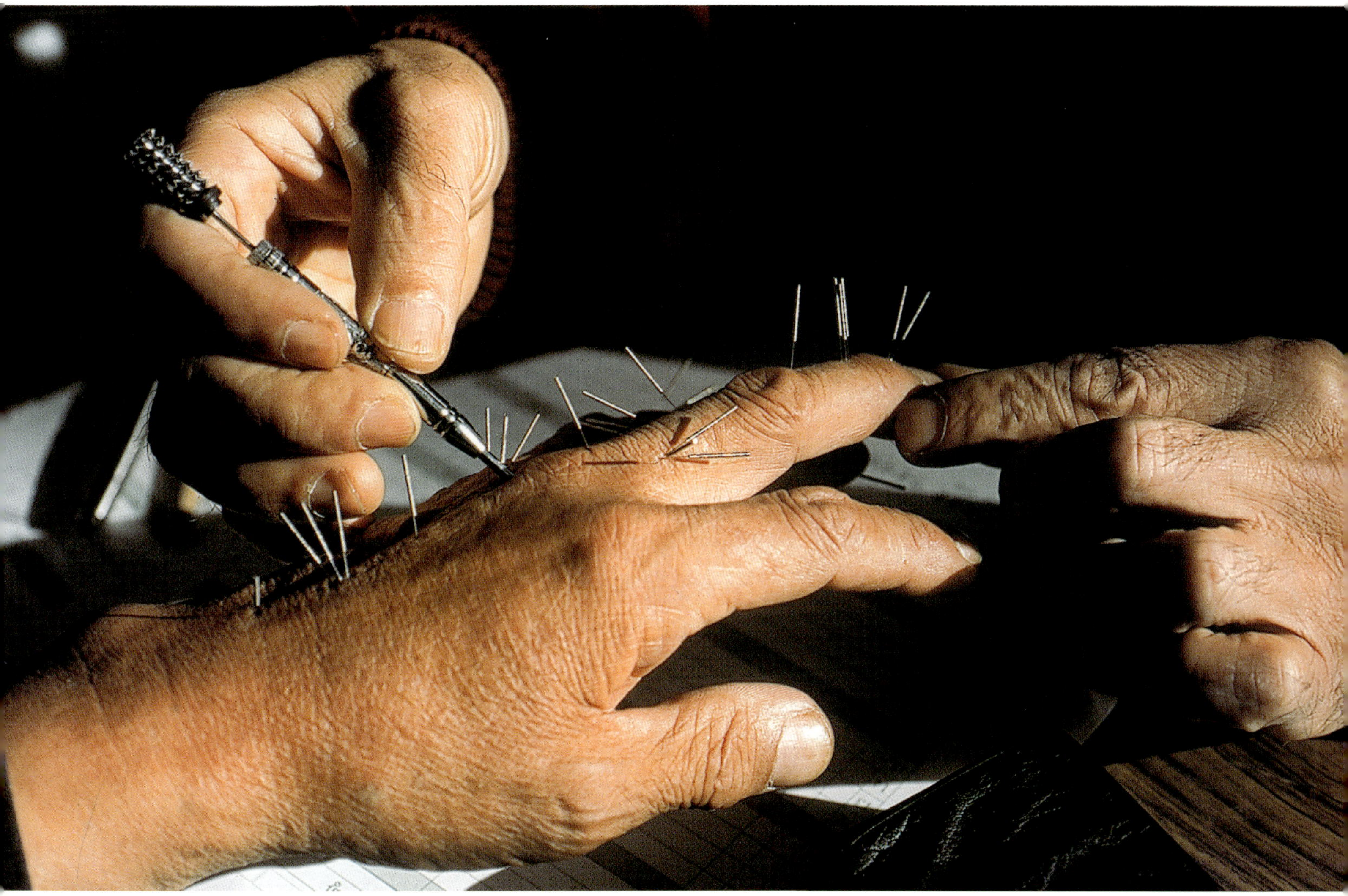

Südkorea. Verschiedene Akupunkturpunkte auf der Hand.

LINKE SEITE:
Tibet, Lhasa. Technik der Moxibustion. Ein Kegel aus Heilpflanzen wird am oberen Ende einer Akupunkturnadel verbrannt.

Die Energie besonderer Punkte

»Ausschnauben, Luft schöpfen, einatmen, ausatmen, verbrauchte Luft abstoßen und frische Luft einziehen, sich recken wie ein Bär, sich strecken wie ein Vogel, der seine Flügel ausbreitet, alle Übungen dieser Art zielen auf Langlebigkeit. Solcherlei wird erwartet von einem Schüler, der sich bemüht, die Energie zu lenken und zu leiten, von einem Manne, der seinen Körper nähren will, von jenem, der sich erhofft, genauso alt zu werden wie Peng Zu.« Dies empfiehlt, gegen Ende des 4. Jahrhunderts vor Christus, Zhuangzi, einer der großen Meister des Taoismus. So könne das Gleichgewicht von Körper und Geist erhalten werden, auf dass man gefeit sei gegen jegliches Übel.

Die Lebensenergie zirkuliert zwar im Körper jedes Lebewesens, doch muss man die Kanäle kennen, die sie durchströmt. So kann man sie stimulieren, wenn sie geschwächt ist, oder bändigen, wenn sie im Übermaß fließt. Krankheiten können erkannt oder vorhergesehen werden. Die Akupunktur ist eine der anerkannten therapeutischen Praktiken der chinesischen Medizin.

Eine der ältesten Abhandlungen zur Akupunktur, das *Huangdi Neijing,* das *Buch des Gelben Kaisers zur inneren Medizin,* stammt aus dem 3. Jahrhundert vor Christus. In ihm wird der Verlauf der Meridiane dargestellt und die zwölf Arten zu akupunktieren werden beschrieben. Es heißt jedoch, die ursprüngliche Vorlage sei mehr als viertausend Jahre alt. Ihr Autor, der Kaiser Huangdi, empfahl darin den Mönchen, zur Behandlung von Kranken statt der fein angespitzten Steine Nadeln aus Metall zu verwenden.

Es gibt zwölf Hauptmeridiane, die symmetrisch zur Mittelachse des Körpers angeordnet sind. Man weiß, dass der Meridian der Leber oberhalb des großen Zehs beginnt und an der Stirn endet. Störungen im Gleichgewicht der Energie der Leber

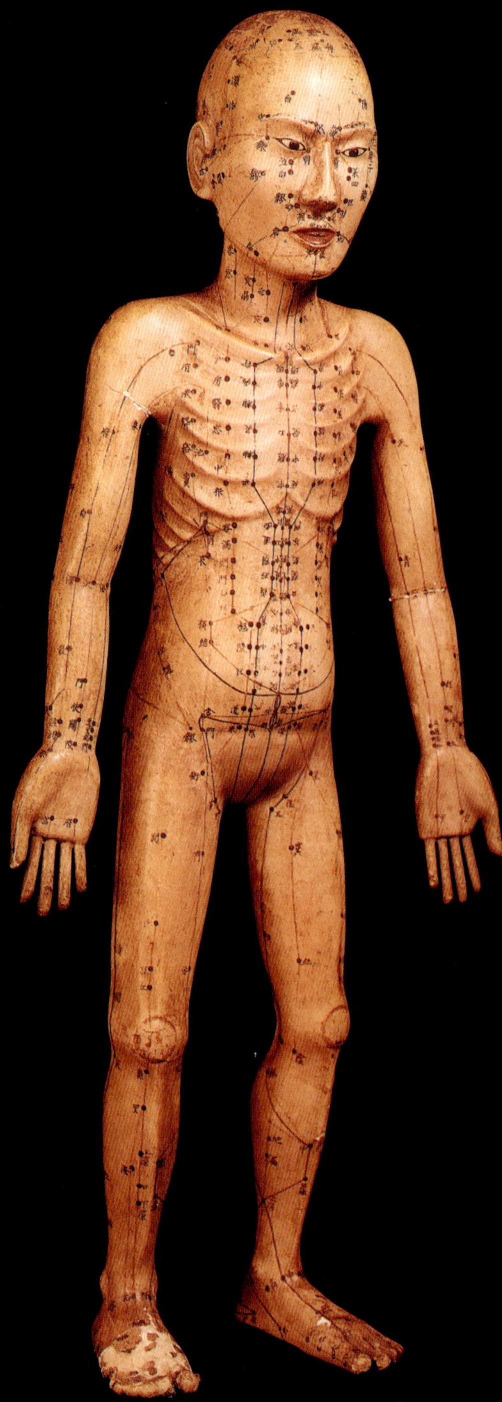

China. Akupunkturmodell.

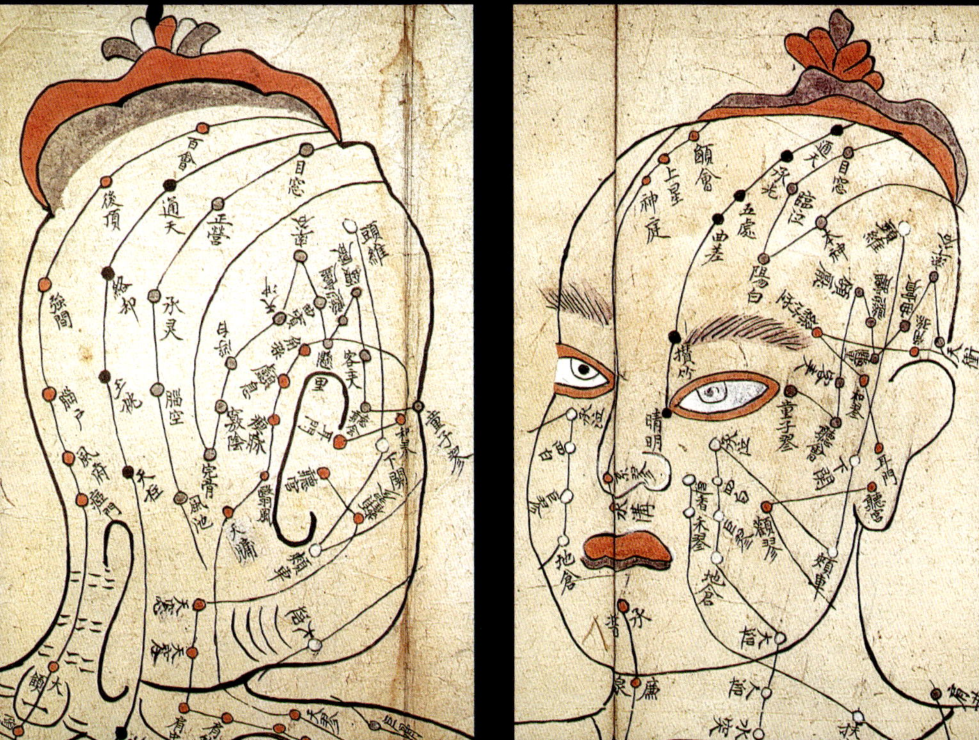

Korea. Akupunkturkarte.

führen zu Krämpfen, Tränenausbrüchen, zu Unruhe oder Schreianfällen, aber auch zu anderen Beschwerden wie Wahrnehmungsproblemen. Die Leber reguliert den Kreislauf und die Verteilung der Energie in den Meridianen und die des Blutes in den Gefäßen. Der Meridian des Herzens regelt den Haushalt der roten und der weißen Blutkörperchen, kontrolliert den Kiefer, die Zunge, Wachsamkeit und Schlaf, aber auch die Augäpfel. Er beginnt auf der Höhe des Herzens und endet an der Spitze des kleinen Fingers. Bei einem Herzinfarkt folgt der Schmerz dem Verlauf des Meridians des linken Arms. Viele Meridiane enden auch am Kopf: die des Dickdarms, des Dünndarms, des Magens, der Harnblase und der Gallenblase.

Zu einem gründlichen Studium der chinesischen Medizin gehört die perfekte Kenntnis der Verteilung der Akupunkturpunkte entlang der Meridiane. Auf vielen Tafeln zur Anatomie werden sie dargestellt. Ob in Vorderansicht, in Rückenansicht oder im Profil, stets ist die Zeichnung des menschlichen Körpers mit Akupunkturpunkten übersät, Punkten, an denen die Energie an der Hautoberfläche her-

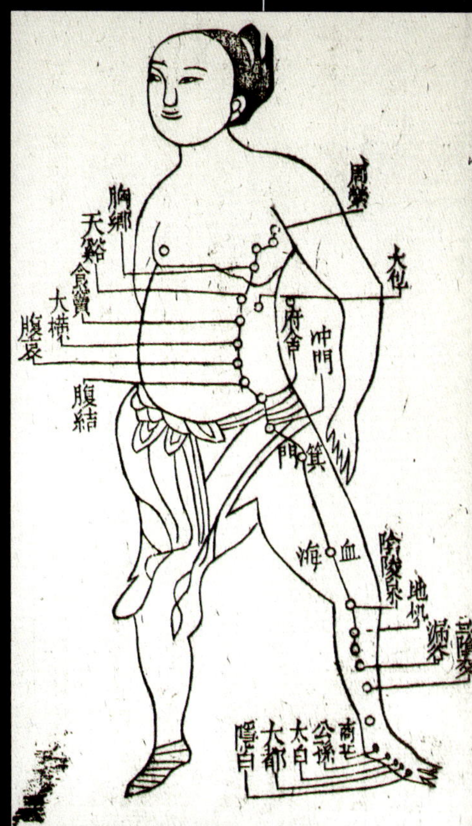

China. Holzschnitt aus einer medizinischen Handschrift des 18. Jahrhunderts.

Der »praktische Arzt« der traditionellen Medizin wird in Mali »Mann des Wissens« genannt. Allein diese Bezeichnung schließt schon sämtliche Funktionen eines solchen Heilkundlers ein und sagt auch etwas über die Verbundenheit jener aus, die seinem Rat folgen.

Heilige Krankheit

»Die Augen Fremder können hinschauen, so viel sie wollen. Sie werden nur Farben sehen, Flitterkram, bizarre Sprünge, Grimassen, Blendwerk und von Zuckungen geschüttelte schwitzende Leiber. Die Ohren Fremder mögen hinhören, sie werden nur seltsam gesungene Laute, Schreie und ein berauschendes nächtliches Trommeln hören, das wie ein Seufzen und Wimmern aus dunkler Ferne klingt. Ein Fremder mag sich den Kopf zerbrechen, was wohl der Sinn dieser Zusammenkünfte sei, er wird nur primitive Versammlungen kollektiver mystischer Verzückung wahrnehmen. Nur der Kranke, der dies Ereignis intensiv erlebt, der sich mit Körper und Geist hingibt, sich nicht nur seit alters bewährten Rauschmitteln, sondern auch jenen Mächten ausliefert, die ihn, ganz auf seine Person konzentriert, überzeugen wollen, nur er kennt den Preis einer so völligen Inbesitznahme seines Wesens, dieser so vollkommenen Übereinstimmung mit der eigenen natürlichen und übernatürlichen Umgebung. Jenseits aller Folklore, alles Malerischen, abgesehen also von diesem irritierenden Schauspiel, wird eine Persönlichkeit wiederhergestellt, wichtigste Voraussetzung für die Heilung.«

Mit diesen Worten hat Théodore d'Almeida vor einigen Jahren versucht, einen Zugang zu den Heilungsriten Afrikas zu finden. Bei den traditionellen Therapien wird der Patient immer als ein einzigartiges Wesen angesehen. Um ihn behandeln zu können, ist nicht nur das Wissen um die Entwicklung der Krankheit von Bedeutung, auch seine soziale Stellung, seine Beziehungen zur Gemeinschaft, seine Fähigkeiten und Möglichkeiten sind von Interesse. Die Abfolge der Behandlungsmethoden berücksichtigt all diese Parameter, und in manchen Kulturen ändern sich sogar die Begriffe, mit der die Krankheit bezeichnet wird. Die Anthropologen sprechen dann von »sozialen Krankheiten« oder von »symbolischen Krankheiten«. Das Vokabular kann sehr viel genauer werden, um sie begrifflich einzukreisen. Bei den Guajiro-Indianern kann der Patient zum Beispiel an einer »alltäglichen« oder »beängstigenden«, einer »gewöhnlichen« oder »übernatürlichen«, einer »weltlichen« oder einer »heiligen« Krankheit leiden. Diese Bezeichnungen sind jedoch nicht an genaue Vorgaben gebunden, die man einer Person gleich nach den ersten Symptomen zuordnen könnte. Sie sind vielmehr Ausdruck einer schamanistischen Weltsicht, die Mensch und Natur in einen Zusammenhang stellt und Gegensätze vorzugsweise vereint oder Extreme miteinander verbindet. Aber auch die so genannten »sozialen« oder »symbolischen« Krankheiten müssen behandelt werden. Ein Therapeut wird also aufgesucht, Schamane, Priester oder Heiler, der in der Lage ist, die Krankheit zu bestimmen. Doch hat jeder seine ganz besondere Methode. »Der Psychoanalytiker hört seinen Patienten zu, der Schamane redet mit ihnen«, meinte der berühmte Anthropologe Claude Lévi-Strauss. Auch um den Schleier zu lüften, der sich über Wahrnehmungen und Empfindungen gelegt hat, steht also klinische gegen metaphorische Herangehensweise. Der eine muss seine Genesung mit den Göttern verhandeln, während sich andere, im Westen, einer »kollektiven Psychoanalyse« unterziehen. In beiden Fällen muss die Krankheit im Zusammenhang mit der Geschichte des Kranken gesehen, die Leiden des Patienten auch aus seinem Lebenswandel erklärt werden.

Auch hier kreuzen sich wieder Medizin und Religion, Medizin und Philosophie.

Lévi-Strauss versichert, die Schamanen verfügten über ein wirkliches medizinisches Wissen, die therapeutischen Vorgänge aber seien im Symbolischen verankert. Ein Seitenhieb gegen die im Westen übliche, allzu kartesianische Betrachtungsweise, die bis heute noch viel zu

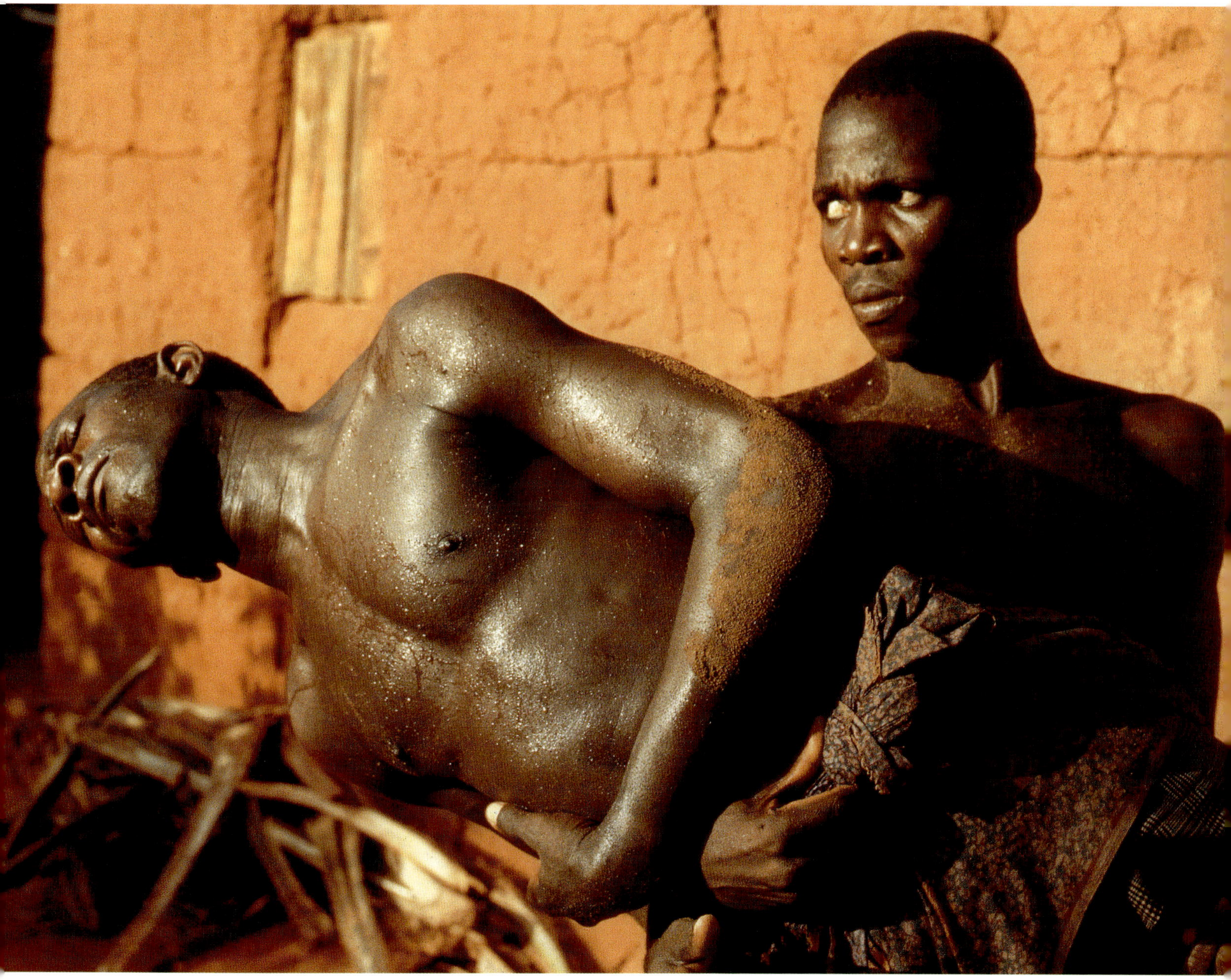

Ghana. Ein in Trance gefallener Mann wird zu einem Voodoo-Grab getragen und dort anschließend mit Wasser bespritzt.

FOLGENDE DOPPELSEITE:
Südafrika. Der Fetisch-Zauberer des Dorfes.

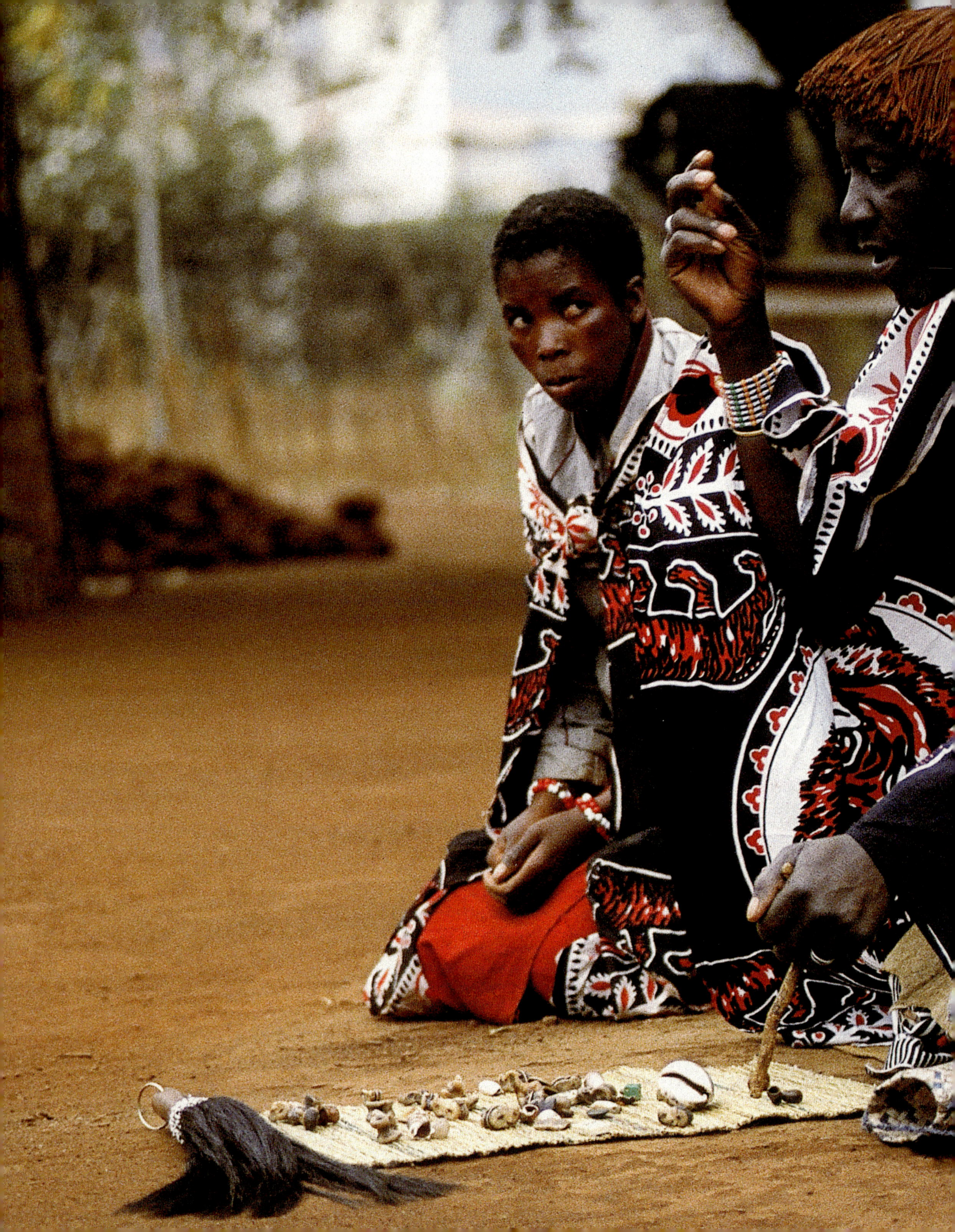

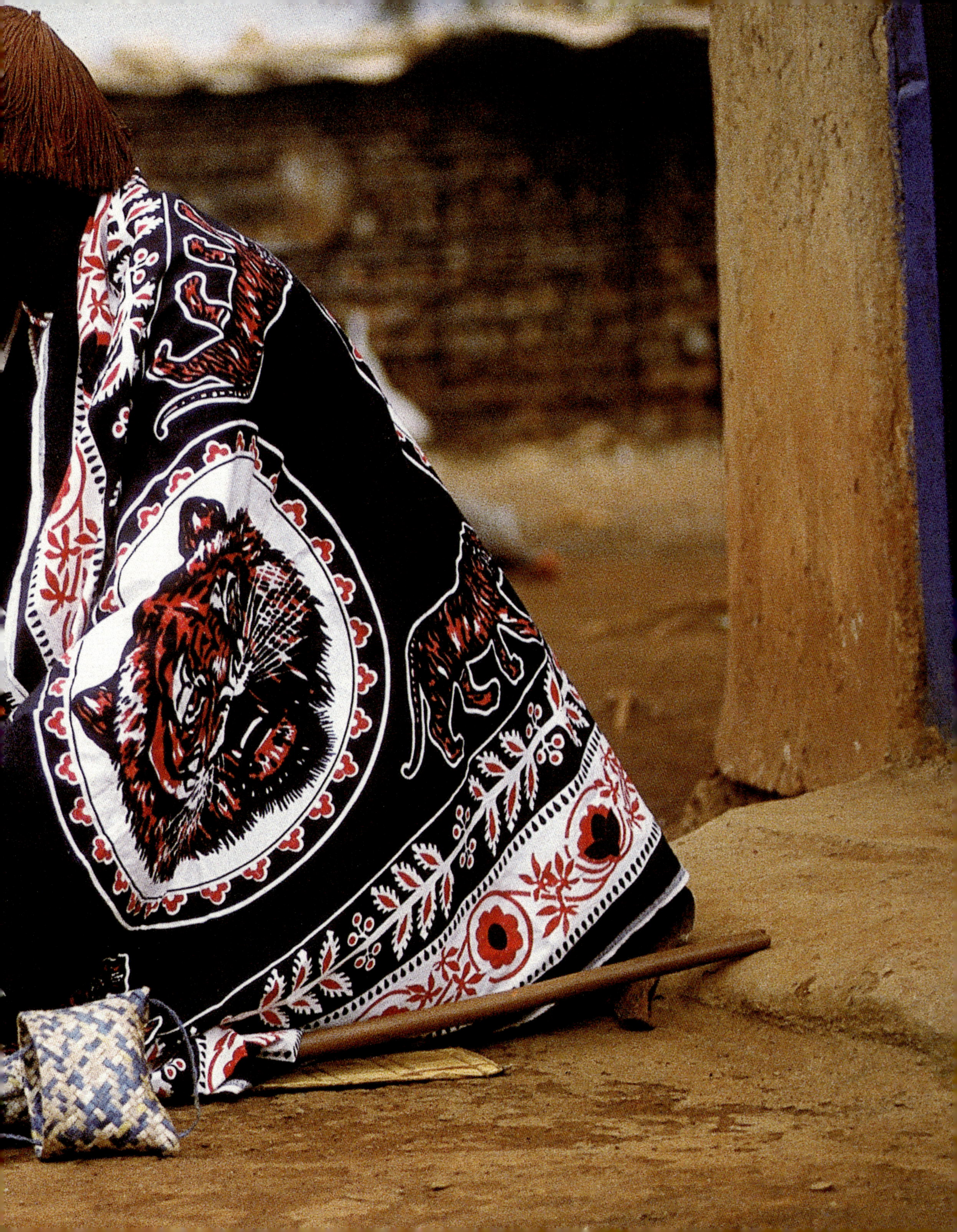

selten zu entschlüsseln versucht, was jenseits des Üblichen begriffen oder mit der eigenen Kultur verglichen werden muss.

Eine Beratung besonderer Art

Da, wo Weltliches und Heiliges zusammenfließen, überwacht der Schamane oder Heiler während genau festgelegter Riten, welche Spannungen die Gemeinschaft beschäftigen und Missstimmungen jener Art, wie sie das Sprichwort »Das Unglück der einen ist das Glück der anderen« umschreibt. Doch wer sind diese Schamanen? Heiler, Soldaten, Priester, Psychoanalytiker, Politiker … all diese Aufgaben sagt man ihnen nach. Es ist nicht so einfach, sie wirklich zu beschreiben, denn es gibt sie in vielen Gesellschaften. In Sibirien, in der Mongolei, in Südostasien, Nordamerika, Amazonien, Australien, in Südafrika, überall auf der Welt wird der Schamanismus seit unvordenklichen Zeiten praktiziert und muss sich immer wieder aufs Neue bewähren.

Man könnte von einem Geisteszustand sprechen, einer Daseinsform, bei der der Mensch nicht in der Natur lebt, sondern Natur »ist«. Diese besondere Aufmerksamkeit, die nicht nur allem Lebenden wie Pflanzen oder Tieren, sondern auch Objekten oder Mineralien entgegengebracht wird, schreibt jedem Element eine Lebensenergie zu. Alles ist also »beseelt«. Hinter der sichtbaren Welt verbirgt sich die Welt der Geister. Nur der Schamane kann über Träume und Trancezustände von einer Welt in die andere wechseln.

Doch was genau erwartet ein Patient, der einen Schamanen aufsucht? Glaubt er, dass die Erklärung für sein Leiden in ihm selbst, innerhalb der Gruppe oder der Familie zu suchen ist? In der Praxis hat der Schamanismus wenig damit zu tun, die existenziellen Probleme eines Menschen zu lösen, der auf der Suche nach geistiger Erleuchtung ist. Er geht auf die Bedürfnisse einer Gemeinschaft ein, die ihre Ängste zu lindern sucht. Die schamanistischen Völker, die sich meist mit dem Fischfang, der Jagd oder der Tierzucht beschäftigen, haben einen sehr eigenen, von ihrem Umgang mit der Natur geprägten Begriff von Zeit. Katastrophen wie Epidemien und Trockenheit oder Konflikte, die aufflammen können, werden als Störung im Verhältnis von sichtbarer und unsichtbarer Welt angesehen. Der Schamane ist Mittler zwischen diesen beiden Welten. Er nimmt also eine anerkannt privilegierte Stellung zum Nutzen der Gemeinschaft ein. Doch auch wenn er für alle Riten, ob sie nun Geburt oder Tod betreffen, verantwortlich zeichnet, ist er weder wohlhabend noch genießt er die Autorität eines Häuptlings. Der Schamane ist Mitglied seiner Gemeinschaft, er lebt und arbeitet in ihr. Das Vertrauen, das ihm alle schenken, basiert auf gegenseitigem Respekt. Und er kann jene, die ihn aufsuchen, auch deshalb behandeln, weil er ihnen nahe steht und ihre Probleme gut kennt. Im Falle einer Krankheit fühlt sich der Schamane persönlich betroffen, und um den Patienten zu heilen, setzt er sich an dessen Stelle. Weil er auch Garant der sozialen Moral ist, kommt es gelegentlich vor, dass sich die Geister, die ja während des Trancezustandes des Schamanen über dessen Mund zu den Menschen reden, zum Verhalten des einen oder anderen kritisch äußern. Vielleicht wäre es zu grob, den eifersüchtigen Nachbarn oder die böswillige Kusine, die für gewisse »schlechte Schwingungen« verantwortlich sind, persönlich anzugehen. Und so wird dann eben ein Umweg gewählt – unbewusste Ausflucht oder stillschweigende Übereinkunft zwischen den Menschen?

»Baraka« haben

Die Schamanen meinen, jedes Individuum sei auf ganz eigene Weise ein wenig Schamane. Das bedeutet, jeder habe stets das Bedürfnis, sich auch sinnbildlich gegen Gefahren, und Krankheiten sind ja Gefahren, zu wappnen. Zu solchen Gesten gehört zum Beispiel das Messer, das man in Kabylien unter das Kopfkissen von Neugeborenen legt, um die Dschinn fern zu halten. Diese Gesten sind Ausdruck der Schwierigkeit der Aufgabe, das Leben zu schützen, der

Indonesien, Insel Siberut. Der Schamane betet beim Auswählen der Heilpflanzen.

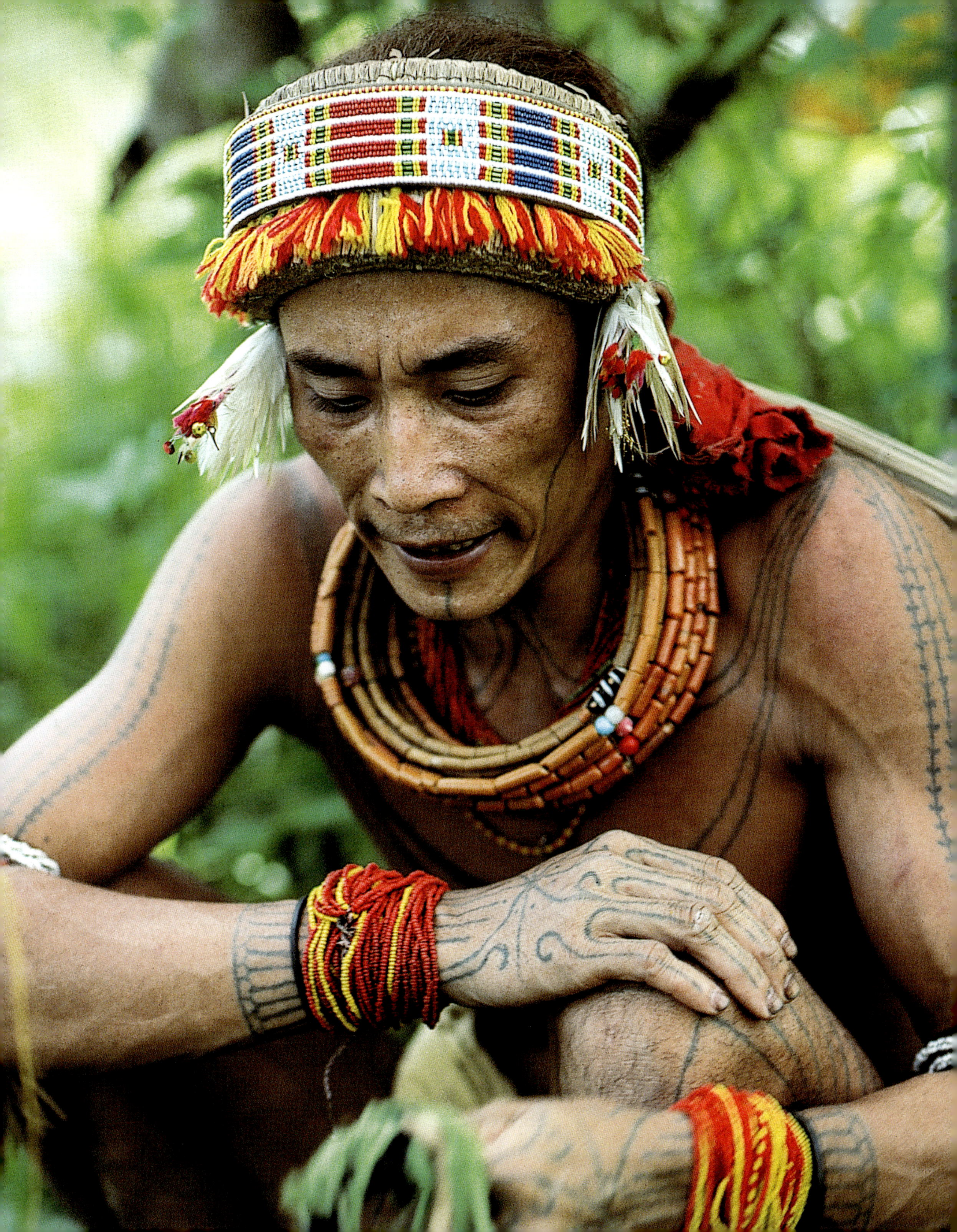

Hilflosigkeit des Menschen im Umgang mit Glück oder Zufall, mit Unergründlichem und Unglaublichem.
In den Ländern des Maghreb wird dies oft veranschaulicht. Man sagt, jemand habe baraka, das heißt, er hat Glück, oder er ist, im wörtlichen Sinne, gesegnet und steht unter einem besonderen Schutz. Diese ererbte oder erworbene Eigenschaft (jene, die nicht gerade zu den Glückskindern zählen, haben immer die Möglichkeit, zum Grab eines Heiligen zu pilgern und mit dessen besonderer Eigenschaft ausgestattet zurückzukehren) ist in der Vorstellung physischer Krankheiten sehr lebendig. Zu den sozialen Krankheiten gehört das »böse Auge«, dessen besondere Bedeutung besser verständlich wird, wenn man bedenkt, dass das Verschleierte und das Unbedeckte in dieser Gesellschaft eine große Rolle spielen. Die Familie trägt ihr Innenleben, ihr Glück und ihren Wohlstand nicht zur Schau, wenn sie es aber tut, dann oft auf übermäßige Weise. Eine solche Situation, zum Beispiel bei Hochzeitszeremonien oder an Festtagen, steht in starkem Kontrast zu den sonst üblichen Bräuchen, und da bleiben neidische Blicke nicht aus. Hat jemand finstere Augen, einen starren Blick oder schielt er, bedeutet das im Volksglauben auch nichts Gutes. Die Seherinnen und Kartenlegerinnen sind auf eine Art »Gegen-Zauber« spezialisiert. Unter esoterischen Gesichtspunkten spielen sie, genau wie der Schamane, die Rolle von Soziotherapeuten, die gewisse Konflikte innerhalb der Gemeinschaft entschärfen.

Heimholung der Geister

Jeder Medizin ihren Therapeuten, jeder Krankheit ihren Spezialisten. In unserer Sprache meint Krankheit alles, was uns körperlich angreift. Um genauer zu sein, das Physische vom Psychischen zu unterscheiden, wird einem entsprechend Kranken noch der Begriff »geistig« hinzugefügt. Der »geistig Kranke« gehört zu einer anderen Kategorie, deren Grenzen manchmal fließend sind. Ist er deprimiert, depressiv, verrückt, eine problematische Person oder hat er keine Widerstandskraft …? Dies festzustellen ist schwierig, selbst wenn Psychoanalyse oder Psychiatrie helfen können, Unterscheidungen zu treffen. Der Begriff jedenfalls erzeugt Furcht, als sei der Patient nicht mehr er selbst, als sei er mit einem Mal von etwas Unerklärlichem befallen, es ist, als wolle man den Grund gar nicht erst erfahren. Die Verrücktheit, sagt man im Maghreb, sei eine von den Dschinn ausgelöste Krankheit, jenen unsichtbaren und übel wollenden Wesen aus der heiligen Welt, die man besser überwachen und nicht stören sollte. Die Diola in der Casamance im Süden des Senegal erklären die Verrücktheit, die bei allen nur bestürzte Mienen provoziert, genauso. Ob nun ein böser Geist an ihr oder an jeder anderen Art von Verhexung schuld ist, ob eine Respektlosigkeit gegenüber den Ahnen die Ursache war, das Fragwürdige scheint nicht einmal in der Krankheit seinen Platz besetzen dürfen. »Warum gerade er, warum gerade jetzt?«, scheinen all jene zu fragen, die den Patienten umlagern. Was ist das für eine Warnung, die den Körper unbeeinträchtigt lässt und sich nur des Geistes bemächtigt? Im Grunde ist man der Ansicht, Verrücktheit könne gar keine richtige Krankheit sein. In den traditionellen Therapien versucht ein Priester oft, dem Kranken mit Gebeten und einer kollektiven Zeremonie zur Seite zu stehen. Es geht vor allem darum, ihn wieder zu einem vollwertigen Mitglied der Gemeinschaft zu machen.
Im Senegal wird die Geisteskrankheit in Zusammenhang mit den allgemeinen Vorstellungen von Persönlichkeit gesehen: In einem Ich vereinen sich eine Vielzahl von Seelen, Lebensenergie und die bedeutsame Ahnschaft des Stammes. So unterscheidet diese Gesellschaft vier Arten von Verrückten: Da sind zunächst die, die vor allem Angst haben, dann jene, die von Schuldgefühlen geplagt sind, dann gibt es die Verhexten und schließlich noch jene, die, wie man sagt, von einem »rab« besessen sind. Auch wenn er launisch und maßlos ist, vor allem, wenn es um Gaben und Opfer geht, so ist der »rab« doch nicht mit den mythischen

Venezuela. Ein Schamane der Yanomami verjagt symbolisch das Übel aus dem Körper seines Patienten.

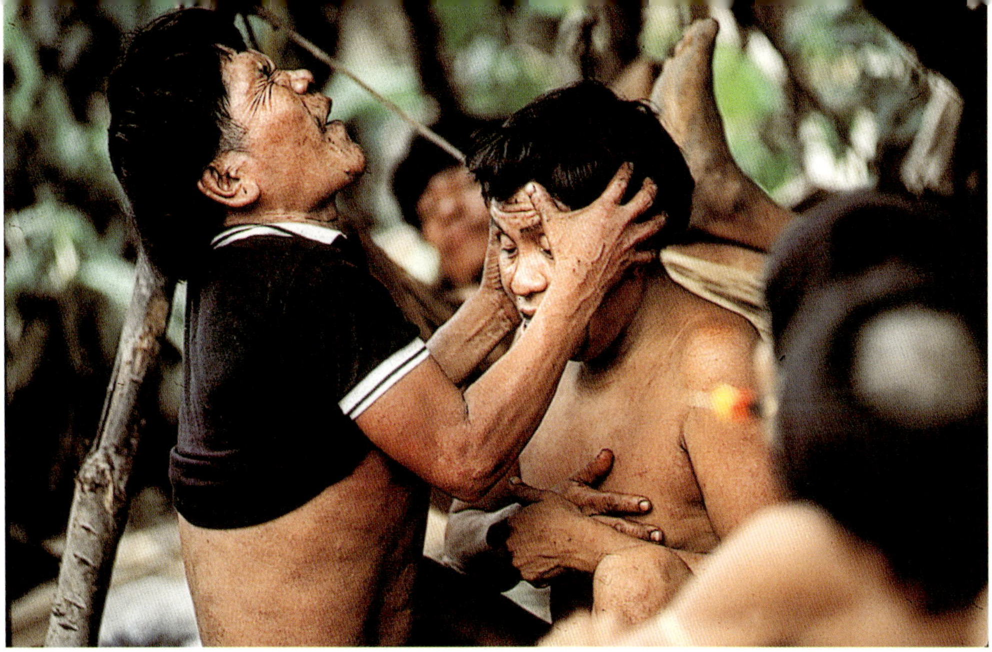

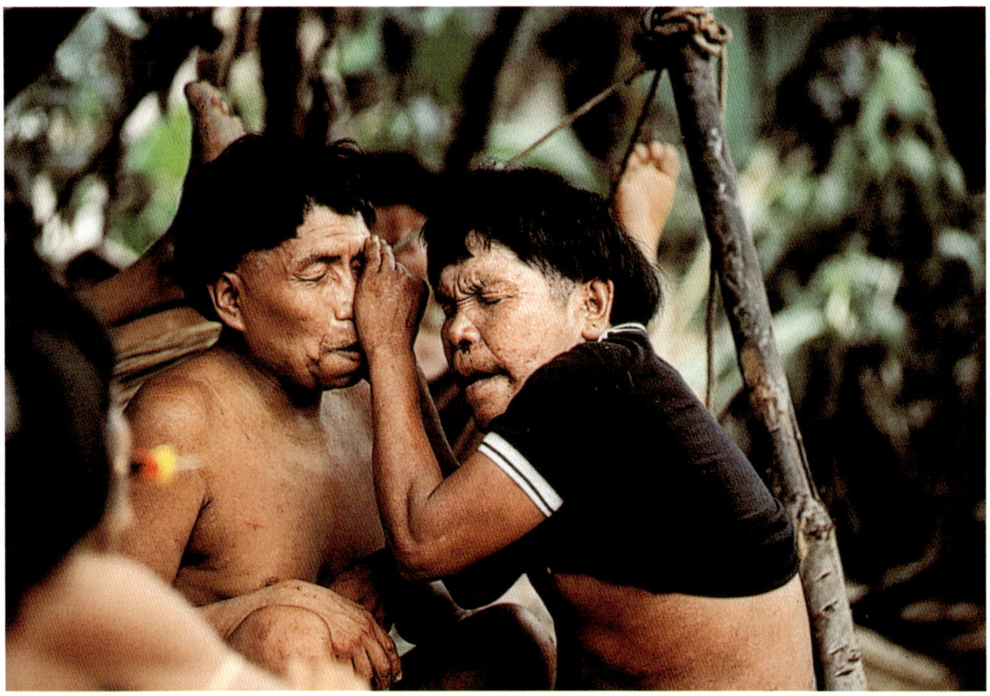

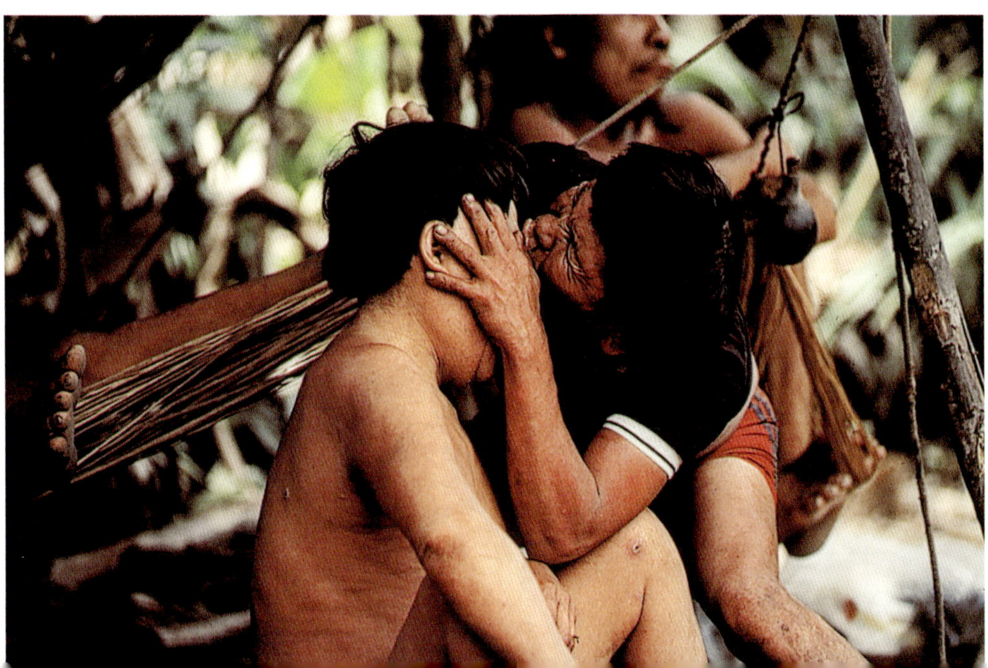

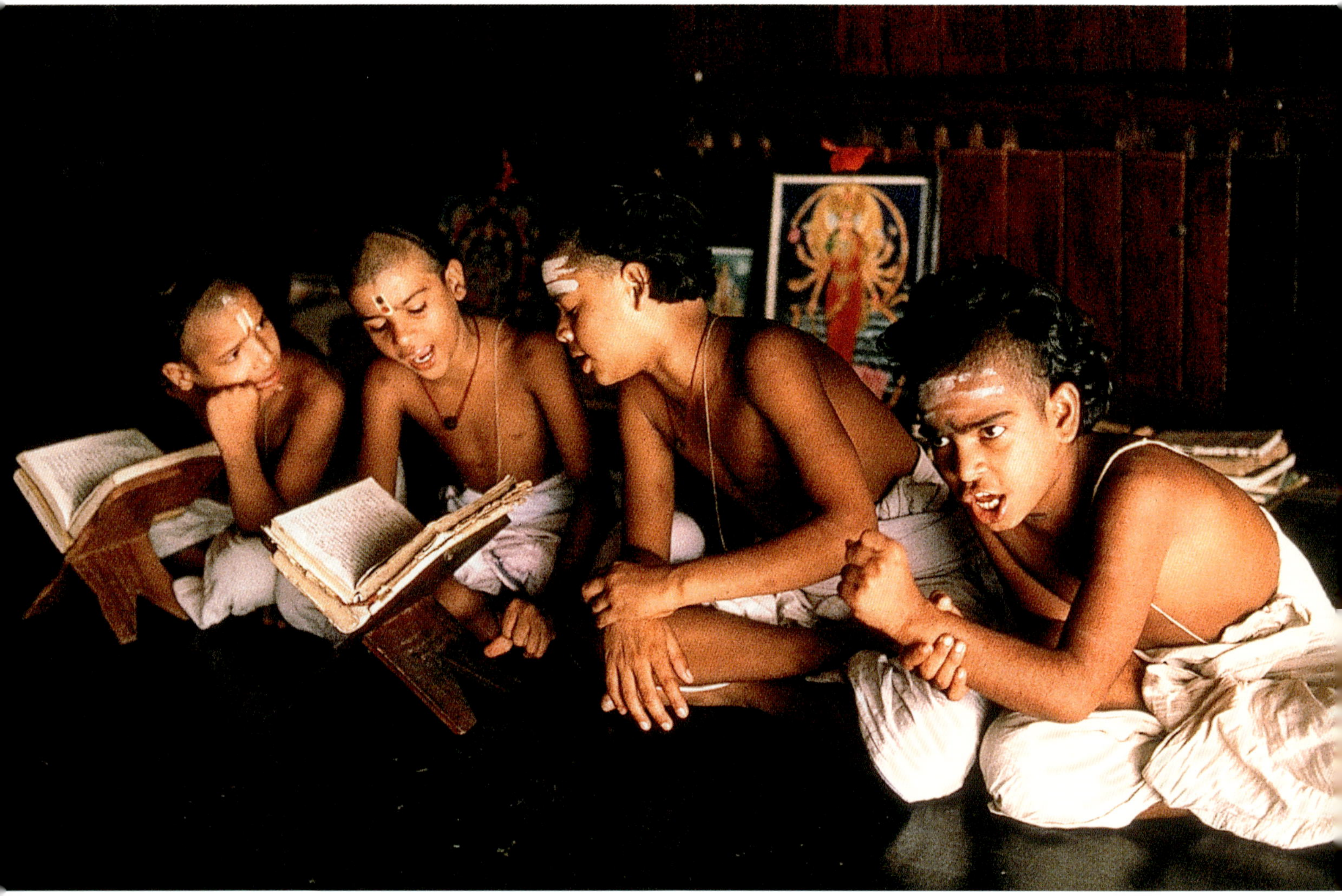

Indien, Kerala. Erste Kenntnisse der ayurvedischen Medizin erlangen junge Schüler durch das Studium der heiligen Texte.

bösen Geistern zu vergleichen. Er ist ein Doppelgänger der betroffenen Person und im Gegensatz zu den anderen Geistern bewahrt er sie vor einem üblen Schicksal. Wenn er eine Person befällt, dann vor allem, um ihr mitzuteilen, dass er sie liebt und sich vernachlässigt fühlt. Die Krankheit ist das einzige Mittel, den Betroffenen zu warnen. Es ist eine Art sanfte Verrücktheit, eine sympathische Art zu sagen, es sei an der Zeit, »sich wieder in den Griff zu bekommen«. Menschen, die vorübergehend unter depressiven Störungen litten, hört man oft sagen, »Ich war nicht mehr ich selbst«. Auch die Toucouleurs interpretieren die Geisteskrankheit auf poetische Weise und gehen sogar so weit, sie als ein Zeichen des Auserwähltseins zu deuten: Sie sei ein Zeichen der Götter, die eine Seele zurückfordern, die für gewöhnliche Sterbliche viel zu schön ist.

Schulen für Medizin

Wie wird man Heiler? In unserer Kultur gilt das Studium der Medizin als langwierig und mühsam. Welche Ausbildung und Einweisung erhält ein Heilkundiger?

Zunächst einmal wird nicht jeder ein Heiler, der es werden will. Bei den Bambara in Mali gilt Gesundung als erste Etappe auf dem Weg

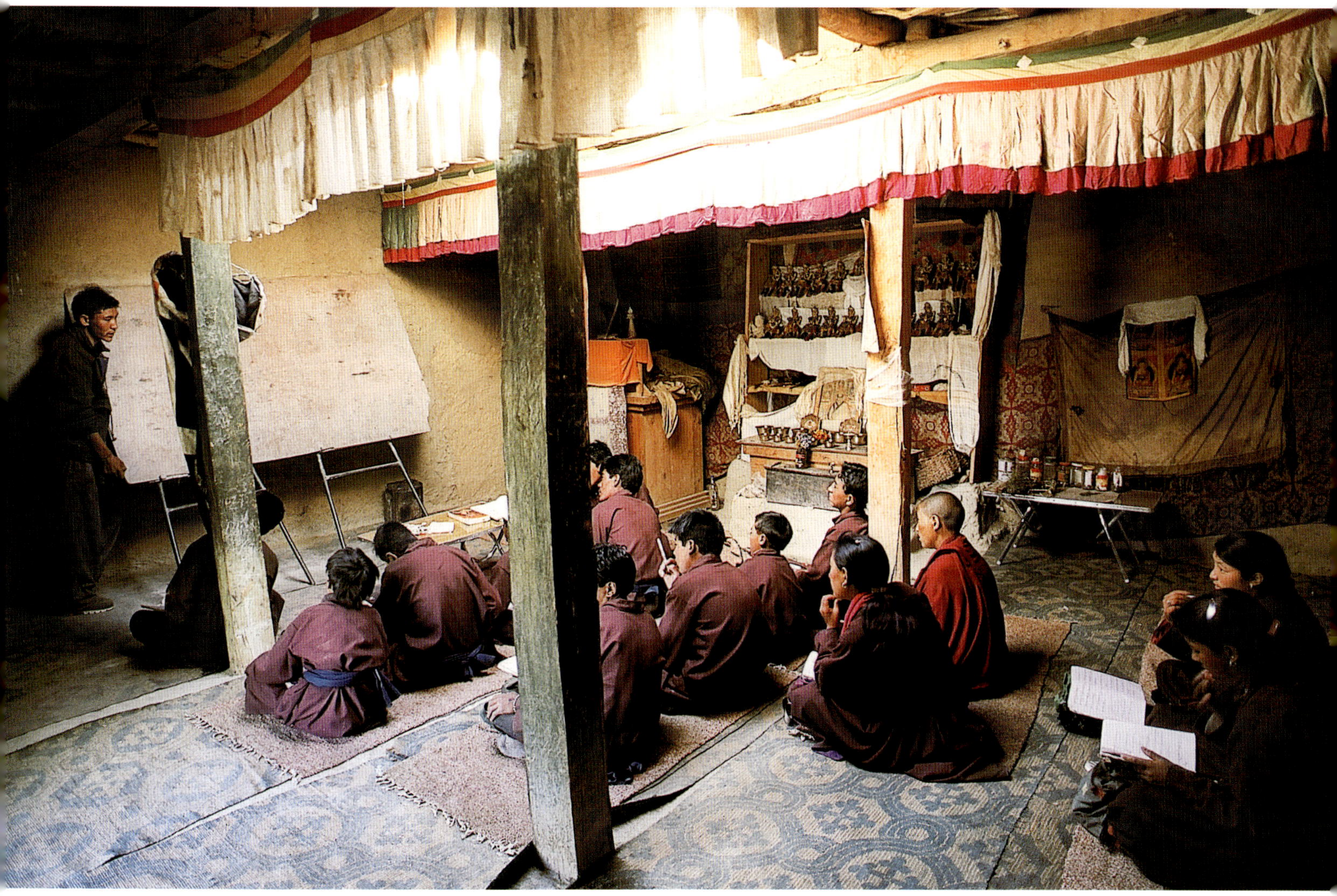

zum Wissen. Um also ein »Jinetigi«, ein Priester-Heiler werden zu können, muss man selbst schon einmal krank gewesen sein. In Sibirien scheint jemand zum Schamanen berufen, wenn er einem Blitzschlag oder einem anderen schwerwiegenden Ereignis entkommen konnte, dem Abrutschen eines Berghangs zum Beispiel, einem umstürzenden Baum oder wenn er den Biss einer Schlange überlebt hat. Doch oft bestimmt die Gemeinschaft, wen sie sich als Heiler wünscht. Manchmal heißt es auch, gewisse Familien seien ausersehen, einen Heiler zu stellen, vor allem wenn eines ihrer Kinder durch ungebührliches Betragen auffällt. Die Zurückweisung von Nahrung gilt bei den Guajiro-Indianern als ein gutes Zeichen, vor allem wenn es sich dabei um tierische Nahrungsmittel, wie Fleisch, Milch oder Käse, handelt. Auch schöne Träume können ein Zeichen sein. Wertgeschätzt wird also ein Verhalten, das gegen die soziale Norm verstößt, Beleg für die Fähigkeit einer Gesellschaft, mit Unterschieden umgehen zu können.

In Kulturen, in denen die Abstammung eine besondere Rolle spielt, wird das medizinische Wissen meist auch als Erbe innerhalb einer Familie weitergegeben. In Asien oder Nordamerika übernimmt der neue Schamane oft

Tibet. In einer Schule für Medizin.

nach dem Tode seines Großvaters dessen Aufgabe. In jedem Fall aber ist der soziale Druck so groß, dass es unmöglich ist, das Amt des Schamanen abzulehnen. Wer das wage, werde bald schon einer schweren Krankheit erliegen, heißt es.

In den traditionellen Kulturen hat die Heilkunst oft eine gewisse religiöse Weihe. In Indien werden die »vaidyar« von einem Tempel aufgenommen, der eine eigene Schule betreibt. Diese Priester widmen dem Kranken dann komplizierte Rituale und Zeremonien, um dessen Beziehungen zur Familie oder zu den Ahnen wiederherzustellen. Ihr Wissen wird einer göttlichen Offenbarung gleichgestellt. Die Patienten bitten sie im Allgemeinen, zu ihren Gunsten bei einem der Götter des Pantheons zu intervenieren. Die Schüler erhalten eine Ausbildung auf der Basis religiöser Texte, aber sie lernen auch, Träume und Symbole zu interpretieren und Mantras zu rezitieren. Auch die Herstellung besonderer Medikamente wird gelehrt. Für einige der nach ayurvedischen Methoden zusammengestellten Arzneien bedarf es einer Vorbereitungszeit von bis zu dreißig Tagen.

Indien, Ladakh. Patienten warten auf die Diagnose des Orakels.

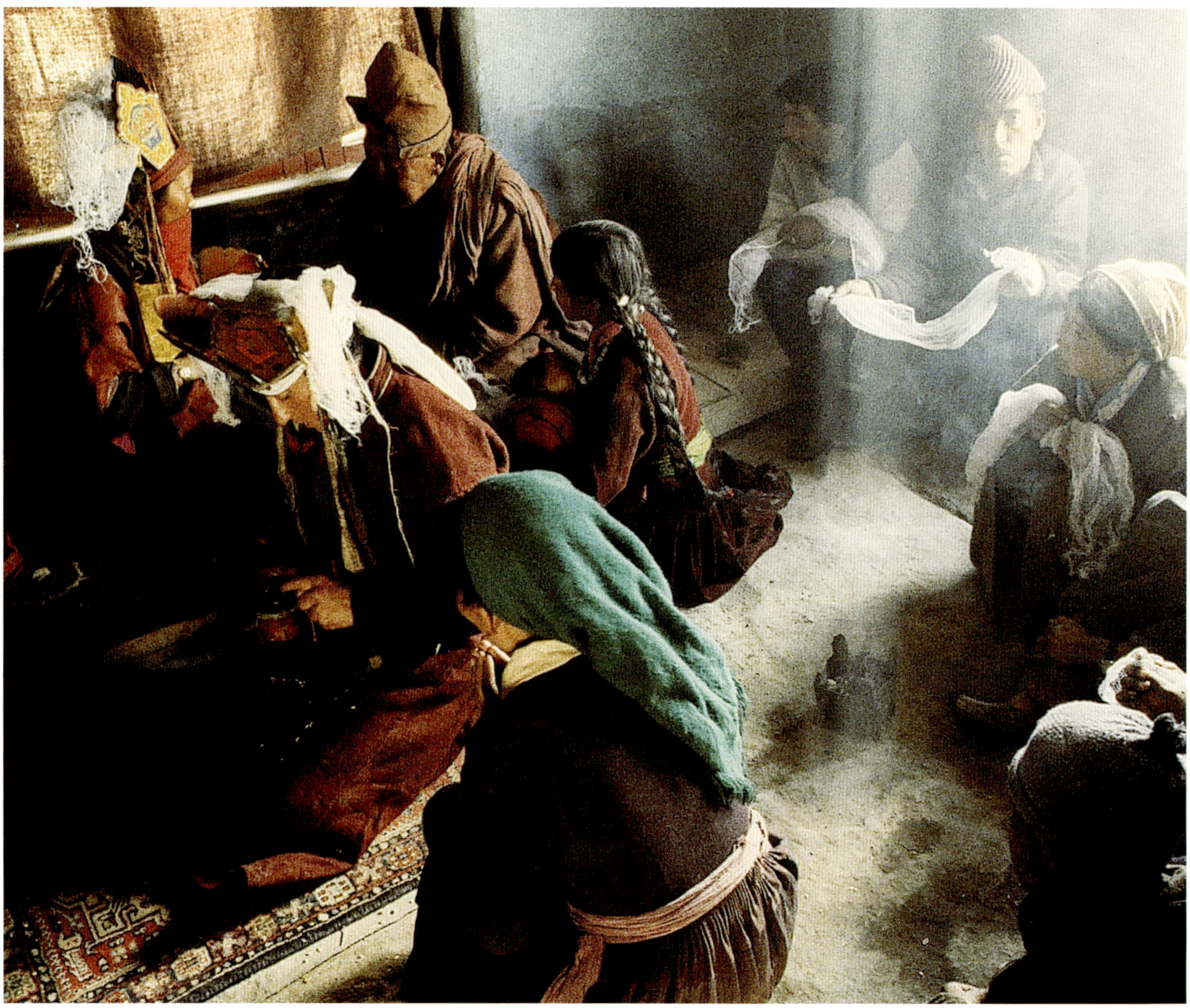

Wird ein junger Schamane von einem erfahrenen Alten geschult, lernt er auch jene Objekte und Kostüme herzustellen, die ihm später unentbehrlich sein werden: Mütze, Maske, Klappermühle, Peitsche und Schellen, ein Umhang aus Bärenfell, eine mit Bändern geschmückte Trommel … Die Initiation selbst ist dann meist die letzte der Prüfungen, mit ihr ist die Ausbildung abgeschlossen. Dieser Abschluss wird wie eine Neugeburt betrachtet, und so werden aus diesem Anlass die Riten in Erinnerung gerufen, die Kindheit und Heranwachsen begleitet haben. Bei den Massai, in Afrika, wird symbolisch der Tod in Szene gesetzt. Und die neuen Schamanen der Inuit erzählen, der »Bär des inneren Sees« sei hervorgekrochen und habe alles Fleisch vom Knochengerüst genagt, um danach in einem neuen Leben wieder zu erwachen.

Wie auch immer der Schüler sein Wissen erwirbt, an einer Fakultät, einer religiösen Schule, durch Initiation oder als Lehrling eines Verwandten, er muss sich doch in einer Welt beweisen, in der es einige gibt, die sich ohne zu zögern selbst zu Ärzten erheben. Ob weißer Schamane oder schwarzer Schamane, Heiler oder Marabut, Hebamme oder Hexe, Gut oder Böse, der Patient wird das Wahre vom Falschen unterscheiden können, die Wirksamkeit der Behandlung ist dabei das einzige Kriterium. Und so gehen die Guajiro mit Riten einer »Entschamanisierung« gegen jemanden vor, der versucht, einen Patienten zu betrügen. Ohne Warnung verurteilt die Gesellschaft auch jene, die sich auf Kosten der Kranken bereichern, auch wenn es, wie bei den tamilischen Indern zum Beispiel, wichtig ist, für eine Behandlung zu bezahlen. Das ist aber eine Frage des rechten Maßes. Man stimmt allerdings darin überein, dass der Preis der Behandlung symbolisch sein muss. In den schamanistischen oder animistischen Gesellschaften wird sie meist mit einem Geschenk an die Geister abgegolten. In der Mongolei erhält der Schamane Gaben von Fleisch oder Trankopfer in Form von Tee, Milch oder Wodka. Doch sollten die Geister allzu gierige Leckermäuler sein, wird sich der Patient schnell abwenden und den Schamanen für einen Scharlatan halten. Ein Stückchen Zucker, ein Faden von der eigenen Kleidung, das ist – zumindest in Marokko – das Mindeste, was einem Heiler zusteht, damit er auch seinerseits vor Krankheiten geschützt ist.

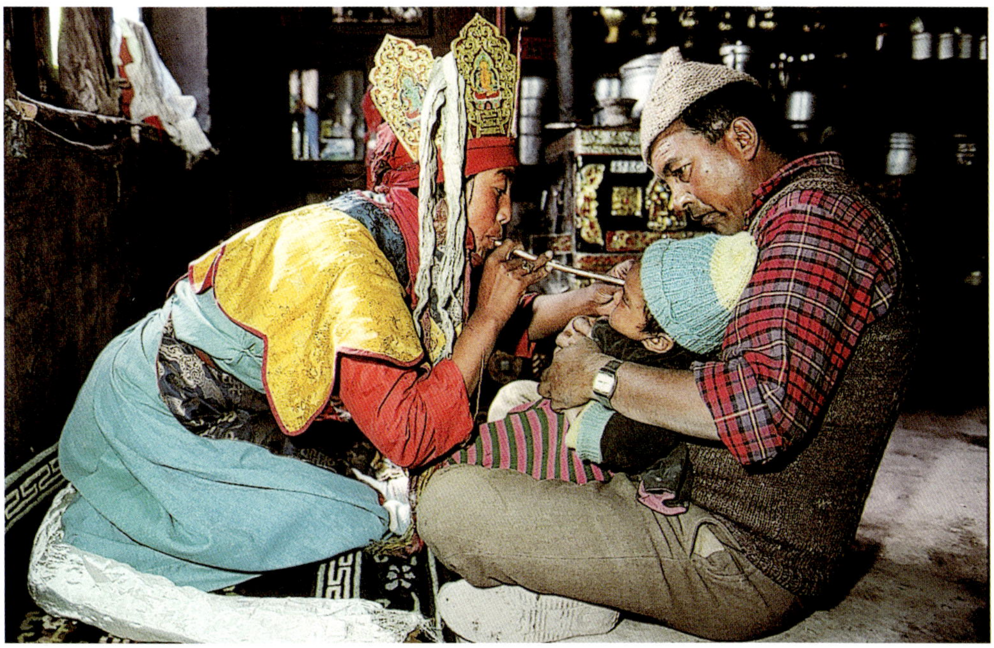

Indien, Himalaya. Mit einem Röhrchen saugt der Schamane symbolisch das Übel aus dem Patienten.

Die Geheimnisse der Apotheken

Pharmakopöen und Heilmittel

Ist in der Natur ein Mittel zu finden, das gegen jede Krankheit hilft? Das jedenfalls hoffen alle Kranken – auch gewisse Heiler aus Kambodscha, die sich gut mit Heilkräutern auskennen, hegen diese Vorstellung. Unermüdlich und seit unvordenklichen Zeiten verzeichnen, klassifizieren und testen sie die verschiedenen Pflanzenarten. Herbstzeitlose gegen Rheumatismus, Fingerhut bei Herzproblemen, Eibe gegen Tumore … Die Liste ist lang, doch verbergen sich in den Wäldern noch immer unbekannte Pflanzen. Die Natur gibt ihre Geheimnisse nämlich nicht so einfach preis, auch wenn sich jede Kultur seit langem schon auf eigene Weise bemüht, den unermesslichen Kräutergarten der Welt zu entschlüsseln und zu inventarisieren.

Schon 1600 Jahre vor unserer Zeitrechnung waren auf einem ägyptischen Papyrus 700 Pflanzennamen aufgeführt. Heute werden unter den 350 000 Pflanzenarten 250 000 blühende Arten verzeichnet.

Die traditionelle Heilkunde beruft sich schon immer auf die Wirkkräfte der Pflanzen. In einer Vielzahl von Legenden wird die Geschichte der Suche nach dem Wundermittel erzählt. Heilen zu können bedeutete ja auch, die Macht zu besitzen, den Tod zu besiegen oder ihn aufzuschieben, und so ist es nicht verwunderlich, dass einer solchen Fähigkeit stets etwas Geheimnisvolles, Göttliches anhaftete. Die Eingeweihten sind sich dieser Macht bewusst und überliefern ihr Wissen und die mit dem Sammeln der Pflanzen verbundenen heiligen Riten entsprechend sorgsam.

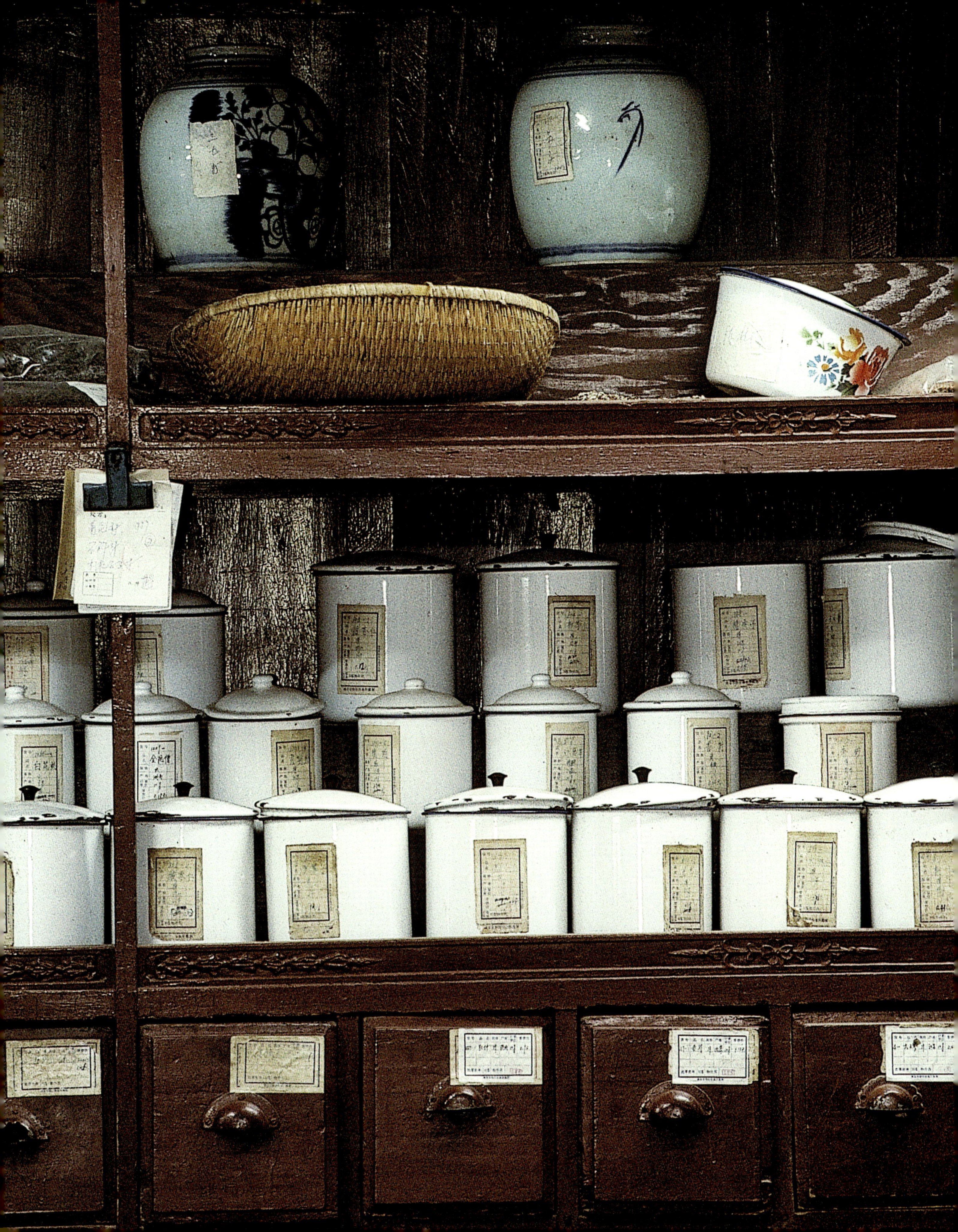

Korea, Suwan.
Beim Apotheker.

VORHERGEHENDE SEITE:
China. Traditionelle Apotheke in der Nähe von Nanjing.

In allen Ländern war lange Zeit das medizinische Wissen nur der eigenen Bevölkerung vorbehalten. Im Verlauf der Geschichte haben sich die Menschen deswegen manchmal sogar regelrechte Gewürzkriege geliefert. Der Preis der gegen Husten, Erkältung und Ruhr wirksamen Muskatnuss hat sich, als sie in Europa bekannt geworden war, während des Zeitalters der großen Entdecker um das Sechzigtausendfache erhöht. Manche Pflanzen, deren Wert man mit Gold oder Silber aufwog, wurden mit strengen Ausfuhrkontrollen geschützt.
China zum Beispiel hat sich wiederholt von der Außenwelt abgeschottet, um seine Geheimnisse nicht offenbaren zu müssen. Im 15. Jahrhundert war es Chinesen gesetzlich verboten, Metalle, Waffen, Werkzeuge oder Heilkräuter an Ausländer zu verkaufen. Damals war das Land in der Bereitung von Arzneien schon auf einem sehr hohen Niveau angelangt. Für die Zusammensetzung mancher Pillen wurden, nach überlieferten Rezepten, nicht weniger als 600 Ingredienzen verwendet. Bevor das Land sich in eine selbst gewählte Isolation zurückzog, hatte China allerdings eine ziemlich aggressive Politik verfolgt und ungeheure Mittel eingesetzt, um das medizinische Wissen immer weiter zu vervollkommnen. An Bord riesiger und luxuriöser Schiffe, auf deren Brücken man Kräutergärten angelegt hatte, schickten die politisch Verantwortlichen Ärzte und Botaniker über die Weltmeere. An Europa waren die Chinesen kaum interessiert, da sie glaubten, auf dem alten Kontinent würde nur Wolle und Wein produziert, die wertvollen Pflanzen, die sie suchten, fanden sie in Sri Lanka, in Thailand, auf den Malediven und in Afrika. 1552 machte sich ein chinesischer Gelehrter daran, alles Wissen um medizinisch wirksame Mittel zusammenzustellen. Nach fünfzehn Jahren Arbeit hatte er ein zweiundfünfzigbändiges Werk vollendet, in dem 1892 pflanzliche, tierische und mineralische Substanzen aufgeführt waren. Ob Muscheln oder Insekten, Pulver von Hirschgeweihen oder Antilopenhörnern, ob Edelsteine, Blei oder Schwefel, gelegentlich sogar auch Bärenleber, all diese Zutaten wurden für die Komposition eines Medikaments als geeignet erachtet. Eine Mixtur aus Ginseng und Schlange war beispielsweise im alten China sehr begehrt.

Erste Ernten

Die Geschichte der Heilmittel beginnt jedoch schon lange vor dem 15. Jahrhundert, lange bevor die Chinesen ihre ausgeklügelten Medikamente zu komponieren begannen. Manche Forscher setzen den Beginn schon mit jenem Zeitpunkt der Urgeschichte an, an dem die Menschen es zum ersten Mal wagten, von der Flora ihrer Lebenswelt zu kosten. In mehreren urzeitlichen Gräbern wurden Rückstände von Pflanzen gefunden. Sie scheinen auch bewusst als Heilpflanzen ausgewählt worden zu sein. Als Grabbeigabe sollten sie den Toten ins Jenseits begleiten und beschützen. Jenes Wissen der Menschen hat sich, je nach Entwicklung der Kulturen und den Einwirkungen gegenseitiger Einflüsse, von Kontinent zu Kontinent verbreitet. Und auch wenn es gelegentlich eifersüchtig gehütet wurde, haben Invasionen und Kriege schließlich dafür gesorgt, dass sich vieles vermischte und miteinander verband, sich die Pharmakopöen der Welt im Laufe der Jahrhunderte gegenseitig bereicherten.

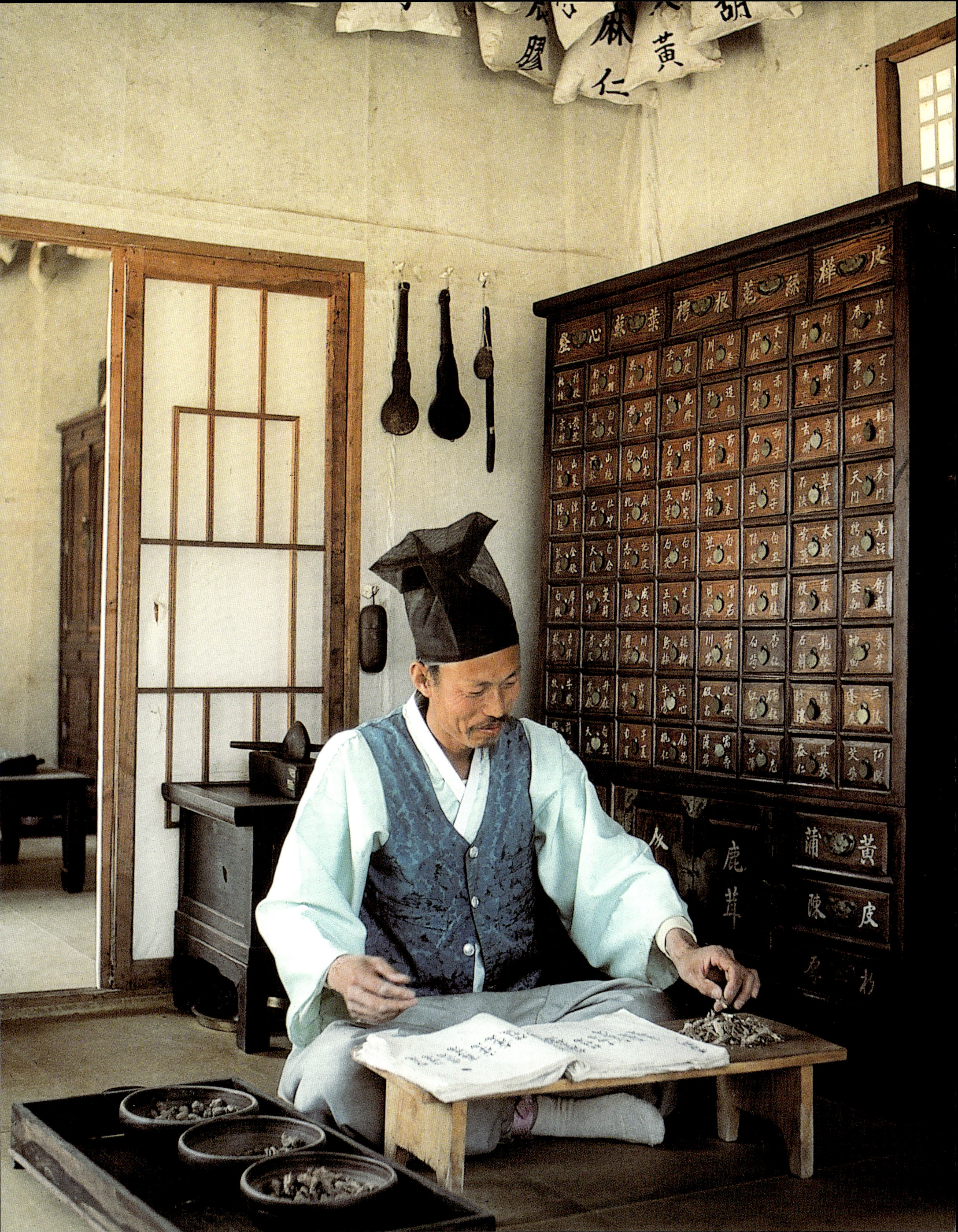
蒲 黃
鹿茸
陳 皮

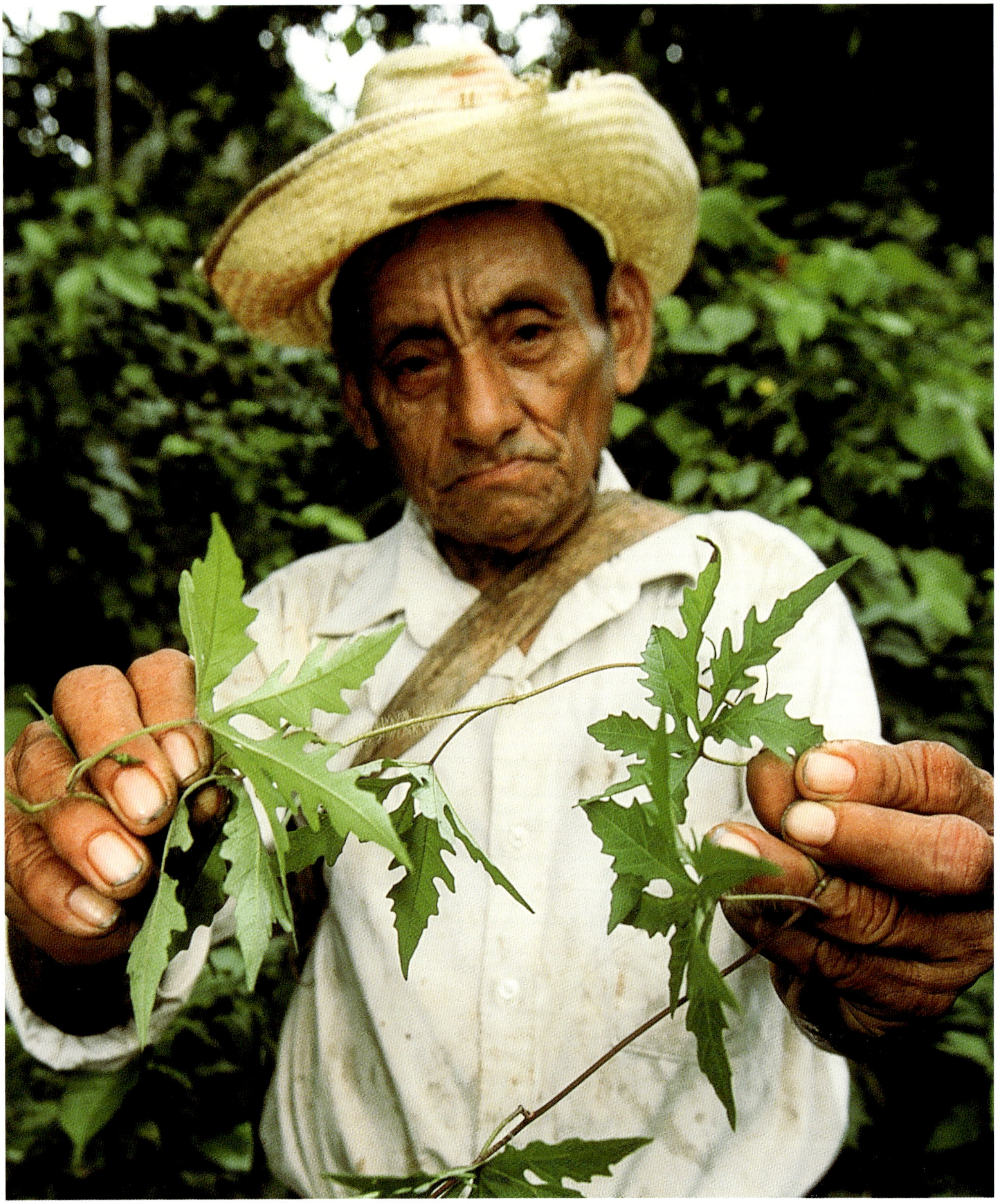

Ratlos vor der Fülle der Pflanzenarten, sind die Menschen doch fast überall in ähnlicher Weise vorgegangen, um erste Hinweise zu sammeln, sich die Grundlagen für die Zusammenstellung von Medikamenten zu schaffen. Eine der Methoden, die Auswahl von Pflanzen einzugrenzen, war stets die Beobachtung der Tiere. Joel L. Swerdlow berichtet in der von National Geographic herausgegebenen Publikation *Nature's Medicine*, dass sich bestimmte Affenarten dazu zwingen, sehr bittere Kräuter, die keinerlei Nährwert haben, zu fressen. Ob ihnen dies Verhalten angeboren ist oder ob es auf Erfahrung beruht, ist immer schwer festzustellen. Doch die in diesen Pflanzen enthaltenen chemischen Substanzen töten bestimmte Parasiten ab. Andere Primaten reinigen ihre Wunden mit besonderen Blättern, es gibt Vögel, die sich mit einer Ameise über die Federn reiben und Bären, die sich einen Wurzelsaft auf die Pfoten spucken. Selbst Kenner des Verhaltens von Tieren können nicht alle diese Handlungen genau erklären, es scheint jedoch, dass sie gegen bestimmte Beschwerden helfen. Die Navajo-Indianer erzählen, sie hätten ihr medizinisches Wissen den Bären abgeschaut, deren Umgang mit Pflanzen sie seit alters aufmerksam beobachteten. Die Chinesen haben zum Beispiel untersucht, welche Pflanzen Hirsche weiden, wenn sie krank sind. In vielen Märchen ist von dieser besonderen Beziehung zwischen Mensch und Tier die Rede. Was wäre natürlicher, als in diesem Fall unserem Instinkt zu folgen, da wir ihm sonst doch misstrauen, ihn oft genug unterdrücken?

Die Pflanzenwelt ist noch lange nicht vollständig erforscht. Es gibt von jeder Pflanze Dutzende oder Hunderte Unterarten, deren Eigenschaften sich ändern können, je nachdem ob sie im Morgengrauen oder in der Abenddämmerung, an einem Nordhang oder an einer Südseite gepflückt werden, ob sie jung oder ausgewachsen sind … Immer wieder werden Pflanzen mit bislang ungekannten Eigenschaften, Wechselwirkungen oder mit neuartigen Inhaltsstoffen entdeckt.

Der Philosophie, nach der er lebt, der Religion entsprechend, der er angehört, entscheidet jeder Heiler, allein auf sich gestellt, auf welche Weise er die wertvollen Kräuter sammelt. Das von Generation zu Generation weitergegebene Wissen um medizinisch wirksame Pflanzen war lebenswichtig, vor allem für Arme oder für Menschen, die in Regionen ohne jede andere medizinische Versorgung lebten. In Frankreich zum Beispiel trugen zahllose Reisende, Hausierer, Mönche oder Saisonarbeiter, die durch die Dörfer kamen, mit ihrem Wissen dazu bei, dass Rezepturen für Arzneien immer wieder verfeinert wurden.

Die Kallawaya, Wanderheiler der Andengebiete, stehen noch heute in dieser Tradition. Während ihrer Ausbildung ziehen sie in ganz Südamerika umher und lernen so die Eigenschaften von rund 350 Heilpflanzen kennen, die Erfahrensten unter ihnen wissen über 600 Arten Bescheid. Sie kennen aber auch die Orte, an denen sie wachsen, die Windverhältnisse und die Sonneneinstrahlung der Stellen, an denen sie gedeihen, wissen, wie viel Feuchtigkeit sie benötigen. So sind sie, trotz des Umstands, dass all diese Kenntnisse nur mündlich weitergegeben werden, bemerkenswerte Botaniker.

Afrikanische Heiler achten beim Heilkräuterpflücken darauf, dass weder ihr eigener Schatten noch der der Pflanze selbst auf die Wurzel des ausgewählten Gewächses fällt. Aus diesem Grunde wird oft nur nachts gesammelt. Und in der Nacht teilen die »Geister« den Heilern auch mit, welche Krankheiten sie bald behandeln müssen und welche Anwendungen dafür geeignet sind. Wird die Pflanze ihrem Milieu nicht nach bestimmten Regeln entrissen, verliert sie ihre Wirkung. Um in Tibet Arzt zu werden, muss man nicht nur lernen, Pflanzen der Jahreszeit entsprechend zu pflücken, sondern auch wissen, welche Mantras und Beschwörungen des Buddhas der Medizin dabei rezitiert werden sollten, damit ihre Heilkräfte erstarken.

Doch wie kann man vor der Unermesslichkeit des Dschungels, einer Wiese oder eines Waldes

Belize. Ein Schamane der Maya pflückt Heilpflanzen.

FOLGENDE DOPPELSEITE:
Kamerun, Berg Oku. Pflanzenernte im Wald.

SEITEN 138–139:
Indonesien, Insel Siberut. Schamane beim Kräuterpflücken.

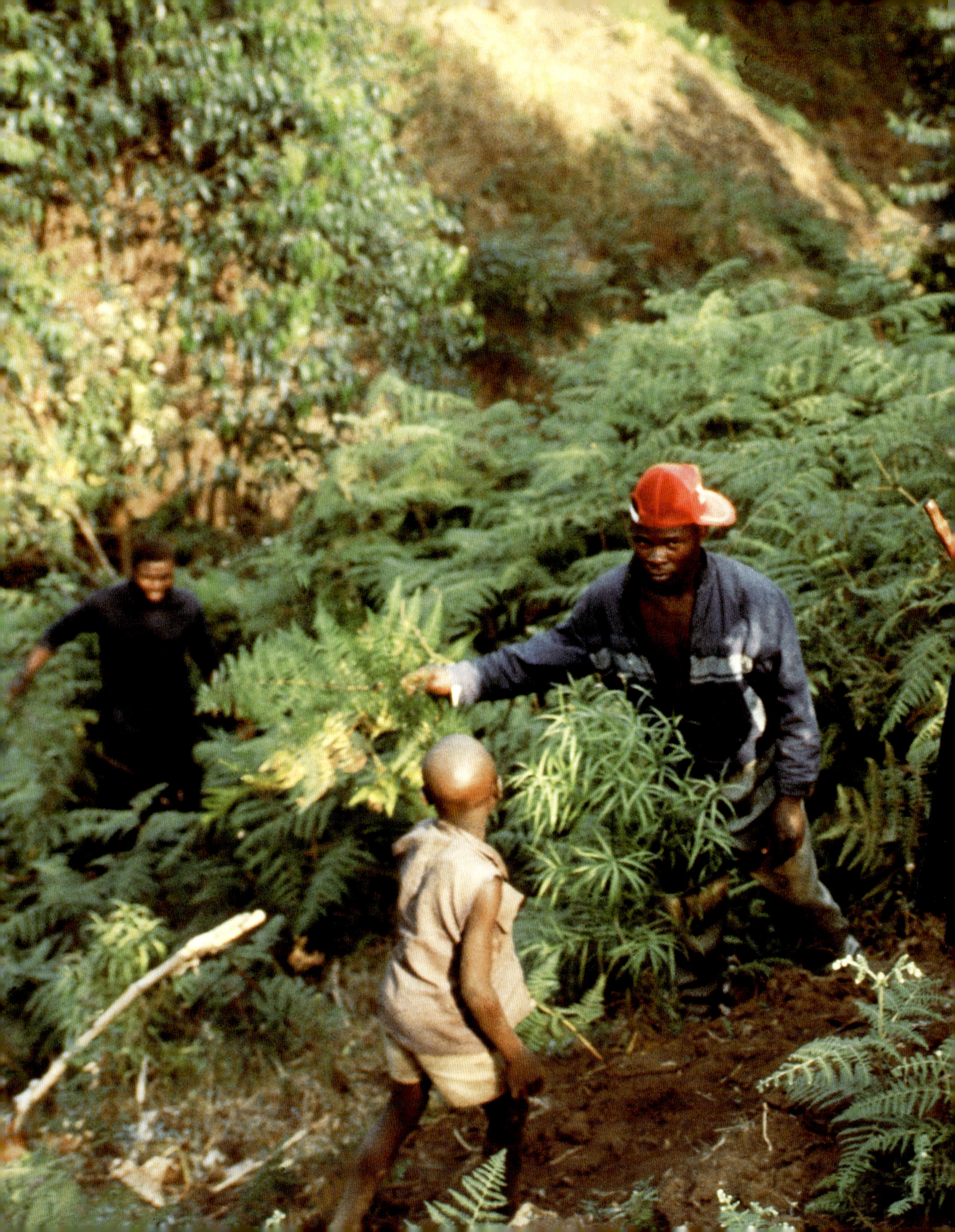

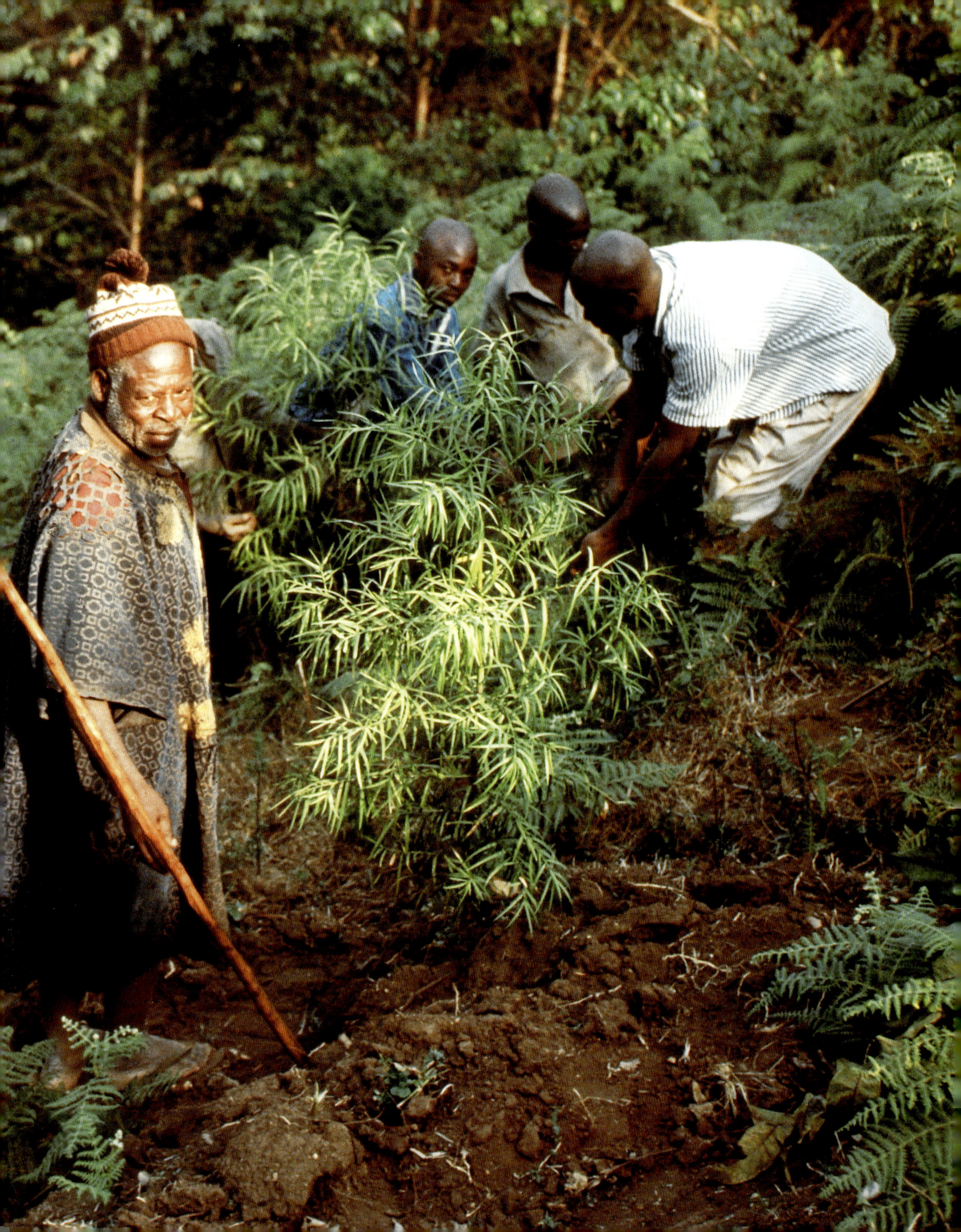

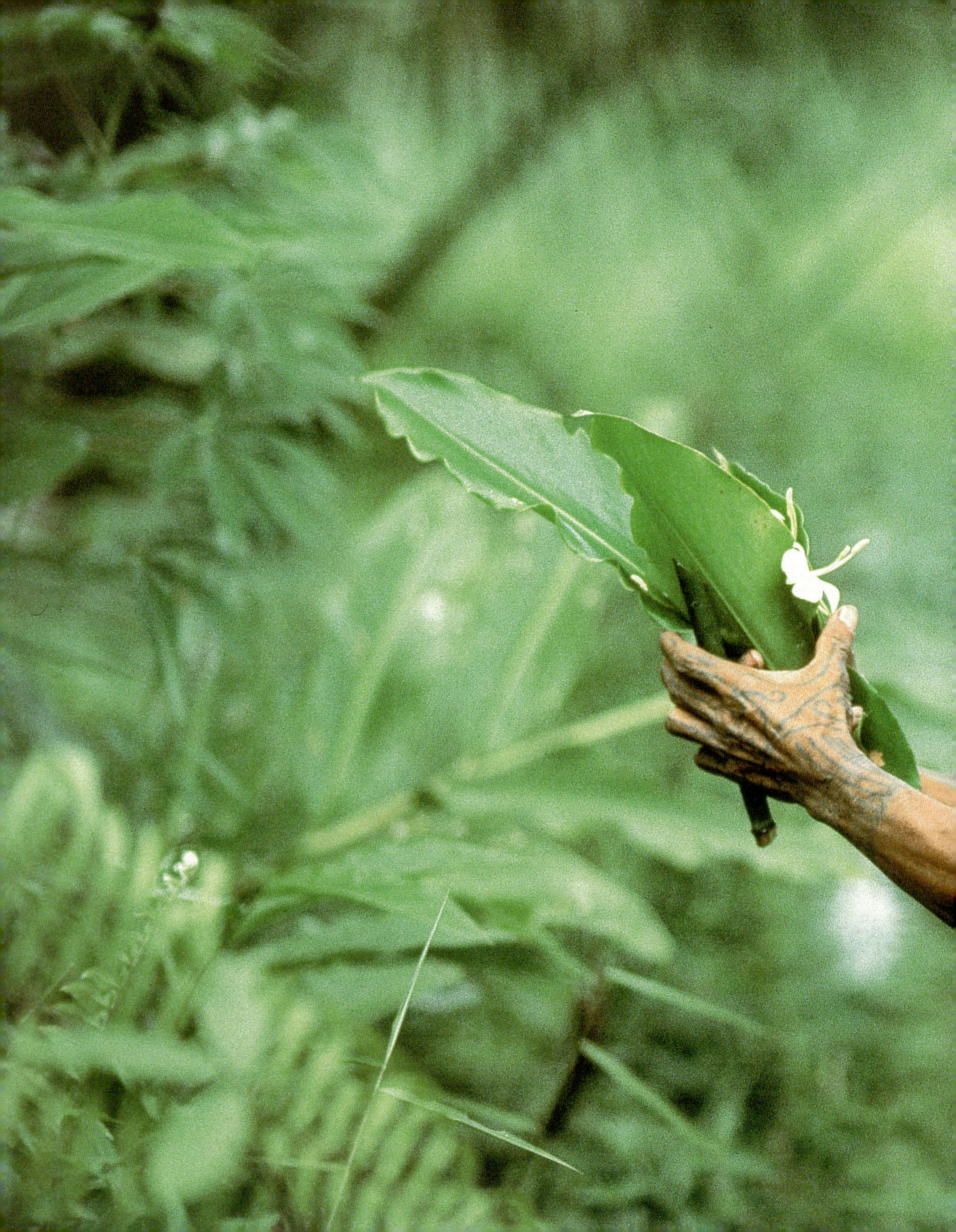

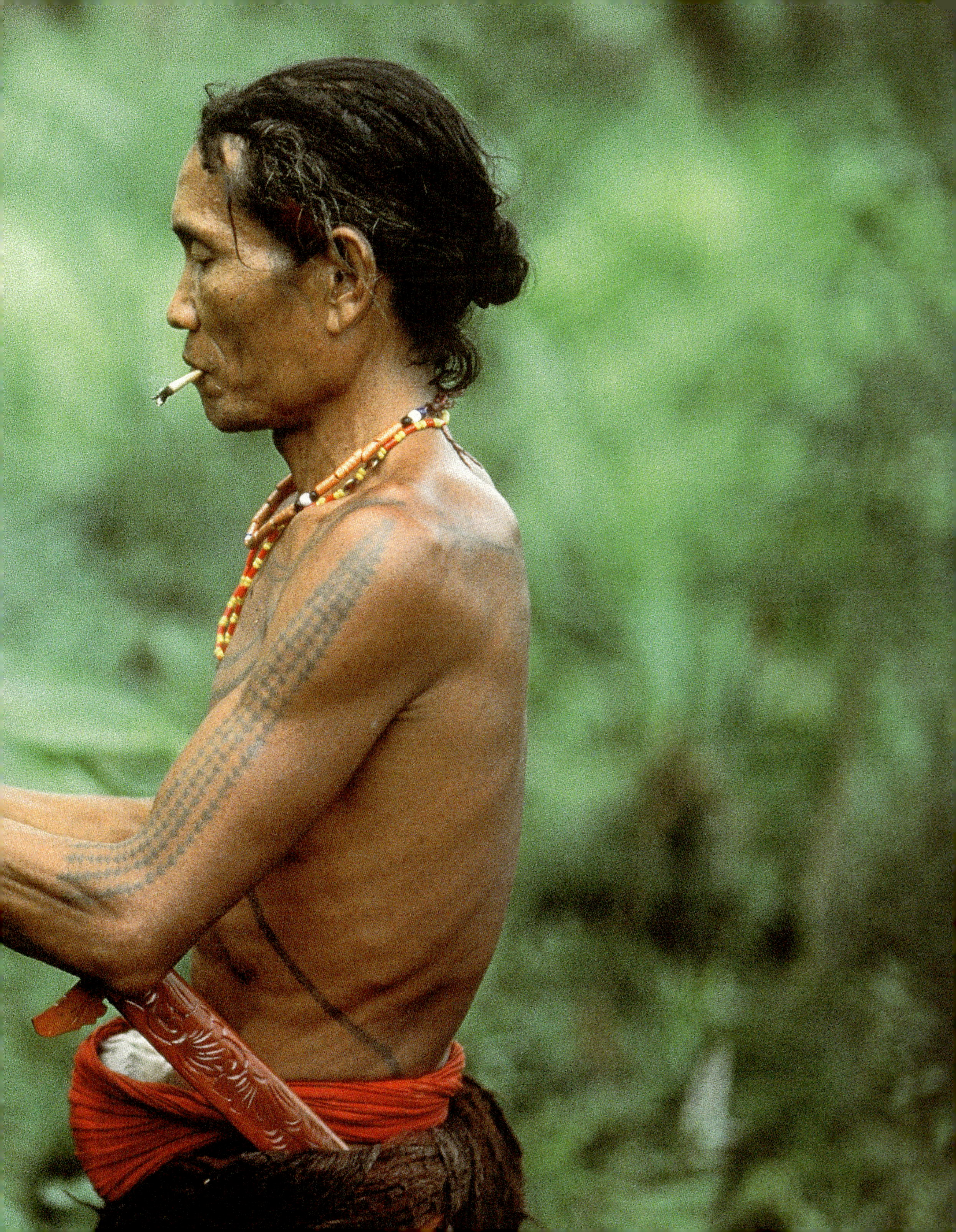

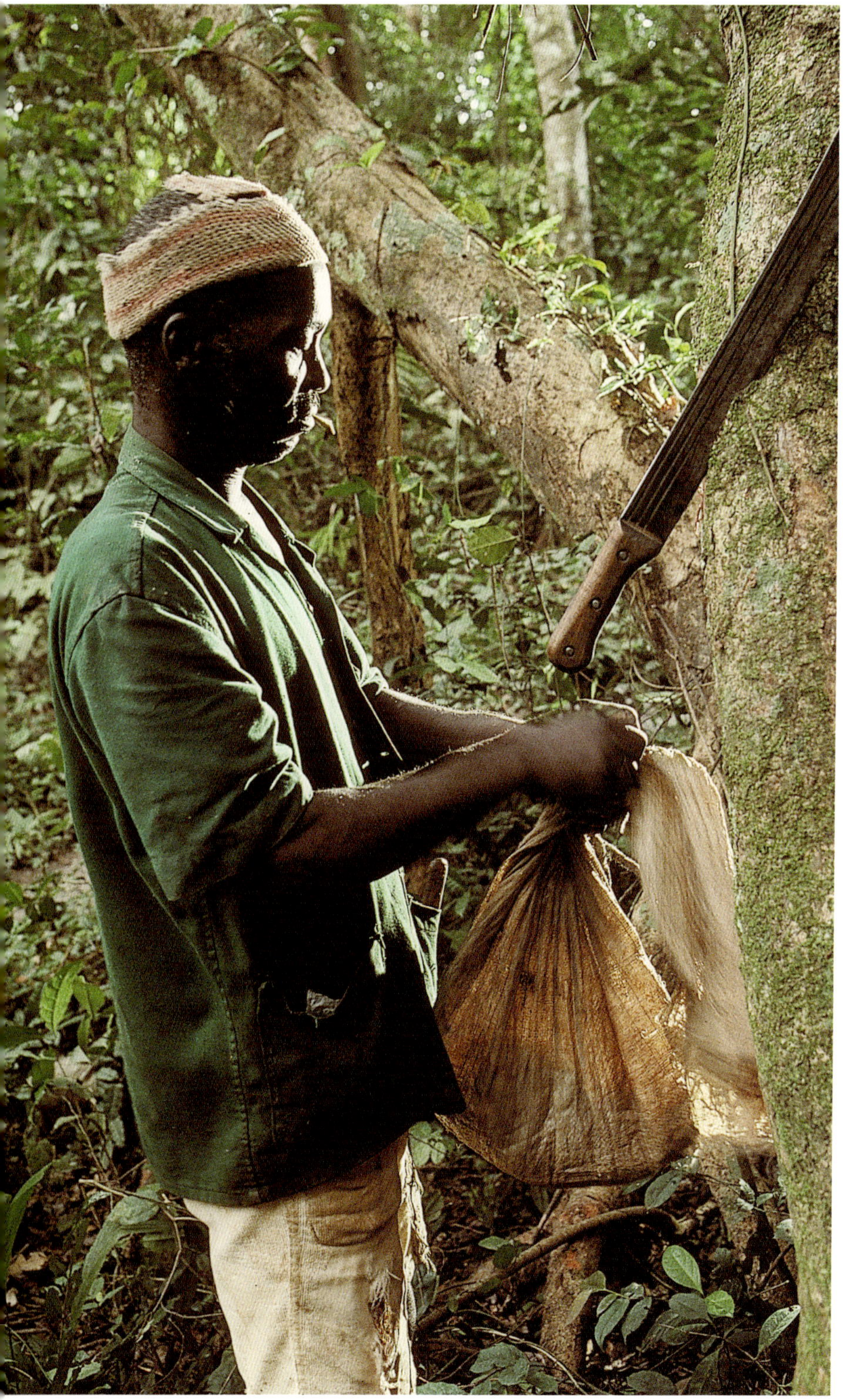

eine Entscheidung treffen? Sollte man diese Pflanze mit den violetten Blättern wählen oder jene Flechte? Sollte man die Rinde verwenden oder die Samen? In dieser Hinsicht scheint man sich in der volkstümlichen, der traditionellen und der modernen Medizin einig zu sein, denn alle drei haben nach dem Prinzip der »Zeichen« gesammelt, das schon Galen definiert hatte: Die Pflanzen entsprechend ihrem Bezug zum Körper des Menschen auszuwählen.

Da war gesunder Menschenverstand im Spiel. Tatsächlich haben manche Ärzte noch bis zum Beginn des 20. Jahrhunderts nach dieser vergleichenden Methode behandelt. Seither war man zu der Auffassung gelangt, diese Methode, bei der man sich allerdings die Wirkkräfte jeder Pflanze gut merken konnte, sei doch etwas abwegig und brächte auch die Botaniker um ihr Vergnügen. Viele Heilkräutersammler jedoch gehen noch immer nach ihr vor.

Im 11. Jahrhundert hat ein andalusischer Gelehrter der klassischen arabischen Medizin die Pflanzen nach ihrem Äußeren – Gräser, Bäume, Schlingpflanzen – und ihrer therapeutischen Wirkung gemäß der Theorie der Körpersäfte – Blut, gelbe Galle, schwarze Galle und Phlegma – klassifiziert. Die traditionelle marokkanische Pharmakopöe teilte die Pflanzen schon immer, ähnlich wie Aristoteles die Krankheiten zugeordnet hatte, den vier Elementen zu, und diese Klassifizierung gilt noch heute. Man unterscheidet die »kalten«, grünen, feuchten und frischen Pflanzen, von den »heißen«, womit vor allem die Gewürze gemeint sind. Auch die Aufteilung in »weibliche« und »männliche« Pflanzen ist geläufig, und entsprechend den Riten des alten arabischen Mondkultes wird genau vorgegeben, zu welchem Zeitpunkt welche Art von Pflanze gepflückt werden sollte.

Aber auf den Ladentheken der Kräuterkrämer Marokkos sind auch Dinge zu finden wie das »Auge des Schakals«, »Schlangenfransen«, das »Korn des rechten Weges«, das »zauberlösende Korn«, das »Ei des Ungeheuers« oder auch die

»Zwiebel des Pharao«. Diese volkstümlichen Bezeichnungen sind auf das Aussehen der Pflanzen, ihre Wirkung oder auf mythologische Hintergründe zurückzuführen. Mit der berühmten Klassifizierung des Schweden Carl von Linné, der im 18. Jahrhundert eine Vielzahl von Tier- und Pflanzenarten mit großer Genauigkeit beschrieb und unterteilte, hat solcherlei natürlich nichts zu tun, doch diese populären Bezeichnungen werden von jedem Käufer verstanden. Und kaum zu glauben, Zucker und Honig werden auf Märkten nicht nur als einfache Süßigkeiten feilgeboten, seit den Zeiten der Pharaonen werden sie als blutstillende, wundheilende Mittel geschätzt. Als regelrechte Antiseptika, sozusagen.

Die Rezeptur der Heiler

Pflanzen zu sammeln ist eine Sache, zu wissen, wie ihre Heilkräfte bestmöglich freigesetzt und aktiviert werden können eine andere, denn dabei spielt nicht nur die Spiritualität eine Rolle, es bedarf dazu manchmal auch gewisser Techniken. Ob als Brühe verkocht, in Pillenform oder als Puder verabreicht, zu Spänen geraspelt oder in einem Umschlag angewandt, manche Elemente reagieren je nach Patient unterschiedlich. Die ayurvedische Medizin versucht, dies bei der Zusammenstellung und Verschreibung der verschiedenen Behandlungsformen zu berücksichtigen. Oft werden den pflanzlichen Stoffen Tierknochen, Mineralien, Kupfersulfat oder Gold, aber auch Gifte, wie Quecksilber oder Arsenik, allerdings in sehr genau kalkulierten Dosen, beigemengt. Zur Ethik des Heilers gehört, dass er sein Gemisch, bevor er es jemandem verschreibt, zuvor selbst kostet. Es gibt verschiedene Arten, Arzneien aufzubereiten. Ein Absud ist eine Lösung, die man erhält, wenn man Pflanzen lange in Wasser kochen lässt. Manchmal entscheidet man sich auch für einen Aufguss, bei dem, wie bei der Mazeration, bestimmte Bestandteile, die auf Hitzezufuhr empfindlich reagieren, nicht verloren gehen. Doch bevor hinduistische Heiler entscheiden, welche die

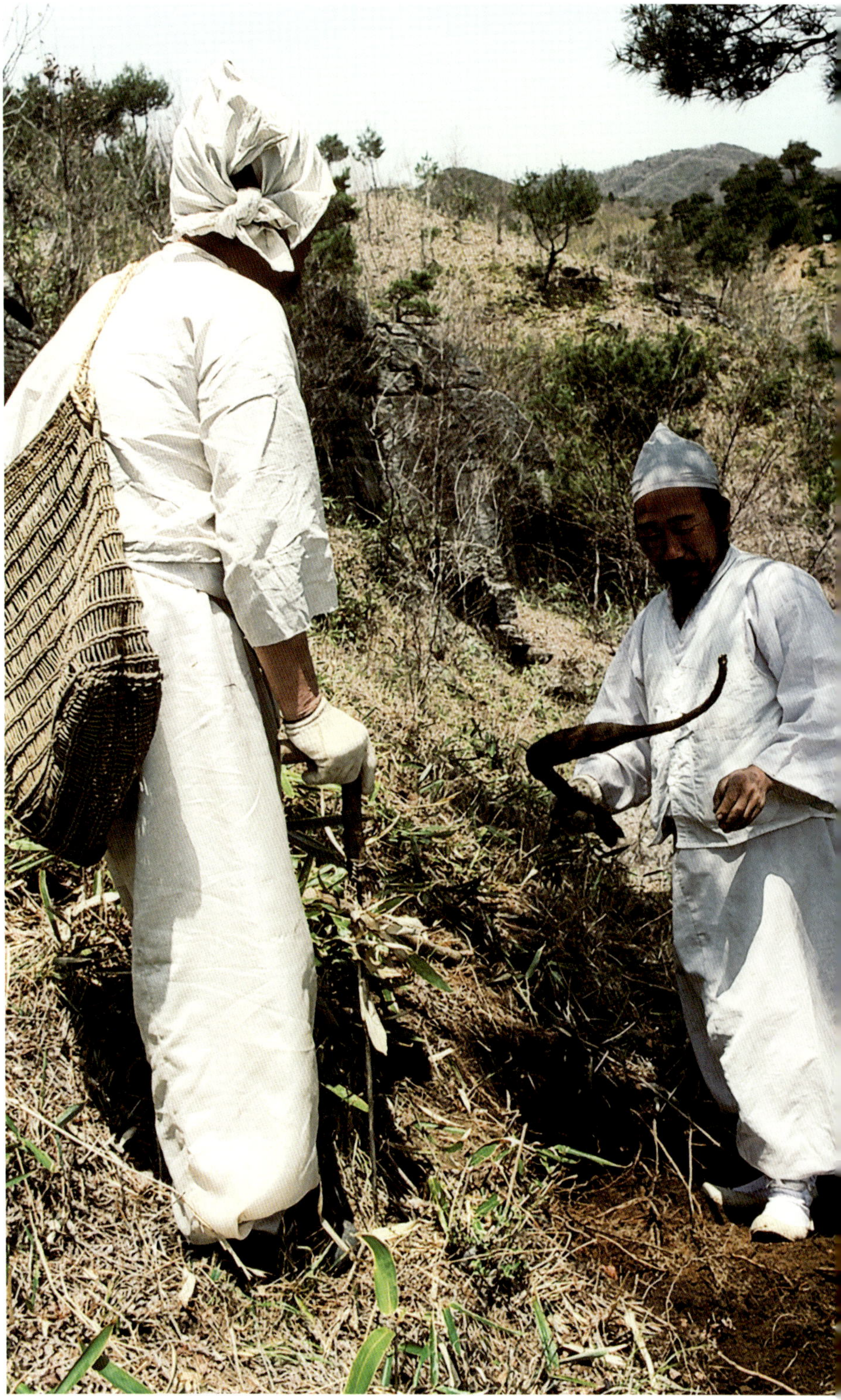

Herbarium und Kokosnuss

Das Wort Pflanzensammlung hat heute keine besondere Bedeutung mehr. Es wird vielleicht noch benutzt, wenn Schulkinder mal ein paar Blätter sammeln, sie zwischen den Seiten eines dicken Lexikons trocknen lassen, um sie dann zwischen zwei Blatt Papier fein säuberlich aufzukleben. Doch von der Antike bis zur Renaissance war ein *Herbarium* vor allem ein Buch zur Pflanzenheilkunde, in dem, begleitet von Zeichnungen, Pflanzen und ihre Eigenschaften beschrieben wurden.

Die von dem Griechen Theophrast im 4. Jahrhundert vor Christus verfasste *Geschichte der Pflanzen* ist, zusammen mit dem im 1. Jahrhundert entstandenen Werk *De Materia Medica* des Dioskurides, eine der ältesten Schriften zur Botanik. Die Herbarien boten, je nach Epoche und Kultur, originelle Darstellungen und halfen einem unerfahrenen Pflanzensammler durch systematisch angelegte, genaue Illustrationen die Gewächse ein und derselben Familie auch wirklich auseinander halten zu können, denn die Wirkung mancher der Pflanzen war sehr gefährlich. So waren die Herbarien Referenzwerke, die Kenntnisse zur Behandlung der verschiedensten Krankheiten zusammenfassten.

Während des Mittelalters trafen sich arabische, chinesische, persische, äthiopische und indische Ärzte in Salerno, einer italienischen Stadt südlich von Neapel, mit Medizinern, die auf der Grundlage der antiken römischen oder griechischen Heilkunde

SEITE 140:
Elfenbeinküste, Tenguelan. Auf der Suche nach Pflanzen gegen Malaria.

SEITE 141:
Korea. Zwei Männer auf der Suche nach Heilkräutern und Wurzeln.

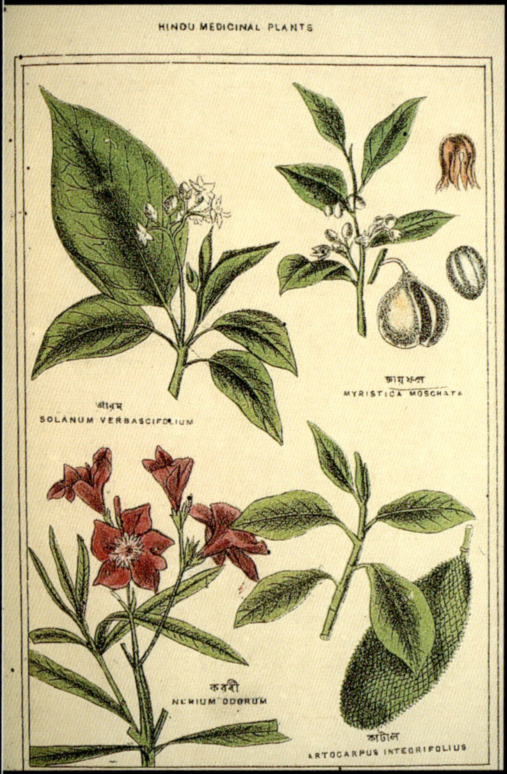

Indien. Abbildung von Heilkräutern.

ausgebildet worden waren und tauschten Erfahrungen aus. Seit dem 2. Jahrhundert ist in Indien das *Charaka* bekannt, eine hinduistische medizinische Abhandlung, die den therapeutischen Gebrauch von Pflanzen und Metallen beschreibt. Die chinesische Pharmakopöe führte nicht weniger als 20 000 Heilkräuter auf, die oft in ihrer natürlichen Form verordnet wurden.

Das Ansehen Salernos ist beträchtlich, und so spricht man von diesem Ort als der »Stadt des Hippokrates«. Einmalig in der Geschichte ist wohl die Tatsache, dass die Frauen Salernos – die berühmteste hieß Trotula – über ein medizinisches Wissen verfügten, das dem der Männer in nichts nachstand. Damals verfasste auch Matthäus Platearius, ein in der Stadt ansässiger Arzt, sein *Buch der einfachen Heilmittel,* das sich vor allem an Apotheker, Gewürzhändler, Kräutersammler und an einen Berufsstand richtete, dessen Mitglieder damals noch kaum Wertschätzung erfuhren, nämlich an Chirurgen.

In seiner Schrift erklärt Platearius, dass Blumen, Kräuter und Bäume, von der Natur gelieferte Grundstoffe für Arzneien, nicht zufällig gedeihen, er erläutert ihre Wirkung, wie mit ihnen umzugehen sei, wie man sie haltbar macht und wie sie für Heilzwecke verordnet werden müssen. Der Umstand, dass medizinisches Wissen aus aller Welt damals in

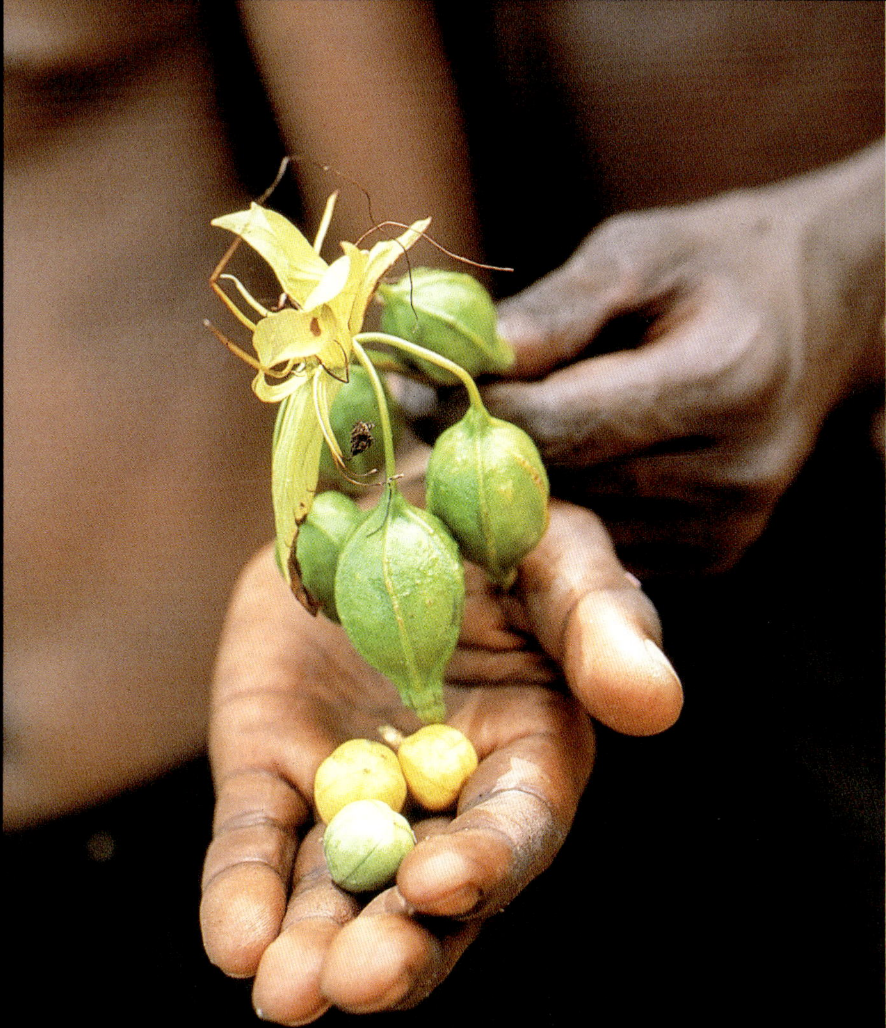

Australien. Früchte für die Zubereitung eines Heilmittels.

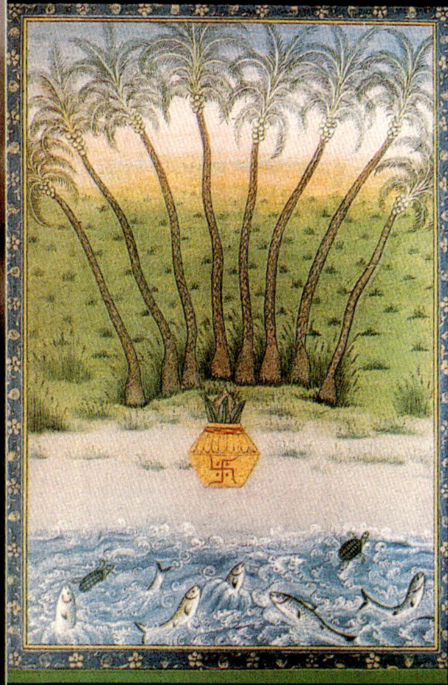

Indien. Kokosnuss hilft bei Verbrennungen und wird zur Auflösung von Nierensteinen, bei Herzkrankheiten und gegen Bluthochdruck eingesetzt.

Indonesien. Die im Wald gefundenen Kräuter werden in ein Blatt eingewickelt.

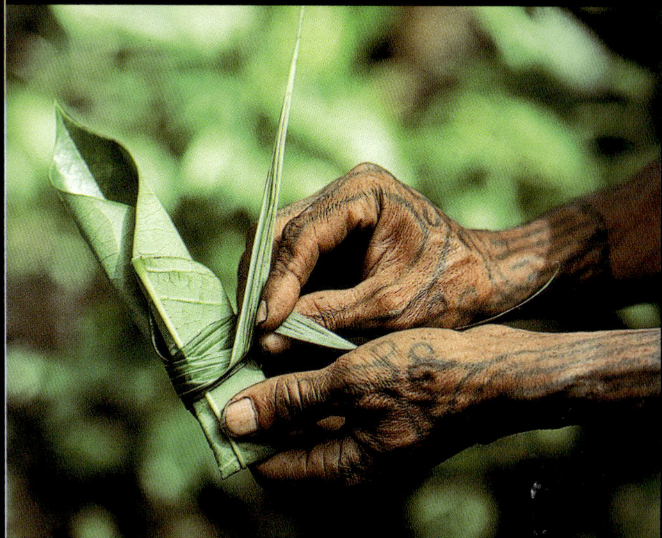

seiner Stadt ausgetauscht wurde, hat ihn bei der Abfassung seines Werks sicherlich beeinflusst.
Und so ist in seinem Buch auch die Kokosnuss, indische Nuss genannt, aufgeführt, die, wie in einem indischen Manuskript aus dem 16. Jahrhundert zu lesen ist, das Blut reinigt. Ein wirkungsvolles Rezept gegen durch Kälte verursachte Atemprobleme ist ebenso aufgeführt: »Man koche dicke Feigen in Wein, zerkleinere und entsafte sie. Sodann verabreiche man diesen Saft zusammen mit Kokosnuss-

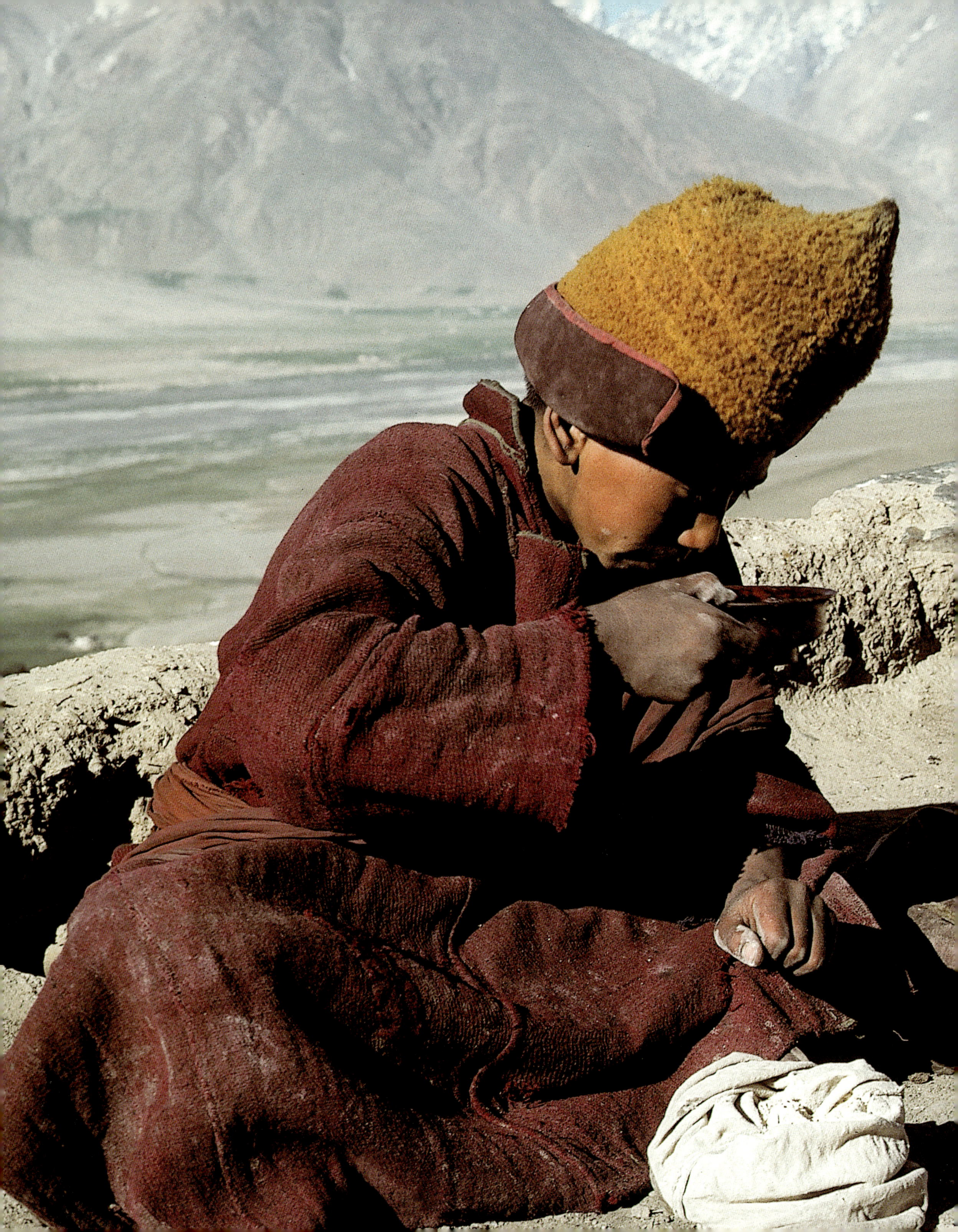

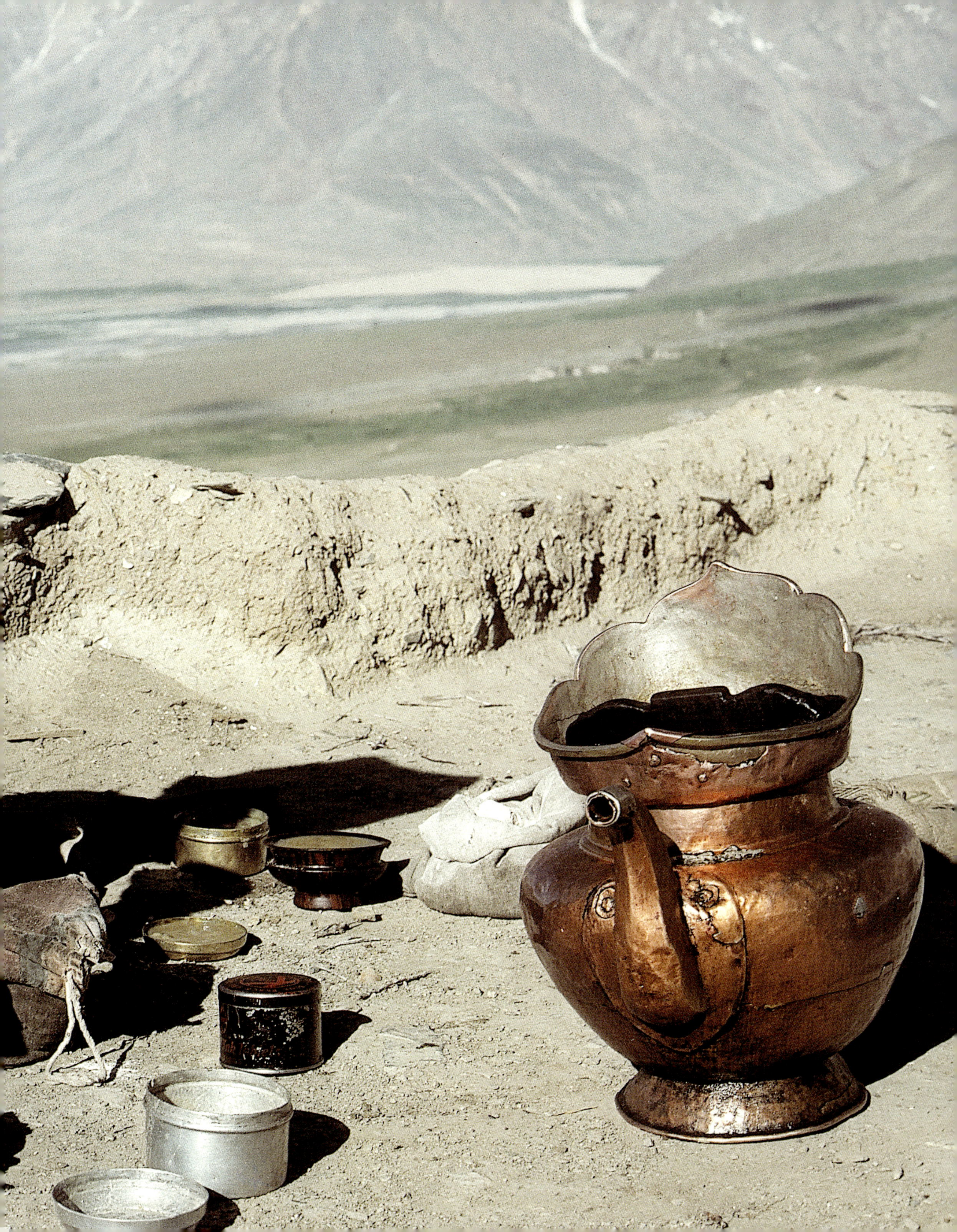

beste Behandlungsmethode für ihren Patienten ist, meditieren sie über 107 Pflanzen und segnen sie dann. Chinesische Apotheker leisten Präzisionsarbeit: Ihre Medikamente sind aus einer außerordentlichen Vielzahl von Bestandteilen komponiert. Und wird das Verschriebene nicht auf das Milligramm genau zusammengestellt, kann die gesamte Behandlung in Frage gestellt sein.

Tibetische Ärzte achten nicht nur auf den Inhalt der Arzneien, sondern auch auf deren Verpackung. Ihre in langwieriger Vorbereitung und auf der Basis komplexer Mischungen entstandenen wertvollen Pillen wickeln sie in kleine Seidentücher ein, deren Farbe sich nach den Eigenschaften des Medikaments richtet: Arzneien für das Herz sind rot, jene für den Geist blau eingewickelt... Mönche bereiten sie nach buddhistischer Tradition zu. Dabei rhythmisieren sie ihre Gesten mit Gebeten. Solche Inbrunst hätte den Druiden Europas gefallen, denn auch sie murmelten beim Pflücken bestimmter Pflanzen »Beschwörungen« und »Zauberformeln«, damit sie ihre Heilkraft weitergaben. Die nordamerikanischen Indianer widmeten der Pflanzenwelt regelrechte Zeremonien, um sich deren Wirkkräfte besser anzueignen und herauszufinden, wie sie mit ihnen umgehen sollten. Der Ursprung des medizinischen Wissens ist im Volkstümlichen verankert und basiert auf religiösen oder magischen Vorstellungen. Um die neuen Heilmethoden zu verstehen, sollte man nicht vergessen, dass sie auf weltlichen Riten beruhen. Gemessen am wissenschaftlichen Fortschritt mögen sie heutzutage etwas seltsam erscheinen. Doch bei all seinen tastenden Versuchen hat der Mensch nur eines im Sinn: Den Tod aufzuschieben.

Laboratorium der Pflanzen

Seit Jahrtausenden sammelten die Menschen Pflanzen, bis die Wissenschaft eines Tages aufdeckte, was bislang mit einer göttlichen Ordnung erklärt wurde und sich gewisse Geheimnisse der Natur in Luft auflösten. Seit Beginn der Industrialisierung werden die Pflanzen in der westlichen Medizin ganz anders gesehen. Weder ist man auf zufällige Ernten angewiesen, noch davon abhängig, ob Insekten ganze Felder verwüsten oder der Wuchs unter Trockenheit leidet. Medikamente können Tag für Tag in gleicher Menge hergestellt werden, und jeder Einzelne kann die festgesetzte Dosis erhalten. Den Chemikern war es gelungen, die Wirkstoffe von Pflanzen zu isolieren und schließlich ihre Bestandteile zu reproduzieren. Seit dem Ende des 19. Jahrhunderts bleibt ihnen nur noch, immer wieder neue, für die entsprechende Therapie benötigte Rezepturen zu entwickeln. Synthetische Medikamente konnten hergestellt werden, nachdem in Frankreich zuvor die Alkaloide entdeckt worden

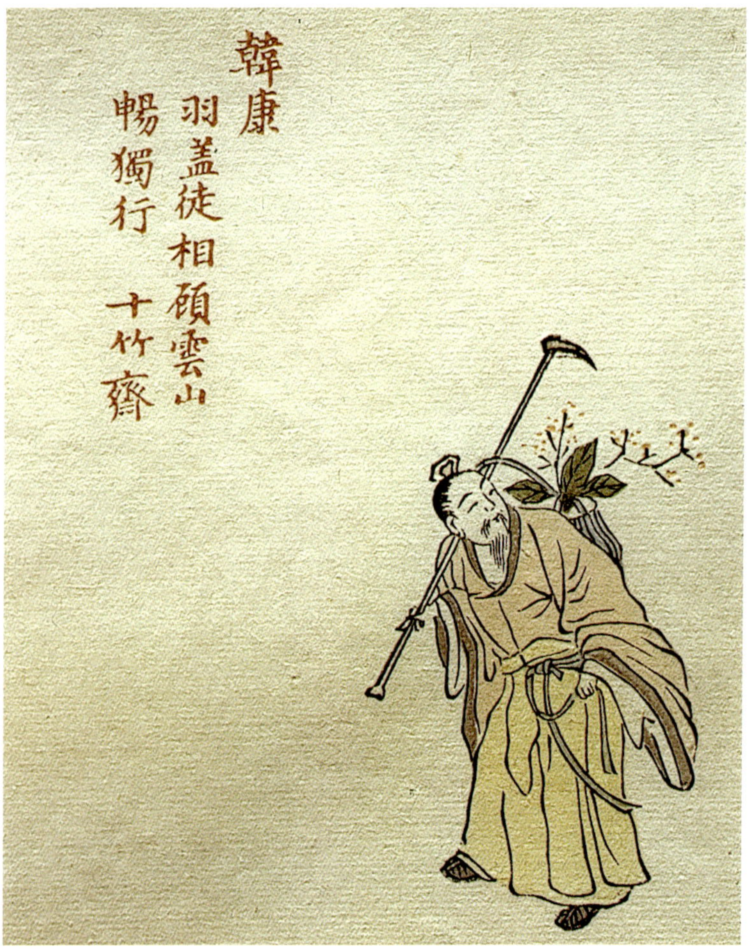

RECHTE SEITE:
Indien. Bei einem ayurvedischen Arzt werden auch die entsprechenden Medikamente hergestellt.

VORHERGEHENDE DOPPELSEITE:
Tibet, Zanskar. Frühstück mit Tee und Tsampa. Gesunde Lebensweise beginnt bei der Ernährung.

UNTEN:
China. Heilkräutersammler.

waren. Diese giftigen oder heilkräftigen Substanzen lieferten den Beweis, warum die in manchen Pflanzen enthaltenen, aber auch von bestimmten Säugetieren, Fröschen, Salamandern, Flechten oder Pilzen produzierten Stoffe medizinisch wirksam sind.

Warum können Pflanzen heilen? Endlich gibt es eine rationale Erklärung. Die Pflanzen werden nicht mehr auf ihre chemischen Fähigkeiten untersucht, sie sind in ganz anderer Hinsicht aufschlussreich. Jede einzelne Pflanze ist nämlich ein wundersames kleines Laboratorium. Diese Vorstellung passte auch gut zu jenem Klischee der Epoche, nach der man sich den Menschen wie eine Maschine dachte. Die westliche Wissenschaft machte gerade einen Sprung nach vorn. Auch an jenem Tag, als der britische Bakteriologe Alexander Fleming versehentlich vergaß, seine Staphylokokkenkultur abzudecken und sie so der Luft ausgesetzt war. Der Schimmel, den er am nächsten Morgen entdeckte, bestätigte vorhergehende Entdeckungen: Ein Pilz konnte bestimmte Bakterien abtöten. Er nannte ihn *Penicillium notatum* und in der Folge wurden die Antibiotika entwickelt. Doch auf der anderen Seite des Planeten, in China, wurden schon seit langer Zeit Wunden mit vergorenem Soja behandelt. Allerdings konnte man sich nicht erklären, wie und warum diese Anwendung wirkt. In Brasilien verwandte man zum selben Zweck schimmliges Getreide, und gar nicht weit von London entfernt, bewahrte man für den Fall einer Verletzung stets ein Stück verdorbenes Brot im Hause auf. So hatte menschliche Erfahrung die Vielseitigkeit von Pflanzen erfasst. Pflanzen konnten nicht über ihre Sinne Alarm schlagen, um dann, wie Tiere, wenn ein Raubtier naht, die Flucht ergreifen. Doch gegen Raupen, Nacktschnecken und Mikroben aller Art haben sie ein eigenes System entwickelt, das es ihnen trotz allem ermöglicht, sich zu verteidigen. Und aus diesem Arsenal, Ausbeute einer komplizierten Alchimie, stammen auch höchst wirkungsmächtige Substanzen, von denen manche heilende Kräfte entfalten.

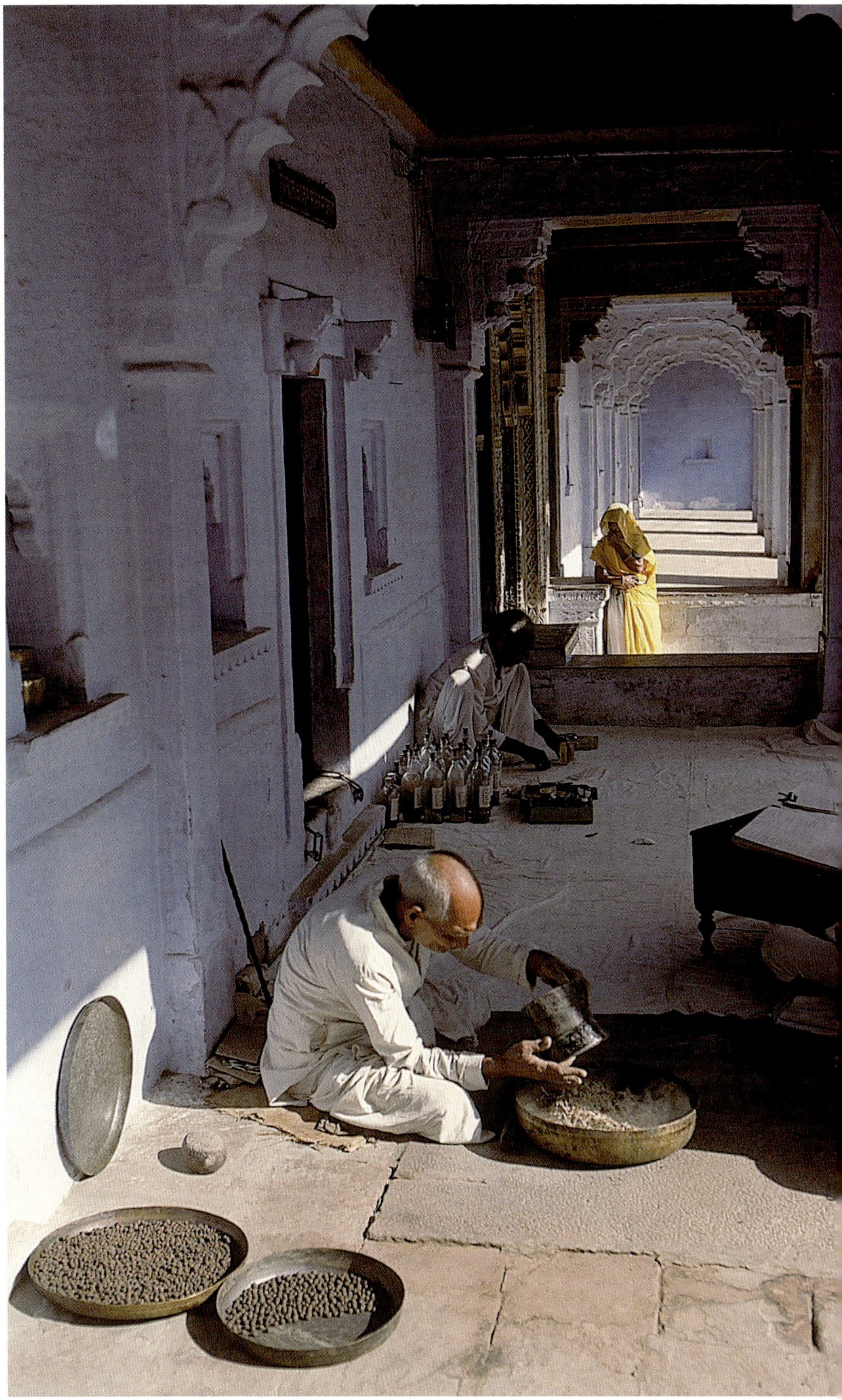

Gärten von Eden

Schon seit alters hat der Mensch den Pflanzen in seiner Vorstellungswelt einen bedeutenden Platz eingeräumt. In den Traumbildern vom Paradies, welche Religion ihnen auch immer zu Grunde liegt, wuchern üppig nebeneinander nährende Bäume und Heilpflanzen. In der Mythologie der Dogon in Mali wird erzählt, der Urahn habe, bevor er auf die Erde hinabstieg, einen runden Korb mit einem flachen Boden als Geschenk erhalten. Seiner Form entsprechend sei der Urgarten gestaltet und allen Dingen ein Platz auf der Welt zugewiesen worden. In den Schöpfungsmythen jeder Gesellschaft kommt irgendeinem seltenen oder speziellen Extrakt eine herausragende Rolle zu. In der muslimischen Welt werden Granatapfel, Apfelbaum oder Weinrebe oft als Bäume Allahs gepriesen. Henna, die bei muslimischen Riten und Festlichkeiten verwendet wird, hatte der Prophet selbst empfohlen. Sie wird Pflanze des Paradieses genannt. Zu Pulver zerstampft und in Wasser aufgelöst wird aus ihr eine wundheilende und desinfizierende grüne Paste gewonnen, deren Farbe sich in Rot verwandelt. Der Legende nach bemerkte der Prophet, dass sich seine Tochter am Tage ihrer Hochzeit schwach fühlte. Er riet ihr, nach draußen zu gehen, die erste Pflanze, die sie antreffen würde zu zerkleinern und sich Hände und Füße damit einzureiben. Es war ein Hennastrauch, der seit jenem Abend als Zeichen für Freude und Segen gilt. Um die Entdeckung dieser Pflanze ranken sich viele Legenden. Auf dem maghrebinischen Lande wickelte man Neugeborene früher in Umschläge mit Henna. Noch heute trägt man ihnen Henna auf dem Bauchnabel auf, damit er austrocknet. Eine besondere Mischung aus Alaun (einem Mineral), Benzoe (einer magischen Pflanze) und Harmel (einer giftigen Pflanze) wird wie Weihrauch abgebrannt und soll die Luft reinigen und böse Mächte vertreiben. Ist das Neugeborene ein Junge, wird man ihm am Tage seiner Beschneidung ein wenig Alaun und Benzoe um Hals und Handgelenk binden.

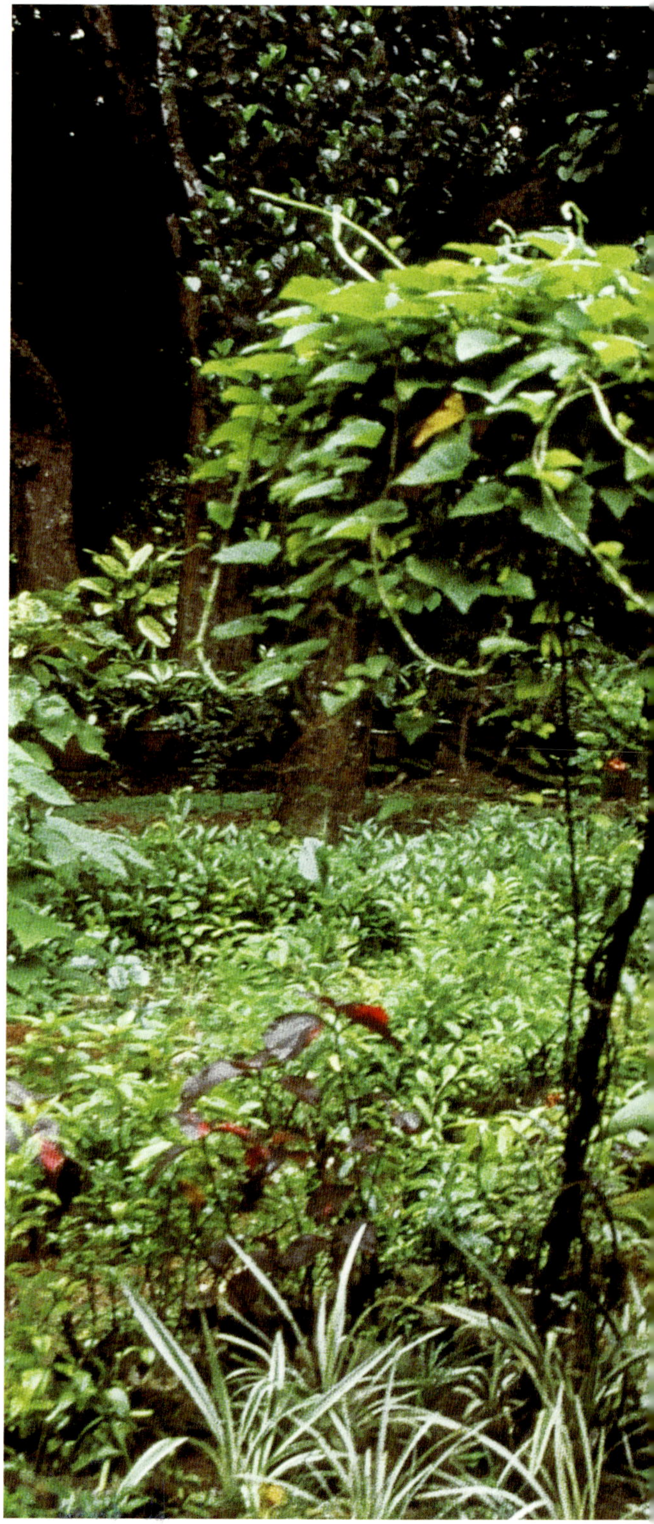

Indien, Kerala. Ayurvedischer botanischer Garten.

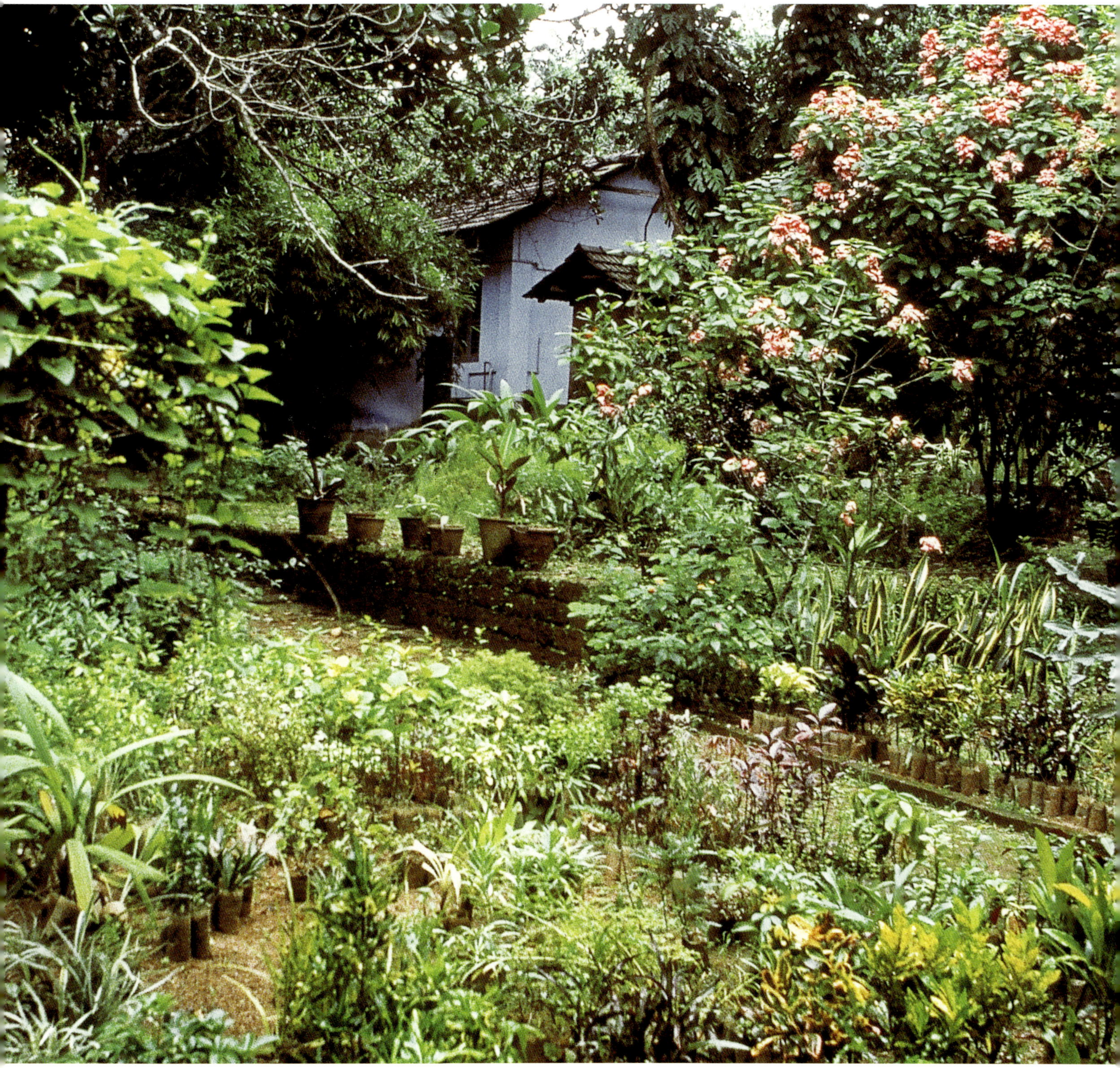

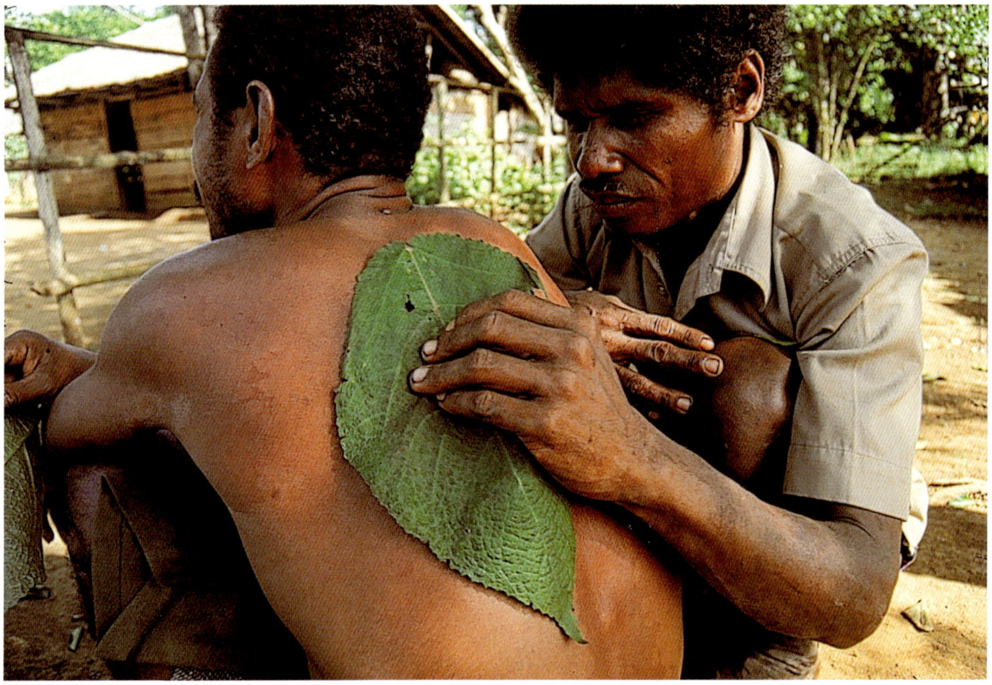

Papua-Neuguinea. Bei den Ceram wird ein Blatt ohne weitere Vorbereitung eingesetzt. Es verursacht ein Brennen auf der Haut.

RECHTE SEITE:
Saudi-Arabien. Eine Behandlung des Kopfs mit Pflanzen.

Henna wird auch auf die Hände einer Braut aufgetragen und erfüllt so eine symbolische Funktion. Sie soll das junge Mädchen, das am Hochzeitstag noch keine Frau, aber auch kein Kind mehr ist, in seiner Situation des Wandels beschützen. Henna begleitet alle Lebenszyklen. Auch den Verstorbenen wird die Paste aufgetragen, denn es heißt, sie bewahre den Körper der Toten für eine gewisse Zeit vor dem Verfall.
Das Symbolische der Pflanzen ist stets mit den Ängsten des Alltagslebens verbunden. So führen die Hirten der Peule die Schöpfung auf einen Tropfen Urmilch zurück, ähnlich wie die Shilluk, nach deren Mythologie, wie René Luneau, ein Experte für afrikanische Religionen erklärt, eine Urkuh am Beginn der Welt war, doch bei den Diola, deren Gesellschaft auf Ackerbau basiert, steht am Anfang ein Reiskorn oder ein Fingerhirsekorn, das kleinste aller Samenkörner. Bei den Falli in Kamerun werden Getreide, Früchte und Gemüsearten Teilen des menschlichen Körpers zugeordnet: Rote Hirse dem Kopf, die Wassermelone der Brust, die wilde Melone den Beinen, die Bohne dem rechten Arm …

Die Pflanze nährt, pflegt, vergiftet, behext oder läutert … Manchmal dient sie der traditionellen Medizin, ähnlich wie Mineralien, Tiere oder einer der anderen Stoffe, die Bestandteil von Medikamenten werden, sowohl als Metapher wie als Heilmittel. Sie wird zum Mittler zwischen dem Behandelnden und seinem Patienten, schafft die Verbindung zwischen dem Sichtbaren und dem Unsichtbaren.

Kollektive Halluzinationen

Für die Azteken waren Läuterung und Trancezustand Voraussetzung jeder Heilung. In fast jeder Zivilisation kommt einer bestimmten Pflanze emblematische Bedeutung zu, doch sind es nicht immer nur Heilkräfte, die hervorgehoben werden. Für die Schamanen ist die Pflanzenwelt mit der Welt der Geister verbunden. Pflanzen einzunehmen heißt, sich ihre Eigenschaften anzueignen. Manche haben halluzinogene Wirkungen. Durch sie wird aber keine verfälschte Realität erkennbar, sondern jene andere Realität, die das Bewusstsein normalerweise nicht durchdringen kann. Diese Pflanzen dienen als therapeutische Hilfsmittel.

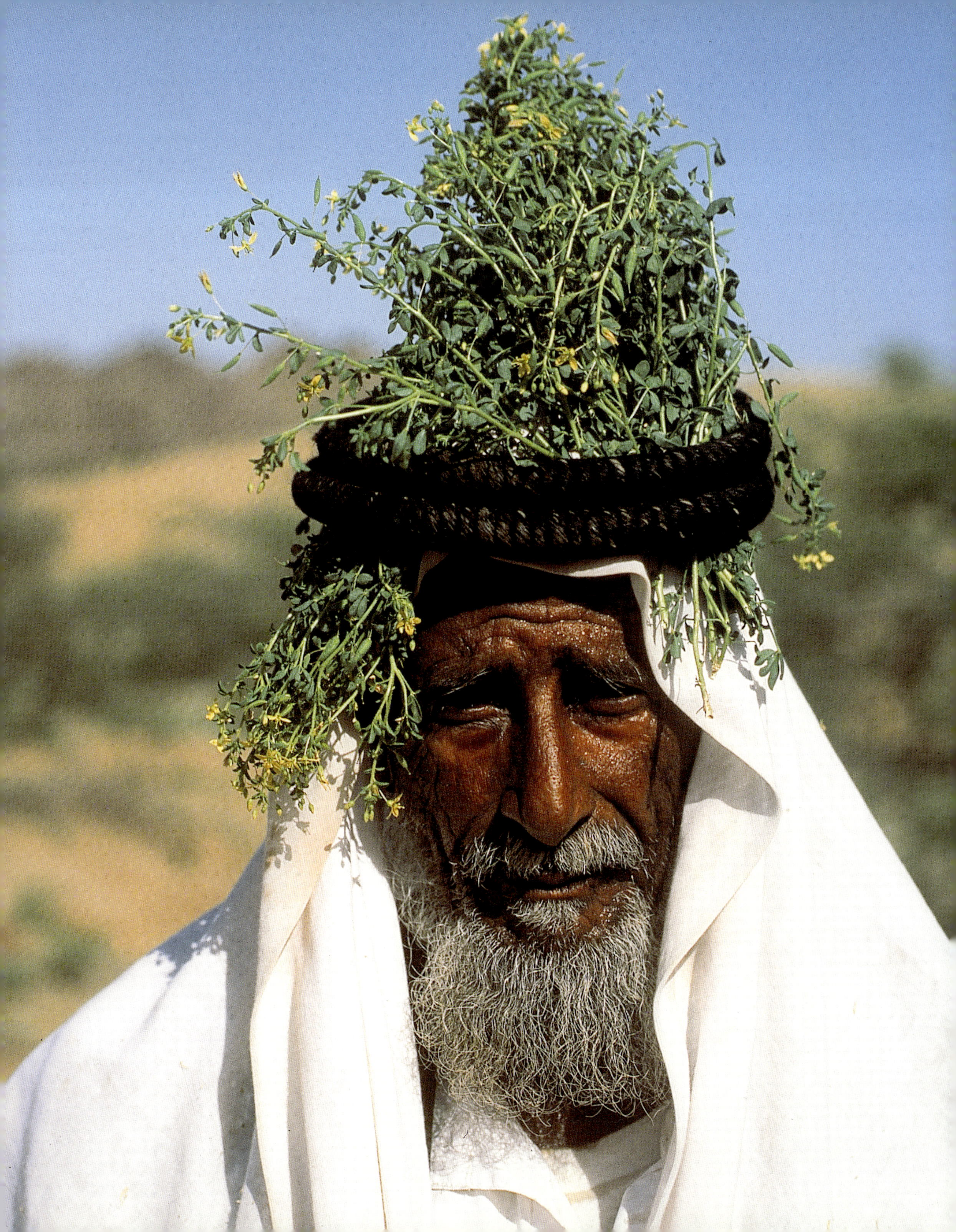

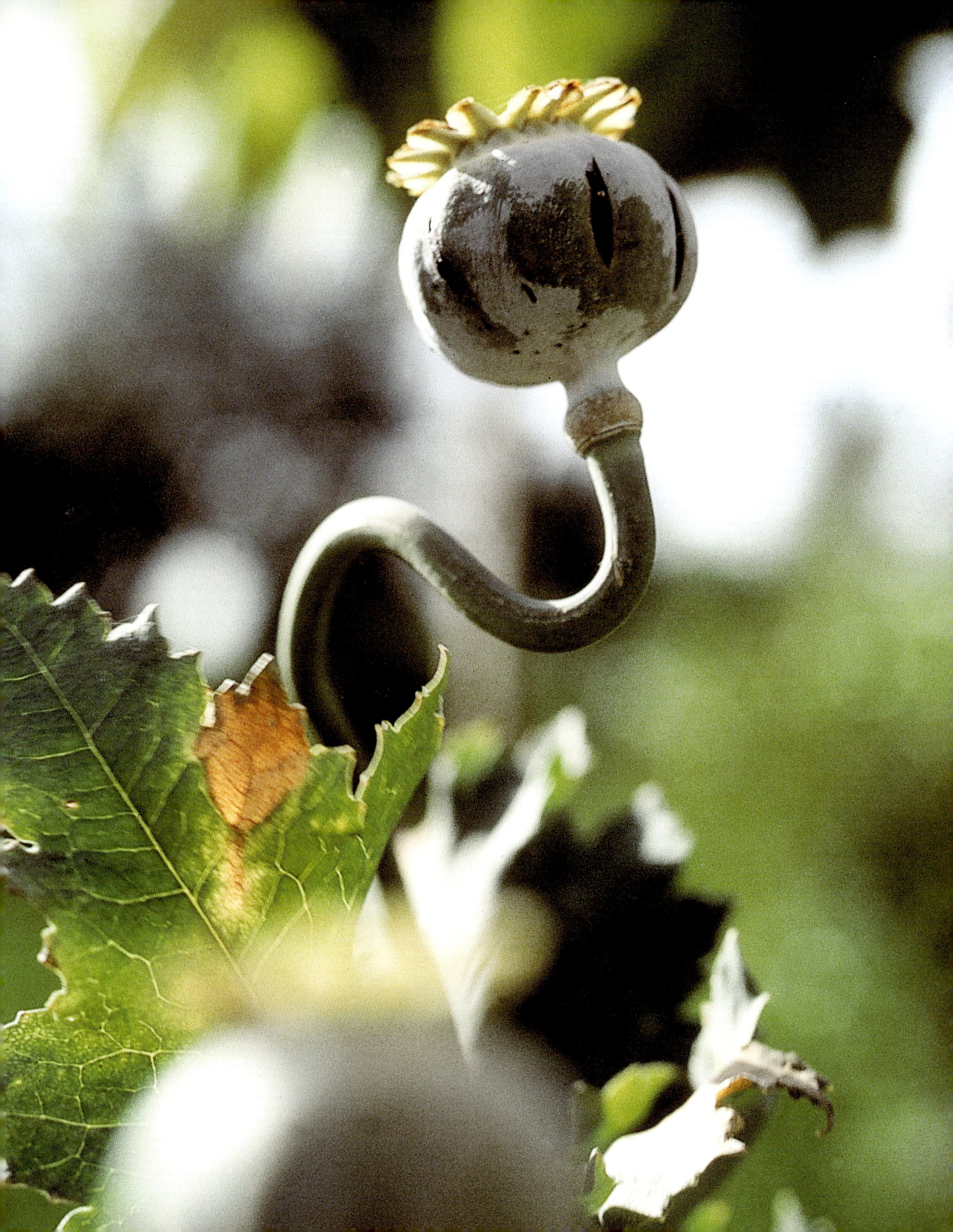

Während der Prozeduren zur Behandlung nehmen die Heiler auch die gleiche psychotrope Substanz ein wie ihre Patienten, denn auf diese Weise können sie den Zustand des Kranken mitvollziehen. Die Introspektion wird so zu einer Methode, Krankheiten zu erkennen und entsprechend zu behandeln.

Der kleine, bei schamanistischen Zeremonien verwendete und halluzinogen wirkende Peyote-Kaktus, wurde in Mexiko und im Süden von Texas so populär, dass sich während des 19. Jahrhunderts ein regelrechter Kult um diese Pflanze entwickelte. Die Teilnehmer versammelten sich nachts, bildeten einen Halbkreis und versuchten Traumbilder zu sehen. Dabei wurde die Trommel geschlagen, gesungen, und während der gleichen Zeremonie behandelte man die Kranken. Der Schamane steuerte bei diesen Zusammenkünften die Auswirkungen der Drogeneinnahme, überprüfte die Wirkung und unterbrach den Rausch, wenn er es für angebracht erachtete. Damit bewies er auch seine Fähigkeit, selbst von einem Zustand in einen anderen, symbolisch von der einen Welt in die andere übergehen zu können. Dies wurde zur Metapher für Krankheit und ihrer Heilung. Noch heute gehen die Schamanen, vor allem in Südamerika, auf diese Weise mit ihren Patienten um. Seit einiger Zeit ist Tabak im Gespräch, weil er das gefährliche Nikotin enthält, auf das man kaum mehr verzichten mag, wenn man es erst einmal genossen hat. Bevor Tabak in Form von Zigaretten konsumiert wurde, war er, so glaubte man, eine Arznei. Es ist noch nie gelungen, die Wirkung von Tabak eindeutig zu definieren. Während der Epoche der Eroberung Amerikas durch die Spanier meinten die Ärzte, er sei gut gegen Gallensteine und Magenschmerzen, gegen Entzündungen und Geschwulste, gegen Zahnschmerz und schlechten Atem … Ein Wundermittel gegen allerlei Krankheiten schien gefunden. Von den Wohltaten der Pflanze überzeugt, verabreichte sich eine französische Königin im 17. Jahrhundert Tabak in Pulverform gegen ihre Migräne. Doch als man nur wenig später in Italien ein ernüchterndes Experiment durchführte – man injizierte Ratten Tabak, sämtliche Tiere gingen ein –, waren mit einem Mal all jene Vermutungen über die Pflanze hinfällig. Man

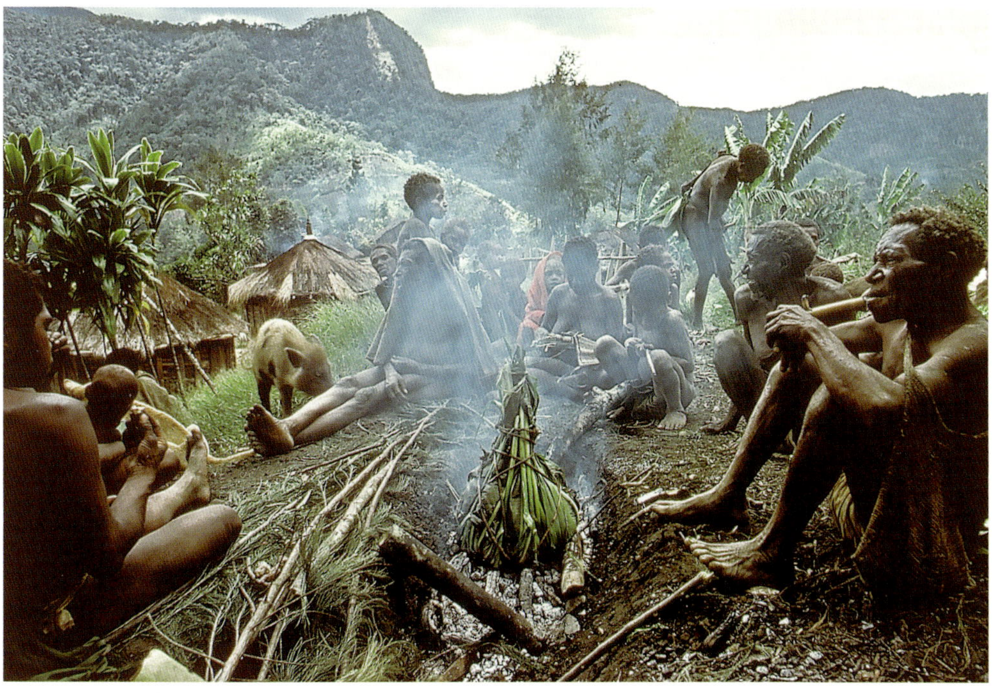

Papua-Neuguinea. Während der Zubereitung des Essens werden Baumrinden getrocknet, denen eine heilende Wirkung zugesprochen wird.

LINKE SEITE:
Afghanistan. Zur Opiumernte werden die Mohnfrüchte mit Einschnitten versehen.

FOLGENDE DOPPELSEITE:
Mexiko. Huicholes-Indianer ernten Peyote, einen Kaktus mit halluzinogener Wirkung.

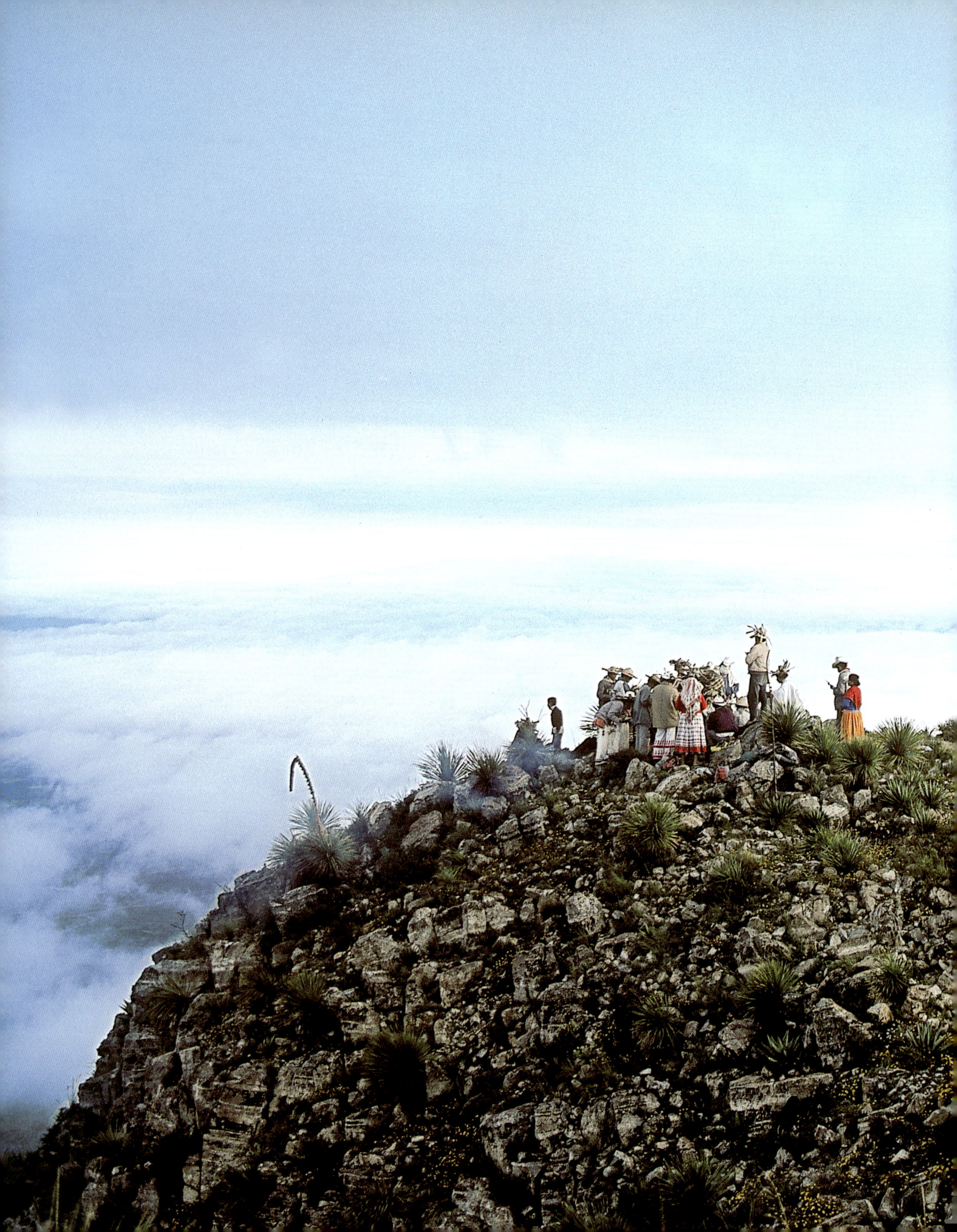

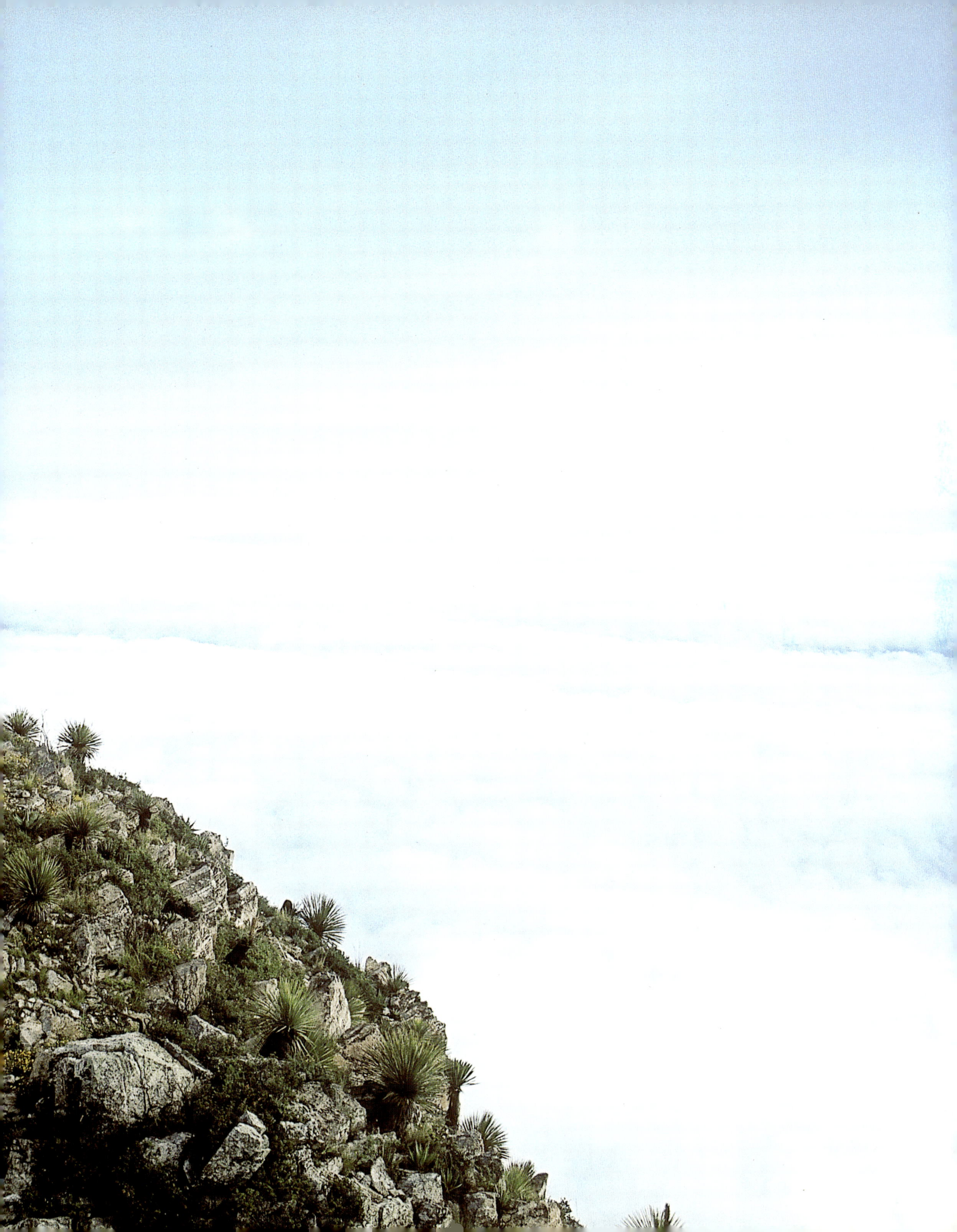

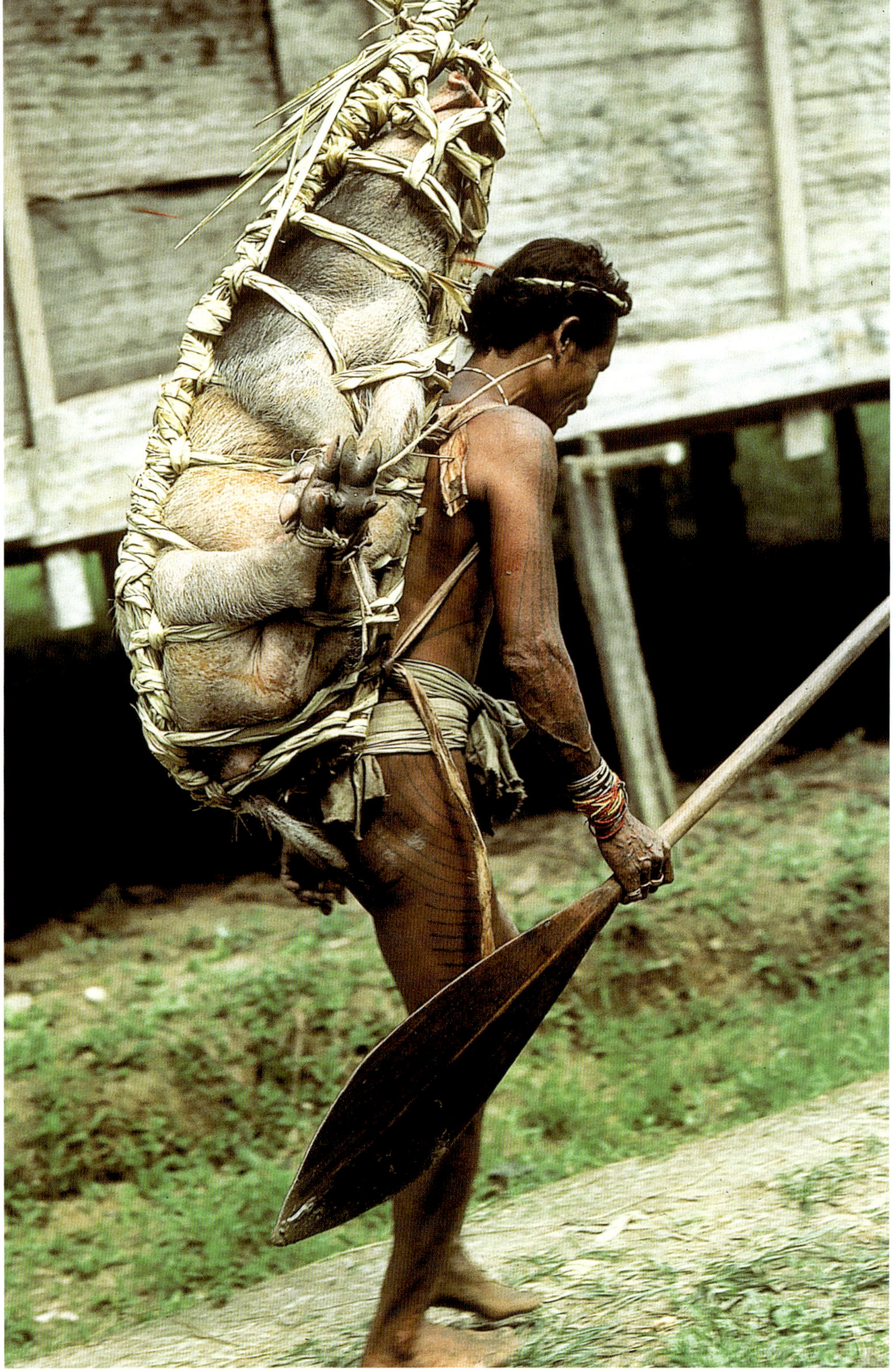

entdeckte, welch große Gefahr von ihr ausging. Bei schamanistischen Riten spielt Tabak, wie der Ethnologe Michel Perrin in Venezuela und Kolumbien feststellen konnte, noch immer eine Rolle:

»Wir, die Schamanen, wir essen den Tabak.
Dann singen wir.
Wir halten die Augen geschlossen und sehen.
Es ist, als stehe uns irgendetwas gegenüber …
Das ist unser hilfreicher Geist, unser Wanülüü.
Unser Bauch ist voller Tabak …
Wir sind wie trunken, vom Tabak,
und wir leiden …«

Tabak ist nach wie vor eine der bevorzugten Pflanzen, denn auch sein Rauch wird geschätzt. Die Schamanen blasen den Körper der Kranken damit an, in der Hoffnung, die Qualmwolken würden ihre Beschwörungen bis zum Höchsten Wesen tragen. Die Guajiro trinken vor allem den Saft der Pflanze. Wird er in stärkerer Menge genossen, verändert sich die Wahrnehmung spürbar, und genau darauf kommt es den Schamanen an, damit sie mit den Geistern kommunizieren können. Tabak symbolisiert für sie die Kraft des Jaguars, genauer gesagt, in ihrer Mythologie wird er mit jenem übernatürlichen Tier in Verbindung gebracht, das des Nachts Epidemien verbreitet.

Die Fauna der Medizin

Ob Jaguar, Krabbe, Ameise oder Huhn, Tiere sind in den Vorstellungswelten von Krankheit sehr präsent. In einem brasilianischen Mythos wird erzählt, dass der Jaguar die Menschen während der Nacht aufschreckt seit er sich auf die Göttin Mond geflüchtet hatte, um seinen Verfolgern zu entkommen. Manche indianische Völker Südamerikas meinen, dieser Herrscher des Dschungels habe vier Augen, und so könne er, wie ein Schamane, hellsehen. Für

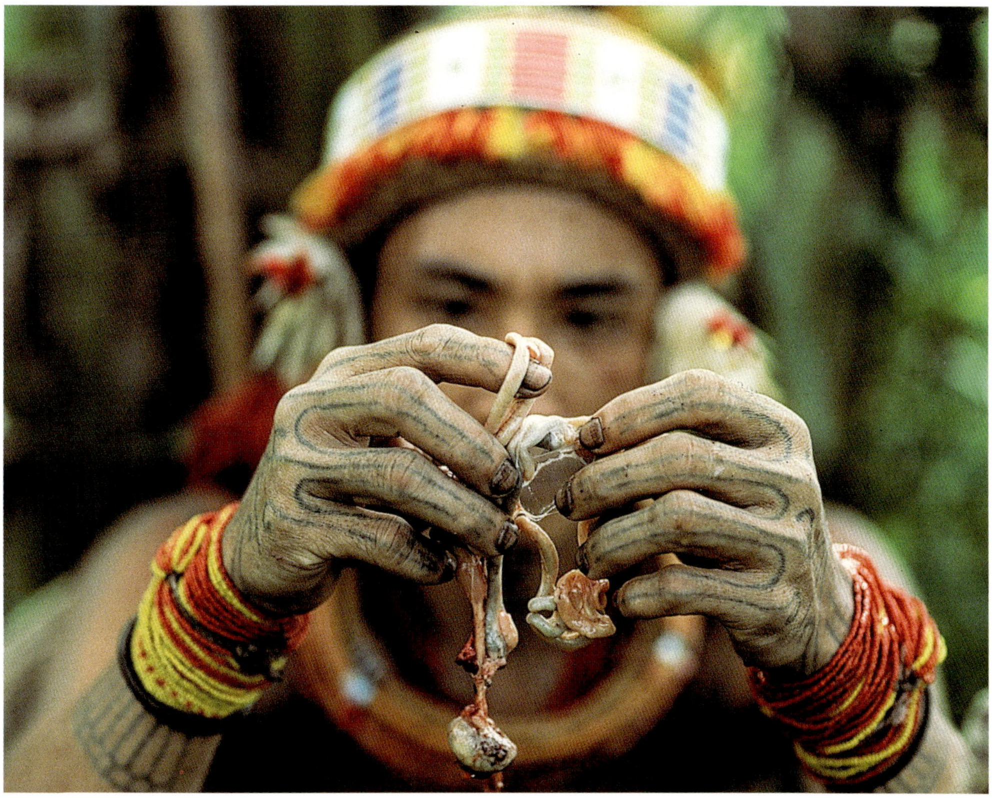

Indonesien, Insel Siberut. Ein Schamane der Mentawai untersucht die Eingeweide eines Huhns.

LINKE SEITE:
Indonesien, Insel Siberut. Bei den Mentawai trägt ein Mann ein Schwein zum Schamanen, um für seine Behandlung zu bezahlen.

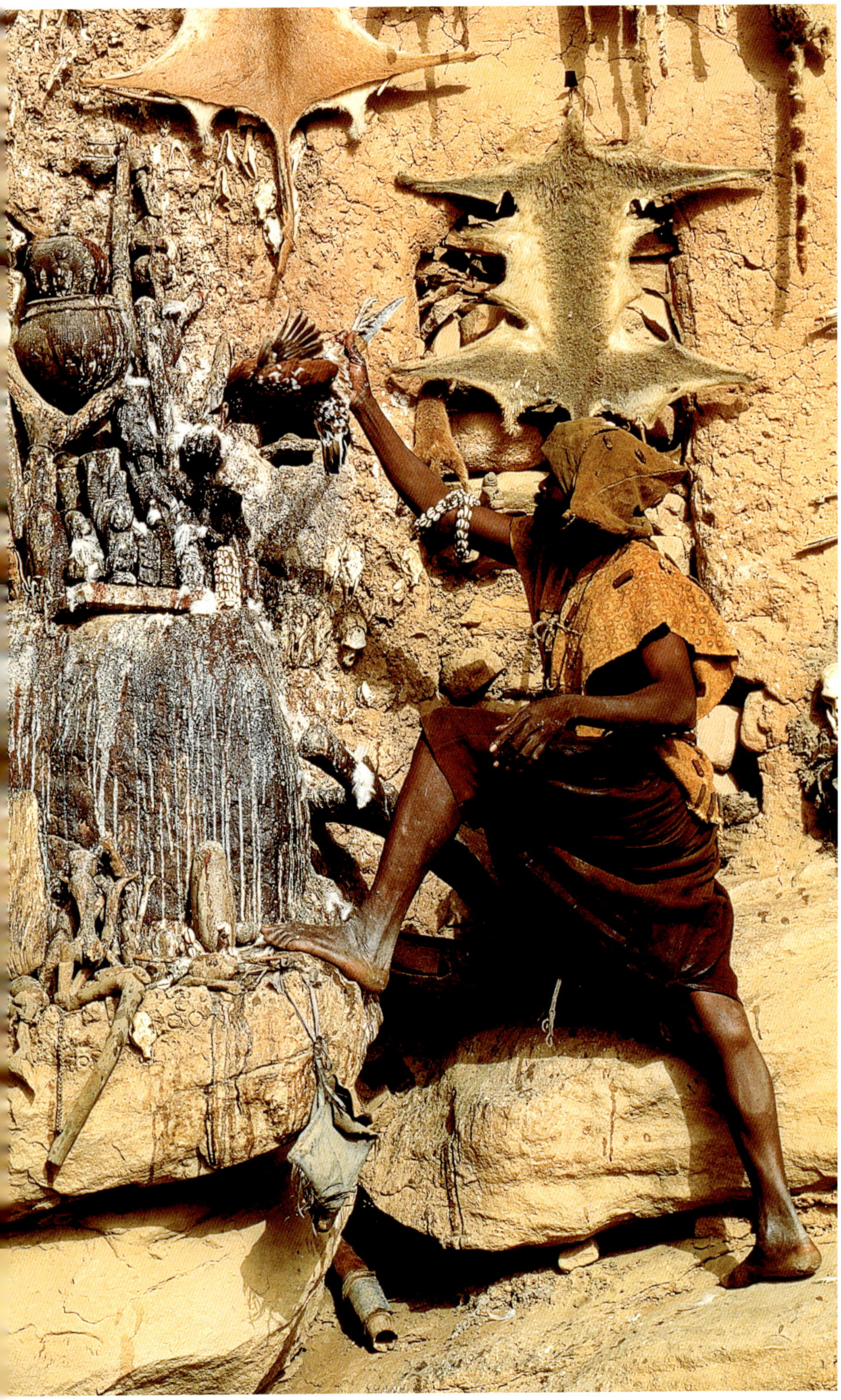

andere ist er auch der Wächter des Feuers. In den Glaubensvorstellungen der Maya symbolisierte der Jaguar die göttlichen Kräfte. Sie stellten die Erde als Maul der Raubkatze dar, das in der Dämmerung die Sonne verschlingt. Der Jaguar hatte also Macht über das Gute wie über das Böse und das Vermögen, Krankheiten zu verbreiten.

Tiere haben, ob lebend, zerstückelt oder verschlungen, für die Behandlungen nicht nur eine mythische Bedeutung. Manchmal helfen sie den Heilern buchstäblich mit Haut und Haar bei der Diagnose. Die Kallawaya nutzen das indische Schwein, die in den Anden lebenden Quechua den Hamster, um sich vermuteter Beschwerden zu versichern. Dabei wird das Tier gewöhnlich gegen den Körper des Patienten gerieben, danach werden seine Eingeweide untersucht, um herauszufinden, wie schwerwiegend die Krankheit ist, aber auch um die richtige Wahl für eine geeignete Behandlung zu treffen.

Die geopferte Kreatur nimmt, als Metapher für den Körper des Menschen, einen Augenblick lang den Platz des Kranken ein, und über das Tier, dessen mythische Kraft sich nun mit der Wirklichkeit verbindet, versucht der Heiler, die Krankheit herauszulocken. Doch auch das Aussehen des Tieres spielt für die Vorstellung von der Krankheit, die man sich zugezogen hat, eine Rolle. Der Heiler urteilt dabei stets entsprechend der berühmten »Zeichen«-Theorie und drückt sich in Analogien aus. So wird die Ursache der Krankheit, die manchmal nur der Schamane erkennen kann, als Skorpion oder als eine mächtige Spinne beschrieben. Das klingt nicht gerade sympathisch, aber es wird ja auch ein Leiden bezeichnet. Eine solche Metapher versteht jeder.

Afrikanische Priester-Heiler, die der Muktele im Norden Kameruns zum Beispiel, setzen für Weissagungen, die die Leiden ihrer Patienten erklären sollen, eine Krabbe ein. Wie der Anthropologe Bernard Juillerat erläutert, schließen sie das Tier in eine halbierte Kalebasse ein, in der hölzerne Symbole liegen, die den Mond,

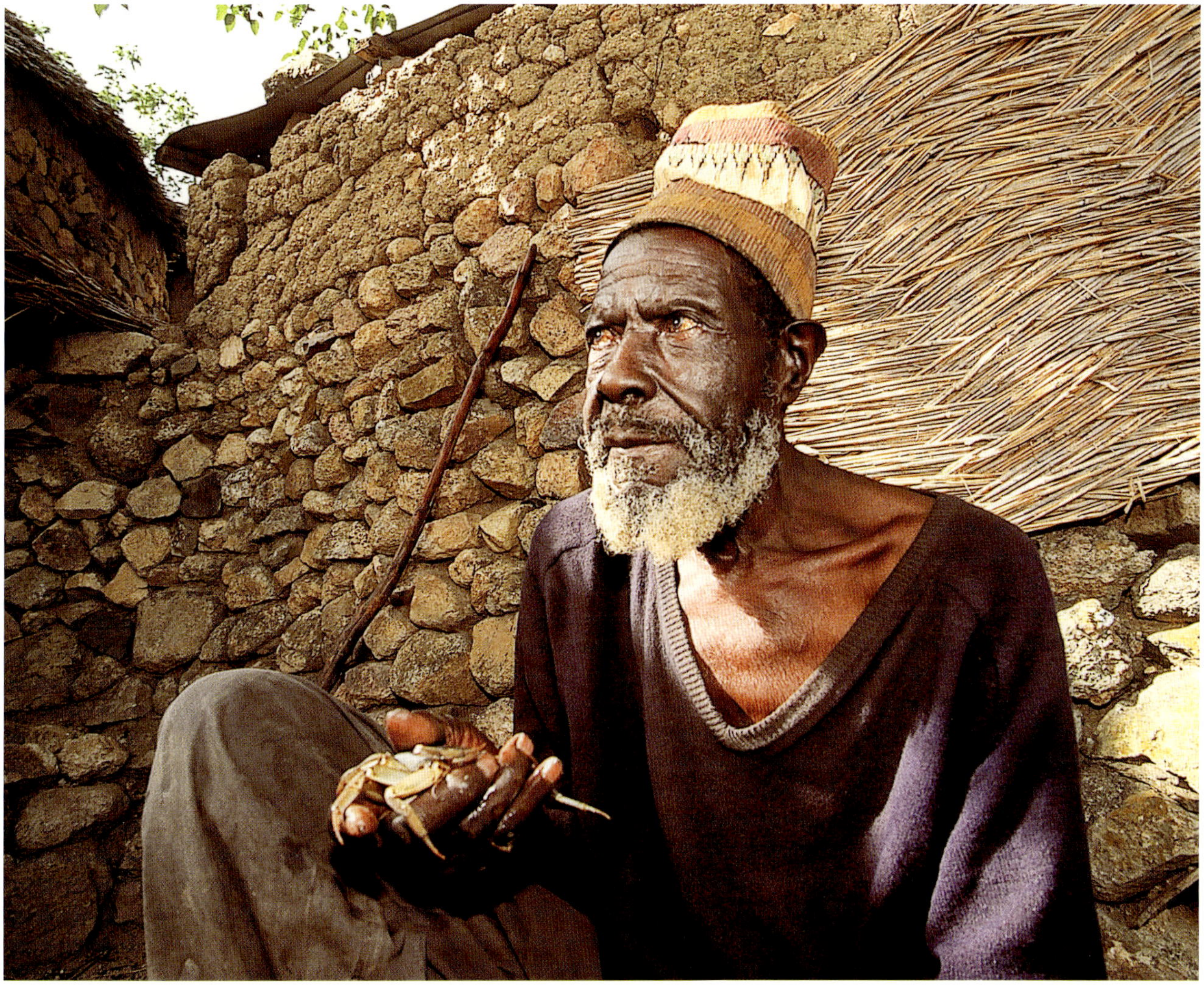

Verwandte usw. repräsentieren. Eine halbe Stunde später wird die Diagnose gestellt, die sich nach der Unordnung richtet, die die Krabbe hinterlassen hat. Sie bezieht sich vor allem auf das soziale Leben des Kranken. Weil sie sowohl vorwärts als auch rückwärts läuft, wird die dem entsprechenden Sternzeichen zugeordnete Krabbe in vielen Kulturen mit dem Mond in Verbindung gebracht.

Zwischen gewissen Tieren und Krankheiten wird ein direkter Zusammenhang hergestellt. In einem Artikel über Lepra hat Anne Bargès beschrieben, dass in Mali gefleckte Tiere für ungewöhnliche Krankheiten verantwortlich gemacht werden, für Leiden nämlich, die abstoßend wirken oder eine Person völlig hilflos machen. Auch die Missachtung des Verbots bestimmter Speisen wird gelegentlich als Erklärung für den Ausbruch einer solchen Krankheit angeführt. Es heißt, das Fleisch der Hyäne, das des Chamäleons oder auch nur der Kontakt mit dem Speichel dieser Tiere begünstige Infektionen.

Um sich zu wappnen, sollte man sich wohl am besten, und gleich auf welche Art zubereitet, von jenem Tier nähren, das der Gemeinschaft als Schutzsymbol gilt. Einer aus Südindien stammenden Tradition folgend, werden auf der

Kamerun. Weissagung mithilfe eines Krebses.

LINKE SEITE:
Mali. Am Haus des Hogon, des geistigen Oberhaupts der Dogon, sind Häute geopferter Tiere aufgespannt.

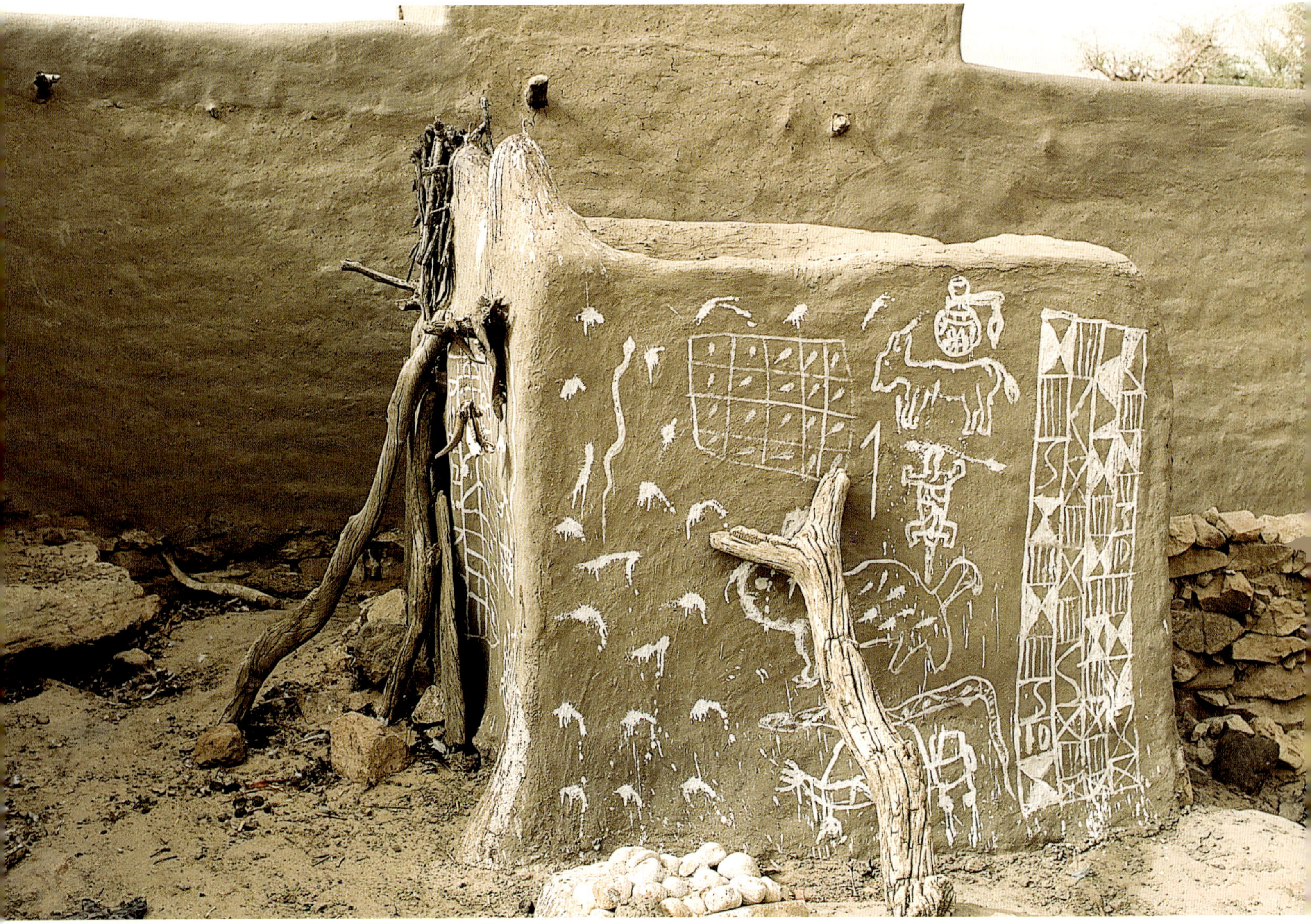

Mali. Ein nur den Eingeweihten zugänglicher Altar der Dogon.

FOLGENDE DOPPELSEITE:
Sibirien. Am Baum des Schamanen der Jakuten sind Stoffstreifen angebracht. Jeder dieser Streifen symbolisiert eine Bitte um Schutz.

Insel La Réunion Zicklein und Hähne verspeist, die zuvor während einer Zeremonie den Göttern dargebracht worden sind. »Zicklein in Curry« gilt als eine Art Totem-Speise, die sich als segensreich für alle erweist.

Für die Tiere ist es zwar bedauerlich, doch letztlich sind sie in den meisten Fällen in einer Suppe schwimmend, abgekocht, in Form zerkleinerter Hörner oder Knochen, gerupft, entbeint und getrocknet, zu Pflanzen und Mineralien garniert, an einer Behandlung beteiligt. Das soll jedoch kein Einwand gegen gute Pharmakopöen sein.

Hausbesuch

Mitentscheidend für eine Gesundung ist der Ort, an dem die Behandlung erfolgen soll. Ob unter freiem Himmel oder in einer intimen Hütte, in einem Krankenhaus oder auf einem heiligen Berg, dies ist ja auch wesentlich davon abhängig, welche medizinischen Eingriffe notwendig sind.

»Hattet ihr eine angenehme Reise?«, mit diesen Worten, so die Anthropologin Laetitia Merli, begrüßt ein mongolischer Schamane die Geister, die er zuvor um Hilfe für seinen Patienten gebeten hatte. Und gäbe es im Dach einer Jurte keine Öffnung, oder wäre die Tür des Hauses verschlossen, könnten sie auch nicht hereinkommen. Doch um die Geister anzurufen, gibt es kaum einen besseren Ort, als am Fuße eines kräftigen Baumes zu ihnen zu sprechen.

Mit seinen tief reichenden Wurzeln und den hoch aufragenden Zweigen symbolisiert der Baum die Verbindung zwischen Erde und Himmel. So ist es kein Zufall, dass viele schamanistische Zeremonien unter Bäumen stattfinden, denn über sie strömen gleichzeitig die Kräfte des Sichtbaren und die des Unsichtbaren. Tempel der Seele wird ein Baum manchmal genannt. Die Mongolen bieten Trankopfer, wie Tee, Milch oder Wodka, unter Bäumen dar. In ihrem Geäst befestigen sie Streifen aus blauem Stoff, und jeder dieser im Winde flatternden Streifen bezeichnet einen Wunsch nach Glück. Bäume, aber auch Berge oder Hügel, gehören zu den bevorzugten Orten einer Heilungszeremonie. Manchmal wird an einer solchen Stelle auch der Schädel eines Pferdes hinterlegt oder eine Schüssel mit ranziger Butter abgestellt, Opfergaben, mit denen die Fruchtbarkeit der Herde erfleht wird.

In den Voodoo-Hospitälern Afrikas kommen die Kranken zusammen, um die jeweils zuständige Gottheit um Hilfe zu bitten und legen ihre Opfer vor den Fetischen ab. Im Hospital von Seko in Togo wird einer Göttin der Liebe gehuldigt. Mit Zigaretten, Gin und Kolanüssen ersuchen die Leidenden um Ruhe für ihre Seelen. Die Heilerinnen der Himba, eines Nomadenvolkes in Namibia, haben ganz eigene Vorstellungen vom rechten Ort einer Behandlung. Ihrer Ansicht nach muss der Kranke isoliert werden. Dabei ist aber der enge Umgang mit der Heilerin, die körperliche Nähe zwischen ihr und dem Patienten, sehr wichtig, denn dieses Verhältnis löst den Heilungsprozess aus. Für die Zeit der Behandlung errichtet man dem Kranken ein »Haus«, das aus einem besonderen Gerüst besteht und zuvor mit Ziegenblut und Kohle geläutert wird. Das Gerüst bewahrt der Patient dann als Schutz ein Leben lang auf.

Manche Muslime pilgern zum Grab eines ihrer »heilmächtigen Heiligen« und kommen mit einer Pflanze, einem Tier, einem Stück Brot oder mit ein wenig Zucker zurück, mit Dingen, die am Heiligtum verkauft werden. Sie hoffen, damit auch ein bisschen baraka nach Hause zu bringen. Einer bestimmten Weltanschauung nach, wohnen Geister oft an Orten mit Felsen, Grotten oder Wasserlöchern. Daher ist an einer solchen Stelle oft auch das Haus des Heilers zu finden.

Das Haus des Hogon, des geistigen Oberhaupts der Dogon in Mali, wird auf einer Anhöhe und in einiger Entfernung vom Dorf errichtet. Über eine in einen Baumstamm gehauene Leiter kann er auf das Dach gelangen. Diese herausgehobene Position unterstreicht seinen Status als Wächter der Seelen der

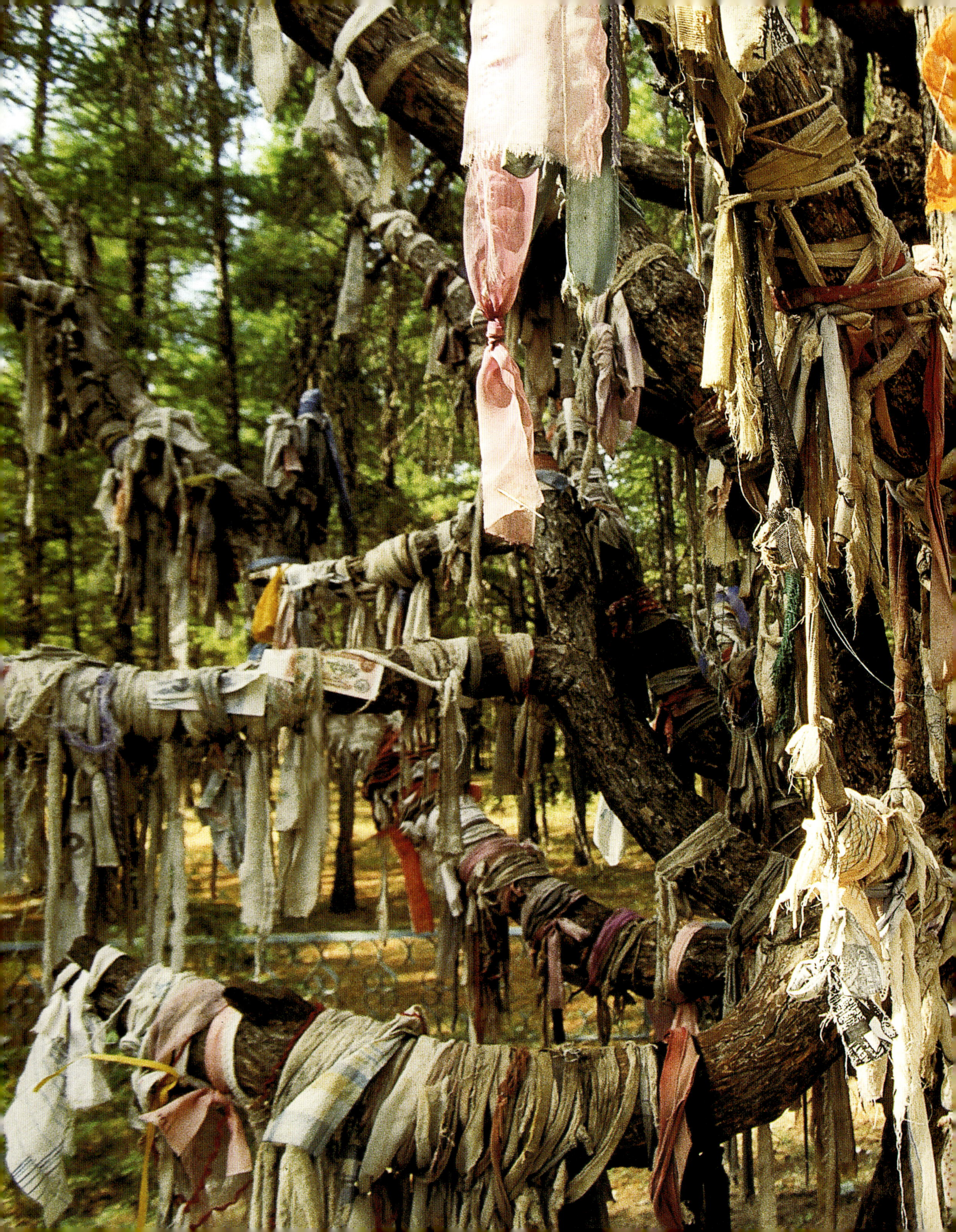

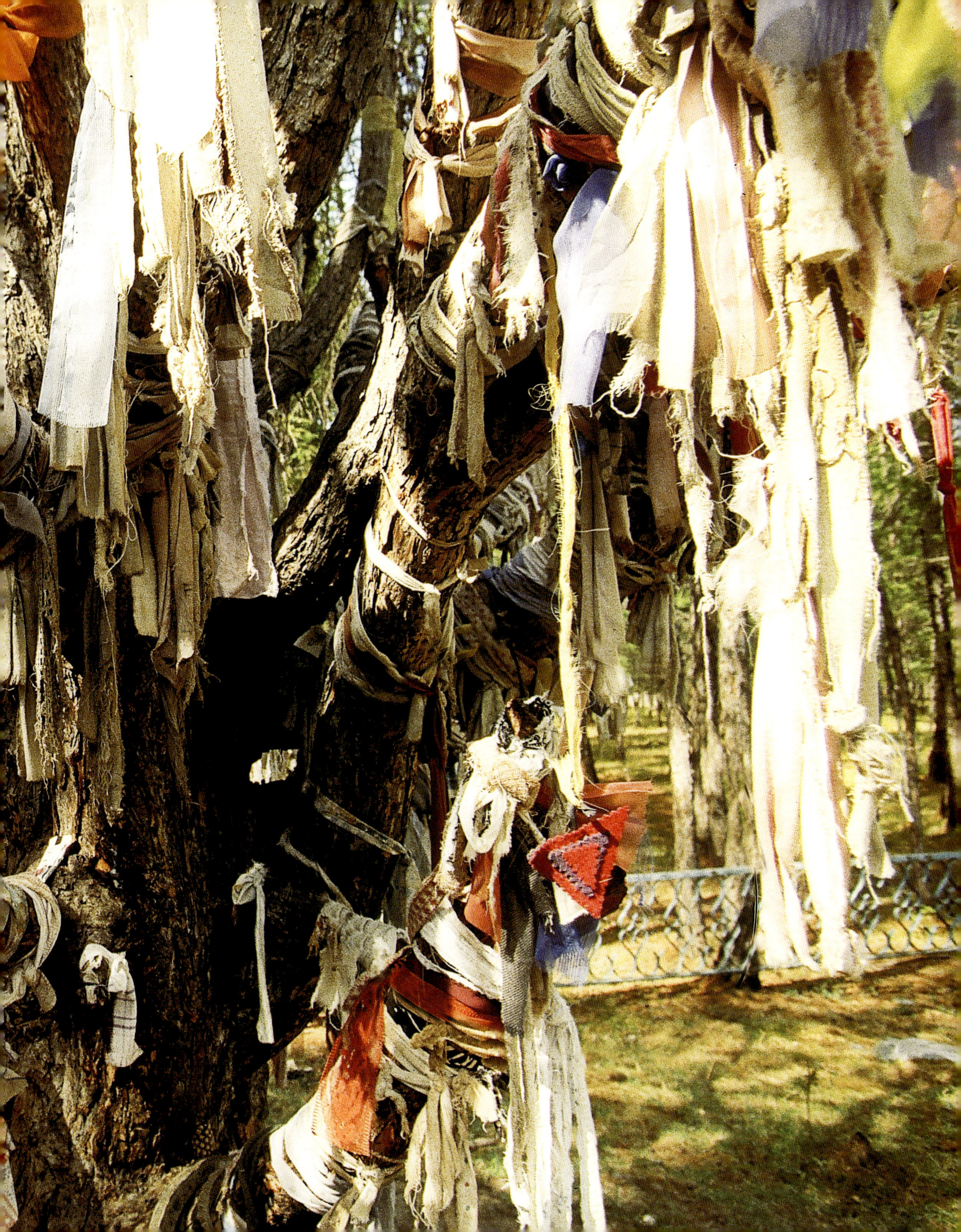

Lebenden und der Toten. Als Wahrer der Traditionen und der Mythologie wacht er über die Bestattungshöhlen und leitet alle religiösen oder juristischen Zeremonien. Das ganze Jahr über tragen seine Gebete und Opfer dazu bei, dass Krankheiten von seinem Volk fern gehalten werden. Die Mauern seines Hauses sind mit Schädeln von Tieren, wie Affen, Ziegen oder Schafen, aber auch mit Marabufüßen oder Straußeneiern, bedeckt. Mit diesen Zeichen wird der Pakt zwischen Menschen und Göttern besiegelt. Bei jedem Problem, das die Dorfbewohner beschäftigt, wird er als Autorität um Rat gebeten.

RECHTE SEITE:
Ghana, Winneba.
Eine Priesterin der Fanti.

UNTEN:
Senegal. Amulette, die einen herausragenden Kämpfer beschützen sollen.

Fetische und Amulette

In Benin rät man Kindern, sie sollten, wenn sie nachts den Schrei einer Eule hören, rufen »Mein Fleisch ist zu salzig …« Denn dieser Vogel ist, in Begleitung einer Hexe oder eines Marabut, doch sicher gekommen, um ihr Heim mit einem bestimmten Schicksal, mit Krankheit zum Beispiel, zu bedrängen. Diese beschwörende Reaktion ist Teil der Auseinandersetzung zwischen Geist und Körper, um die Gesundheit aufrechtzuerhalten. Welch wichtige Rolle die Psychologie spielen kann, unterstreicht auch die im Westen entstandene Coué-Methode. Ein Apotheker hatte sie im 19. Jahrhundert entwickelt. Dabei geht es um Selbstheilung durch Autosuggestion, ein Versuch, der ohne weitere begleitende Maßnahmen jedoch kaum Erfolg verspricht.

»Widerstehen« heißt das Schlüsselwort für viele Heiler aber auch Ärzte im Westen, neben ihren Verordnungen von Medikamenten. Doch wie soll man widerstehen? Wie jene afrikanischen Kinder, hat jeder seine eigenen Techniken, um sich irgendeinen Bazillus oder Virus vom Leibe zu halten.

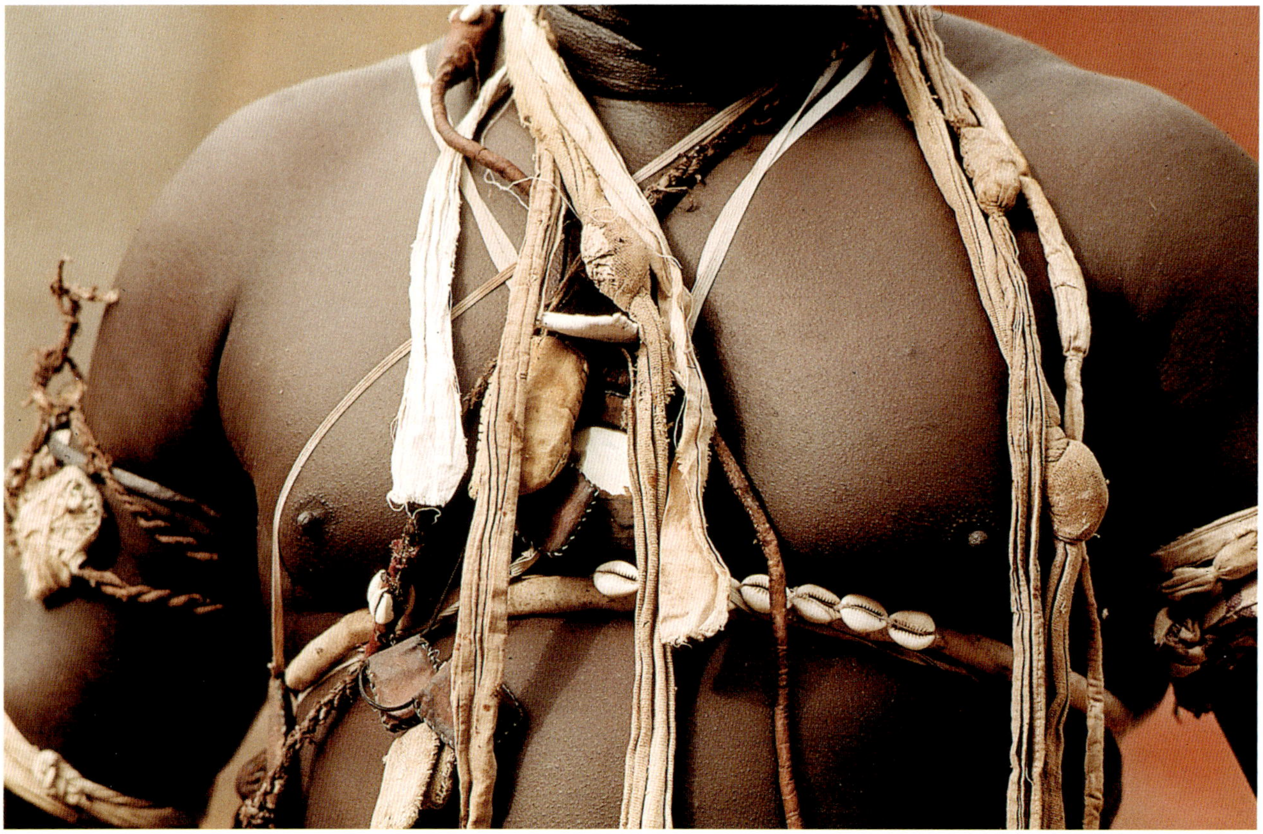

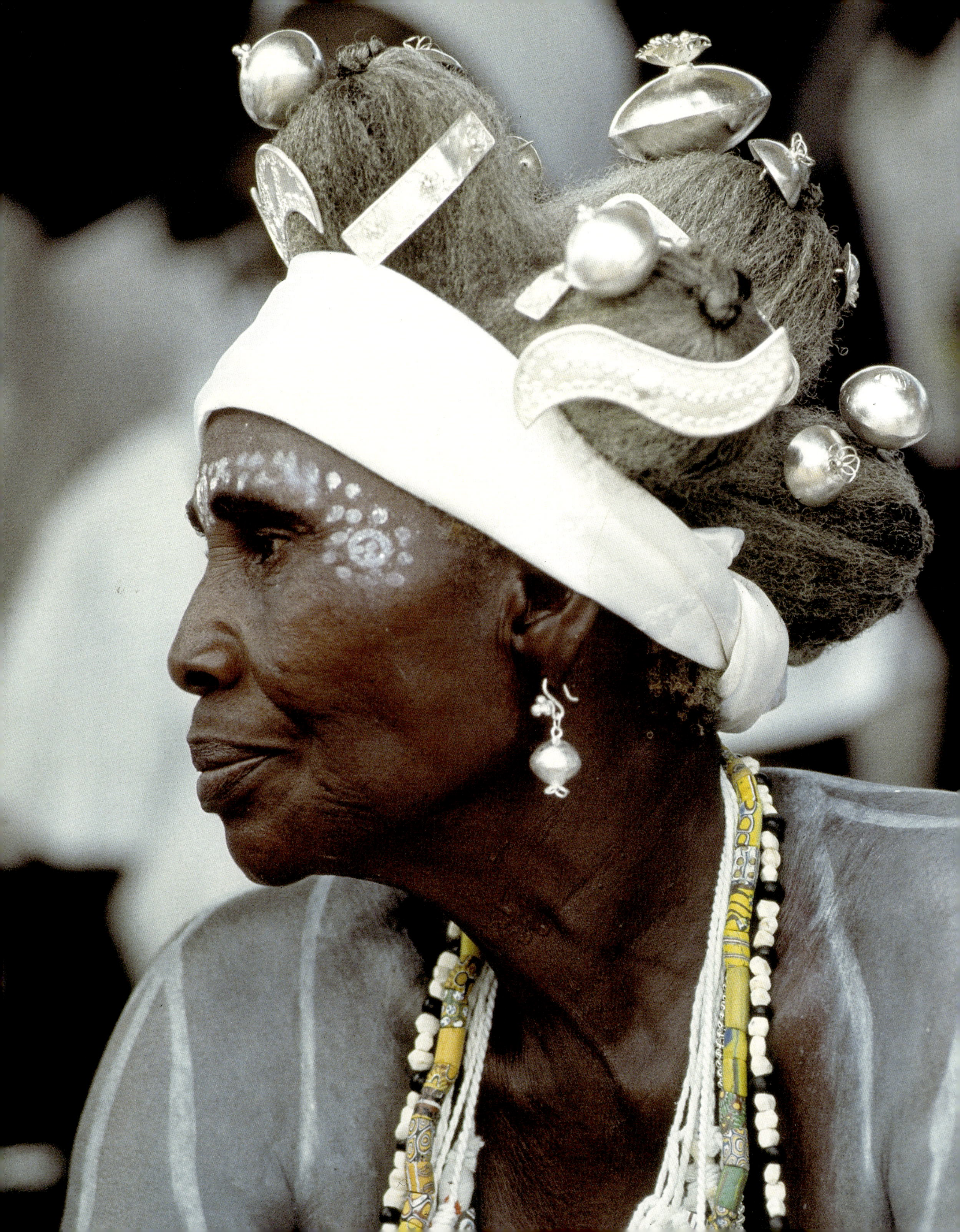

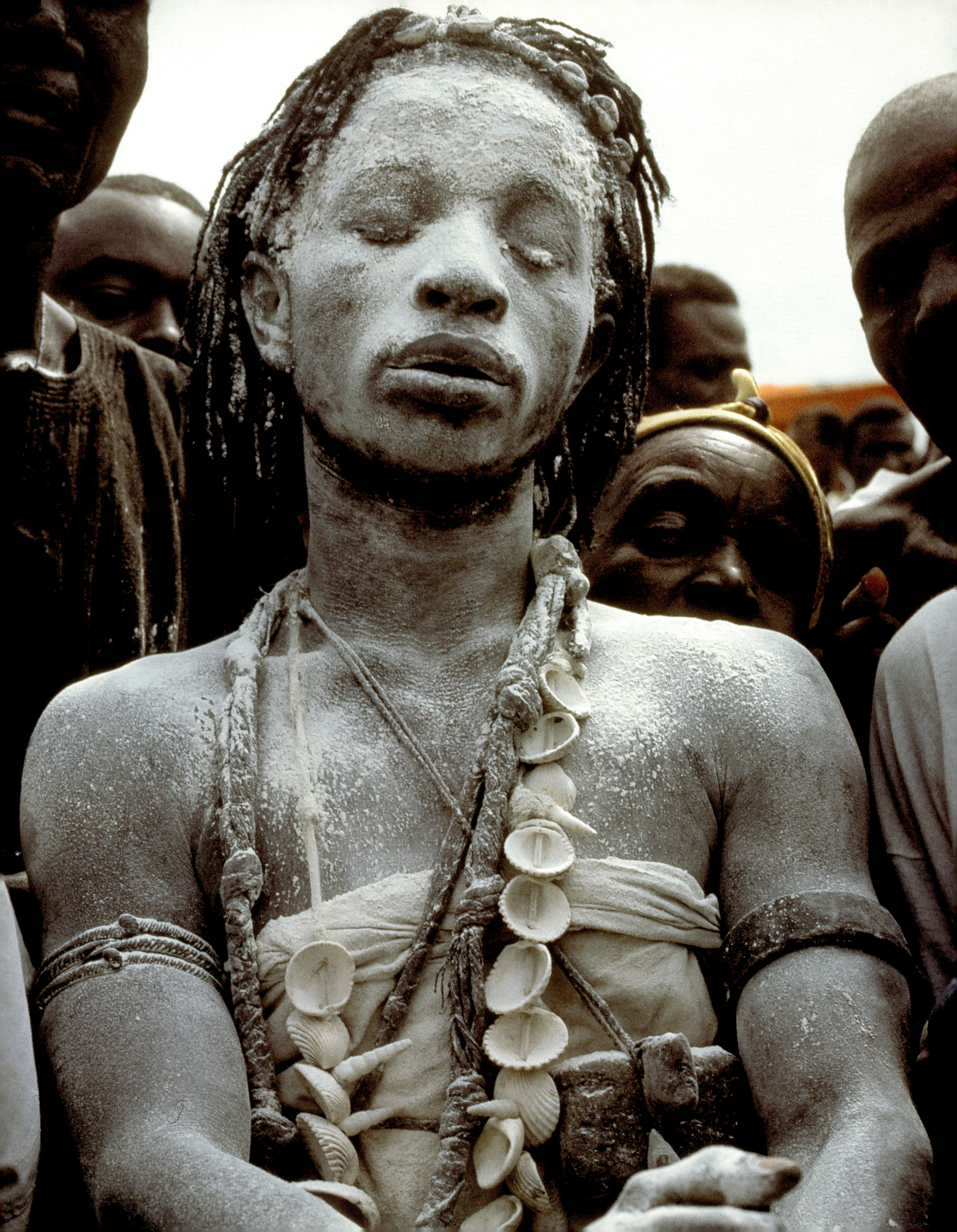

Bei den Wajana im Amazonasgebiet von Guyana sind zahlreiche Vorsorgemaßnahmen üblich. Um sich gegen Schlangen zu schützen, reiben sie sich den Körper mit einer Substanz ein, die sie aus Blättern herstellen. Wird ein Kind geboren, tragen es die Eltern bei Vollmond nach draußen und wünschen, es möge groß und stark werden. Auch die ganze Gemeinschaft hält Zeremonien ab, damit niemand krank wird. Mit persönlichen oder gemeinsamen Gesten dieser Art wird der Wunsch aller, gesund zu bleiben, beschworen, denn ist auch nur eines der Mitglieder einer Gruppe erkrankt, betrifft es jeden.

In manchen Ländern gibt es animistische Sekten, die einer bestimmten Krankheit huldigen. Eine dieser Sekten in Benin hat sich den Pocken verschrieben. Die Krankheit wird als Fetisch dargestellt und angebetet. Priester und Priesterinnen widmen diesem Kult nach jahrelanger Ausbildung ihr Leben. Dabei kümmern sie sich auch um die Heilung physischer und emotionaler Leiden. Als Hüter einer Tradition betreiben diese Eingeweihten heilige Stätten. Bricht eine Epidemie aus, beten sie doppelt so oft wie sonst.

In Südindien wird der alten hinduistischen Göttin Mariamman zu Ehren – sie schickt ansteckende Krankheiten wie Cholera über die Menschen – einmal im Jahr ein großes Fest ausgerichtet. Während dieser Feiern werden die Krankheiten symbolisch aus dem Dorf gejagt. Die Mutter aller Wasser wird in Ghana Mami Wata genannt. Sie wird beschworen, wenn Gesundheit oder Heilung von Sterilität erfleht werden soll.

In Westafrika ist der Fetischkult weit verbreitet. Jede dieser Gottheiten wird auf eine bestimmte Art dargestellt. Oft sind sie aus Holz geschnitzt und mit Sinnbildern versehen. Die Amulette mit dem dazugehörigen Zeichen sollen den segensreichen Einfluss des Fetischs verlängern. Ob mit Perlen geschmückt, mit Schellen oder Muscheln, meist bieten sie ein den Vorstellungen der jeweiligen Kultur entsprechendes Abbild der Krankheit.

Im alten Ägypten trug man geknotete Halsketten, an denen zusammengerollte Papyrusstreifen mit magischen Sprüchen hingen. Die in den Anden lebenden Kallawaya fertigen Ketten aus Steinchen mit Darstellungen mythologischer Tiere, manchmal auch kombiniert mit einem Dreieck, das als Schutzsymbol gegen Unglück gilt.

Ein afrikanischer Kinderarzt erläutert, zu den Fähigkeiten eines Arztes gehöre es, alle Zeichen erkennen zu können, die auf dem Körper seines Patienten sichtbar seien, denn an ihnen ließe sich im Allgemeinen die Geschichte der Krankheit ablesen. In Afrika trug man einst nicht nur Talismane, manchmal wurden zur Vorsorge auch Einschnitte in die Haut vorgenommen. Auf die Stirn, den Brustkorb oder über die Wangenknochen geritzt, konnte man an ihnen den Zeitpunkt des Ausbruchs der Beschwerden und den Beginn der vergeblichen Versuche der Familie, den Kranken zu heilen, erkennen.

Auch Amulette sind nicht etwa bedeutungslos, sondern viel sagende Zeichen. Sie weisen zum Beispiel auf Krankheiten hin, die ein Kind schon erleiden musste: Um die Nieren gebundene Kalebassenstückchen sollen es vor einer Hautkrankheit schützen, ein Fischgebiss ist gegen Zahnschmerzen gedacht und tiefe Narben auf den Wangen bedeuten, dass eines seiner Geschwister schon verstorben ist.

Manche Mediziner meinen, bei all dem handele es sich darum, das Schicksal zu beschwören und einen positiven geistigen Prozess einzuleiten, und sie erklären, dass der Anteil der Psyche an einer erfolgreichen Heilung nicht nur wichtig, sondern gelegentlich auch wirkungsvoller als jedes Medikament sei. Bei uns ist dieses Phänomen unter dem Namen Placebo-Effekt bekannt.

Doch Amulette wie jene Lederstücke, die manchmal um die Hüfte von Säuglingen gewickelt werden, sind nur rührende Versuche des Menschen, das Schicksal zu lenken. Instinktiv wollen wir uns immer wieder versichern, auch wirklich fest im Leben zu stehen.

Ghana. Ein Priester der Ashanti während eines Rituals.

FOLGENDE DOPPELSEITE:
Togo. Altar mit Fetischen, den eine Priesterin des Mami-Wata-Kults hergerichtet hat.

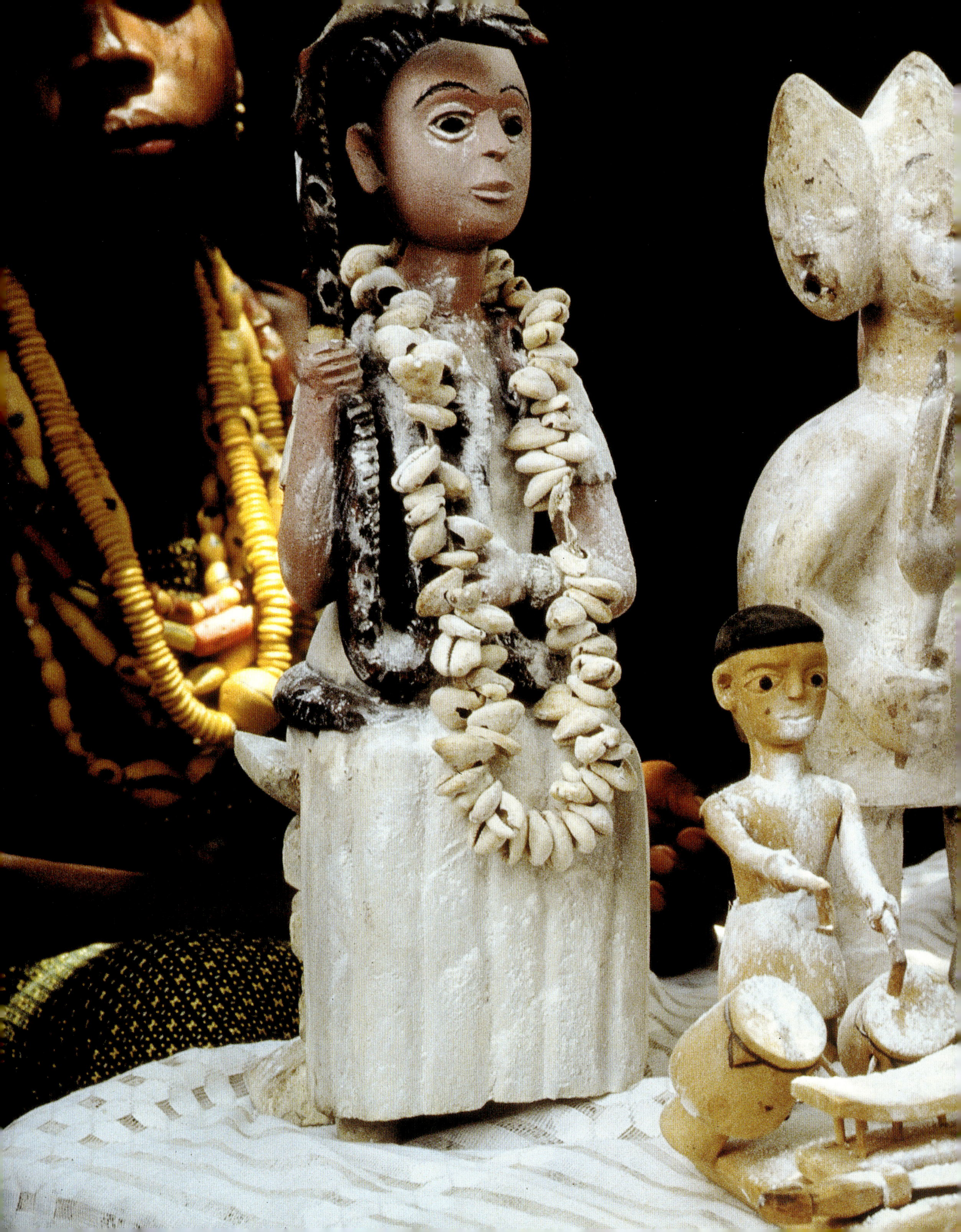

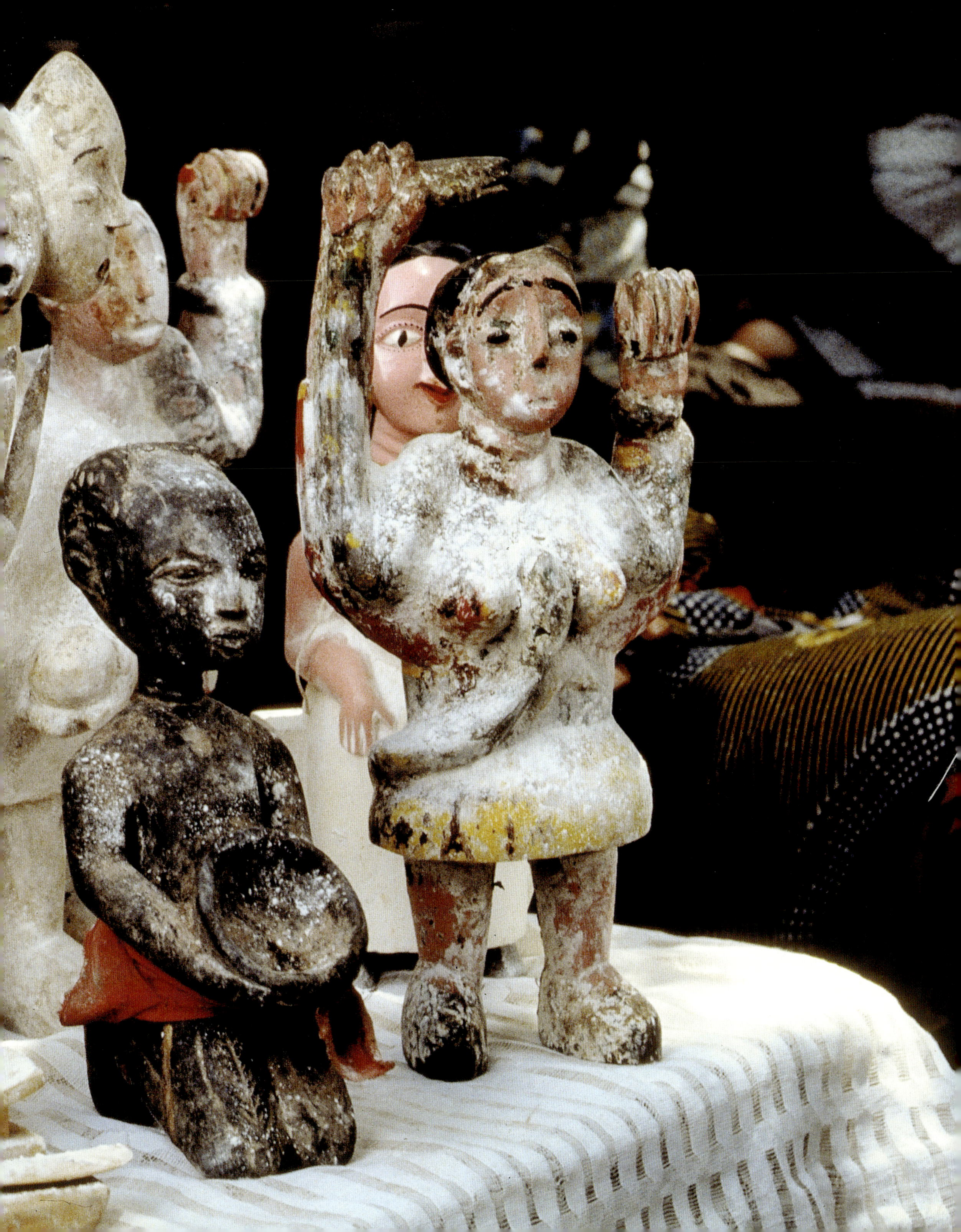

Epilog

Wir sollten mehr über die Pflanzen nachdenken ...

Betrachtet die heutige westliche Medizin die Krankheit und den Kranken nicht zu sehr getrennt voneinander? Das Bild des Patienten wird doch so sehr in Einzelteile zerlegt, dass damit ein wirkliches Verständnis seiner Krankheit erschwert wird. Wie soll man sie so erfolgreich bekämpfen? Wenn wir voraussetzen, dass der Körper keine Maschine ist, die nur repariert werden muss, sollten wir uns fragen, warum sich die Medizin so weit von einer umfassenden Betrachtungsweise entfernt hat, die den Menschen und seine Umwelt eingebettet in einem Ganzen versteht.

Es hat den Anschein, als setze man in der Ausbildung der Ärzte den Schwerpunkt vor allem auf den Erwerb von Kenntnissen in Physik, Chemie und Biologie und vernachlässige dabei jenen Aspekt, den man einst als »Humaniora« bezeichnete. Zusammen mit der lateinischen und der griechischen Sprache war die Philosophie fester Bestandteil klassischer Bildung. Ihr Studium sowie historische, soziologische, psychologische und ethische Betrachtungsweisen ermöglichten auch ein Nachdenken über die Geschicke des Menschen, über Leiden und Tod, über die Würde des Menschen und über den Respekt, den man jedem Einzelnen entgegenbringen sollte. Auch das Geistige hatte so seinen Stellenwert.

Eine immer ausgeklügeltere Forschungstechnologie, undurchschaubare Anwendungen und eine kaum mehr verständliche Fachsprache halten den Kranken sowohl zu seiner Krankheit als auch zu seinem Arzt auf Distanz. Hinzu kommt, dass eine indirekte Einflussnahme großer Pharmafirmen auf die Ärzte die Behandlung von Krankheiten in eine Richtung zu lenken scheint, die sich am wirtschaftlichen Vorteil jener Unternehmen orientiert. Eine solche Interessenvertretung, die ihre wirtschaftliche und politische Macht längst bewiesen hat, versucht das Verhalten vieler Ärzte, ihre diagnostische Arbeit und ihre Behandlungsmethoden zu verändern. Welche Medikamente verschrieben werden, hängt so davon ab, welcher Hersteller den Arzneimittelmarkt beherrscht.

Um die Medizin wieder mehr auf den Menschen zu konzentrieren, wäre es vielleicht an der Zeit, jeden Studenten, wie es in den Vereinigten Staaten bereits üblich ist, bevor er seine Studien beginnt, zu fragen: »Warum wollen Sie Arzt werden?« Die Ergebnisse einer solchen Motivationsforschung könnten sehr aufschlussreich sein.

Was die Versorgung mit Arzneien betrifft, so wäre es sicher wünschenswert, darüber nachzudenken, auf welche Weise, unabhängig vom Druck der großen pharmazeutischen Unternehmen, andere Heilmittel verstärkt zum Einsatz kommen könnten. Ein vor kurzem veröffentlichter Bericht der Weltgesundheitsorganisation WHO belegt, dass sich die Patienten meist wegen der Nebeneffekte chemischer Medikamente alternativen Heilmethoden zuwenden. Unterstrichen wird auch die Tatsache, dass eine medizinische Behandlung in vielen Ländern nicht erfolgen kann, weil pharmazeutische Produkte zu teuer sind. Am Beispiel Kenias und Ghanas wird verdeutlicht, dass es bei einem Pro-Kopf-Budget von sechs Dollar jährlich unmöglich ist, Antimalariamittel zu verabreichen, die das Doppelte kosten. So entscheiden sich die Kranken für eine Behandlung auf pflanzlicher Basis, die ihnen der Heiler empfiehlt und deren Wirksamkeit traditionell anerkannt ist.

Welche Rolle kann in diesem Zusammenhang die Naturmedizin in den westlichen Ländern spielen? Kann sie eine der Lösungen sein, damit der Patient wieder die Zuwendung und Aufmerksamkeit erfährt, derer er bedarf, damit er als Teil eines Ganzen gesehen wird, dessen kosmische und biologische Rhythmen nicht systematisch ignoriert werden, damit auch seine Spiritualität wieder Berücksichtigung findet? Bieten die Pflanzen gefahrlose Möglichkeiten für andere Behandlungsarten? Kann der Rückgriff auf medizinische Methoden anderer Kulturen in einer modernen und westlichen Herangehensweise an die Medizin eine bedeutsame Rolle spielen? Es geht natürlich nicht darum, Vorstellungen vom menschlichen Körper und symbolische Bezüge in eine Welt zu übernehmen, in die sie nicht gehören, doch eine wohlverstandene westliche Naturmedizin muss die Unschädlichkeit und Wirksamkeit der in den traditionellen Pharmakopöen aufgeführten Pflanzen mit ihren eigenen, rationalem Denken und wissenschaftlichen Methoden verpflichteten Möglichkeiten überprüfen. Überliefertes Wissen soll auch nicht, aus seinem Zusammenhang gelöst, nachgeahmt werden, doch man sollte analysieren, wie es funktioniert, um die Gründe für seine Wirksamkeit herauszufinden. Eine auf einer modernen pflanzlichen Pharmakopöe basierende Medizin, die dem aktuellen Stand der Wissenschaft Rechnung trägt, ist, wenn sie auf Pharmakopöen zurückgreift, die bereits Schädliches von Unschädlichem getrennt

China. Die Herstellung von Medikamenten.

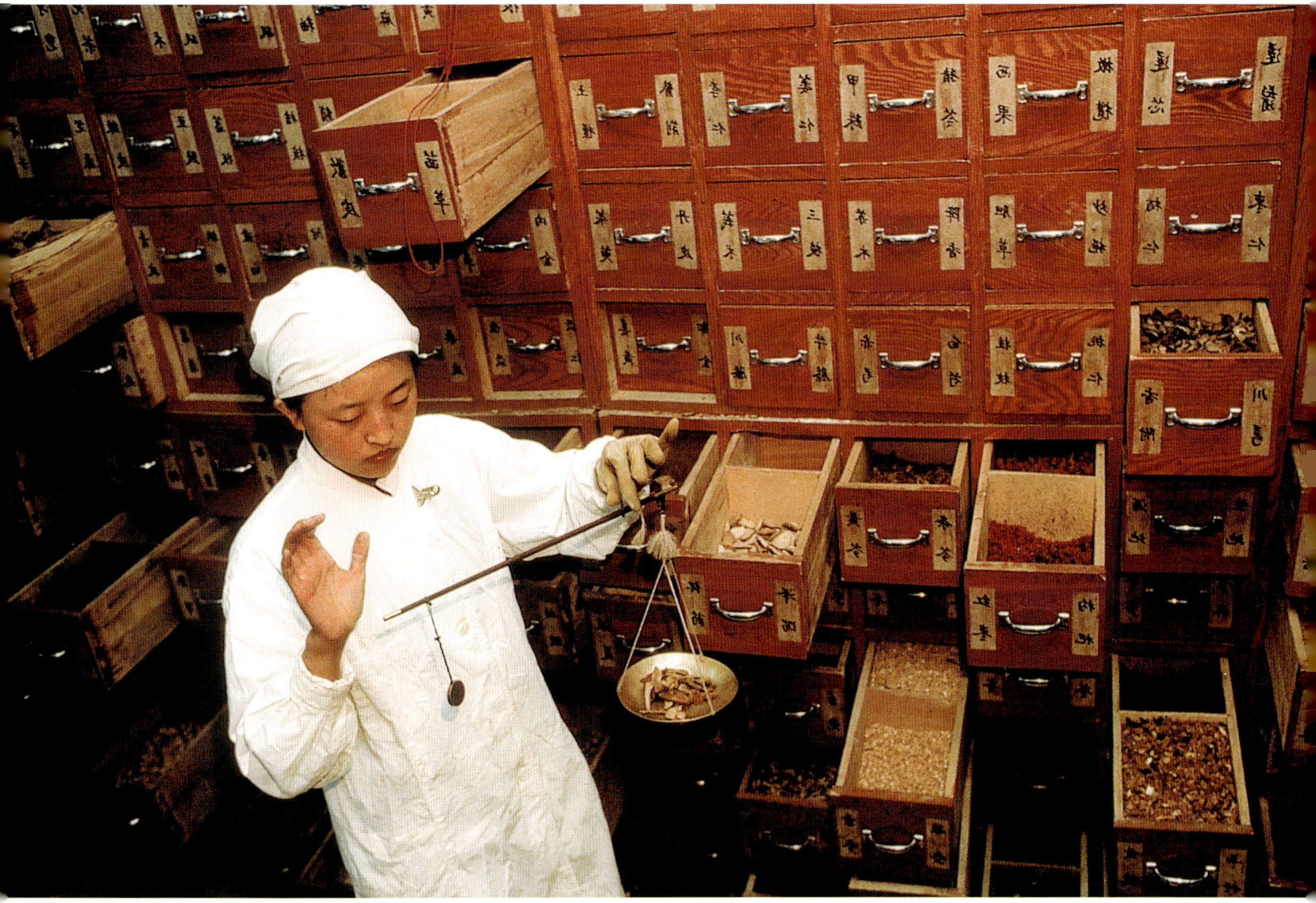

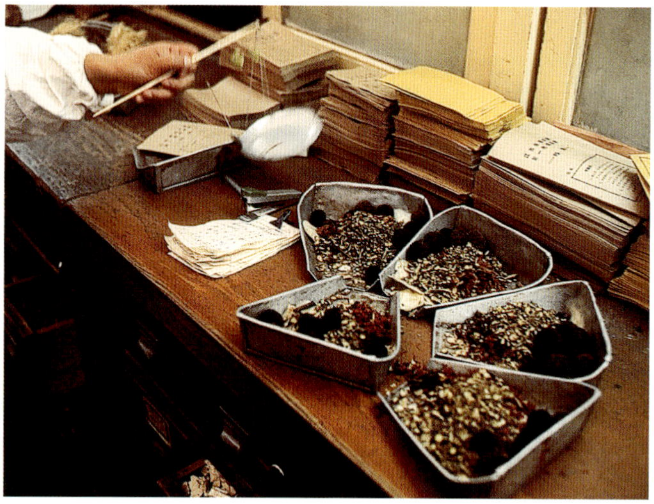

China. Die verschiedenen Bestandteile eines Medikaments.

haben, in der Lage, natürliche Behandlungsmethoden zu bieten, die den Bedürfnissen der Patienten angepasst sind. In China fand man heraus, dass eine Heilpflanze, *Artemisia annua*, die in der traditionellen Medizin schon seit Jahrtausenden eingesetzt wird, gegen widerstandsfähige Malariaerreger wirkt.

Eine Krankheit ist zwar besser zu verstehen, wenn man sich auf das einzigartige Wesen des Kranken einlässt, seine familiäre und soziale Umgebung, seine Persönlichkeit berücksichtigt, doch die physikalischen, chemischen und biologischen Gesetze, die die Abläufe im Körper des Menschen steuern, gelten überall. Auf der Basis dieser wissenschaftlich belegten Gesetze und Wechselwirkungen könnte man die dem einzelnen Patienten angepasste, jeweils bestmögliche Therapie entwickeln. Die kulturellen Unterschiede in den Vorstellungen über das Funktionieren des Körpers und die Ursachen der Krankheiten sind manchmal nur an der Sprache festzumachen, in der sie gedacht und formuliert werden. Das chinesische Ideogramm für das Wort »Mensch« macht dies deutlich, denn es stellt ein Ganzes innerhalb eines Ganzen dar. Japanische Kinder lernen, dass man einander grüßt, indem man den anderen fragt, wie es seinem *chi* geht, jenem Uratem, der nach taoistischer Lehre als Lebensprinzip die gesamte Wahrnehmung des Organismus steuert. Häufig drücken sich die Auffassungen, die eine Kultur vom Körper hat, in der Sprache selbst aus.

Wie könnte heute eine wohlverstandene westliche Naturmedizin eingesetzt werden, welche Aufgaben könnte sie vorrangig übernehmen? Manche Ärzte meinen, man sollte die Forschungen im Bereich der pflanzlichen Pharmakologie darauf konzentrieren, Antidepressiva ohne Nebenwirkungen zu entwickeln. In Frankreich zum Beispiel ist der Verbrauch an »Glückspillen«, deren Einnahme mit nicht zu unterschätzenden Folgen verbunden ist, so hoch wie in keinem anderen europäischen Land. Auch ein Mittel gegen Gemüts-

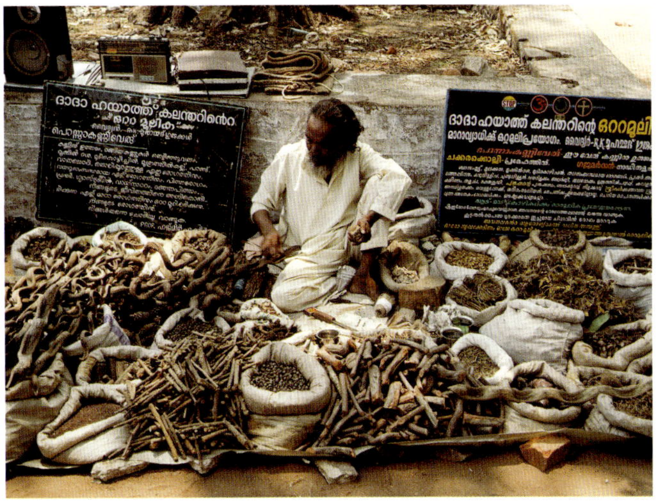

Indien, Kerala. Ein Händler mit ayurvedischen Heilkräutern.

und Verhaltensstörungen, das die »soziale Kontaktfähigkeit« des Kranken wiederherstellt, fehlt. Die pflanzliche Pharmakologie bedarf weder eines Monopols noch irgendwelcher Patente, die meist große pharmazeutische Unternehmen innehaben. Durch sie könnten Behandlungskosten auf ein Minimum reduziert werden. Angesichts des Umstands, dass auf dem Weltmarkt sechzig Milliarden Dollar für traditionelle Behandlungen umgesetzt werden, sollte auch verhindert werden, dass sich nur einige wenige, unter dem Vorwand aus pflanzlichen Produkten konsumierbare Medikamente herstellen zu wollen, das Naturerbe der Welt aneignen und so die jeweils örtliche Bevölkerung von der Nutzung eines traditionellen phytotherapeutischen Wissens ausschließen.

In seinem Werk *Nature's Medicine* hebt Joel L. Swerdlow hervor, dass die Gesetze der Vereinigten Staaten es heute ermöglichen, sich »jedwede Form von Leben, die durch den Eingriff und die Erfindungsgabe von Menschen verändert wurde, patentieren zu lassen«. Es stelle sich die Frage, führt er weiter aus, ob mit solchen Patenten, abgesehen von den Milliarden an Dollar, die aus Verkäufen von auf der Basis exotischer Pflanzen hergestellten pharmazeutischen Produkten herrühren, nicht eine Art »Biopiraterie« mit traditionellem Wissen und Heilpflanzen betrieben werde. Muss das seit Jahrhunderten mündlich überlieferte botanische Wissen einer ganzen Gemeinschaft nicht als eine grundlegende kollektive Erfindung anerkannt werden? So fürchten die Entwicklungsländer, dass sich die westlichen Forscher und pharmazeutischen Großunternehmen den Nutzwert ihrer Pflanzen aneignen. In Afrika geschieht dies schon mit dem *Pygeum africanum*, dessen Rinde in Europa und in den Vereinigten Staaten zur Behandlung von Prostatakrankheiten verwendet wird. Langfristig bedroht eine übermäßige Ausbeutung dieses Baums die Art insgesamt. In Indien ist der Niembaum bedroht: Aufgrund ihrer besonderen chemischen Bestandteile beziehen sich

Indonesien. Zurück vom Heilkräutersammeln.

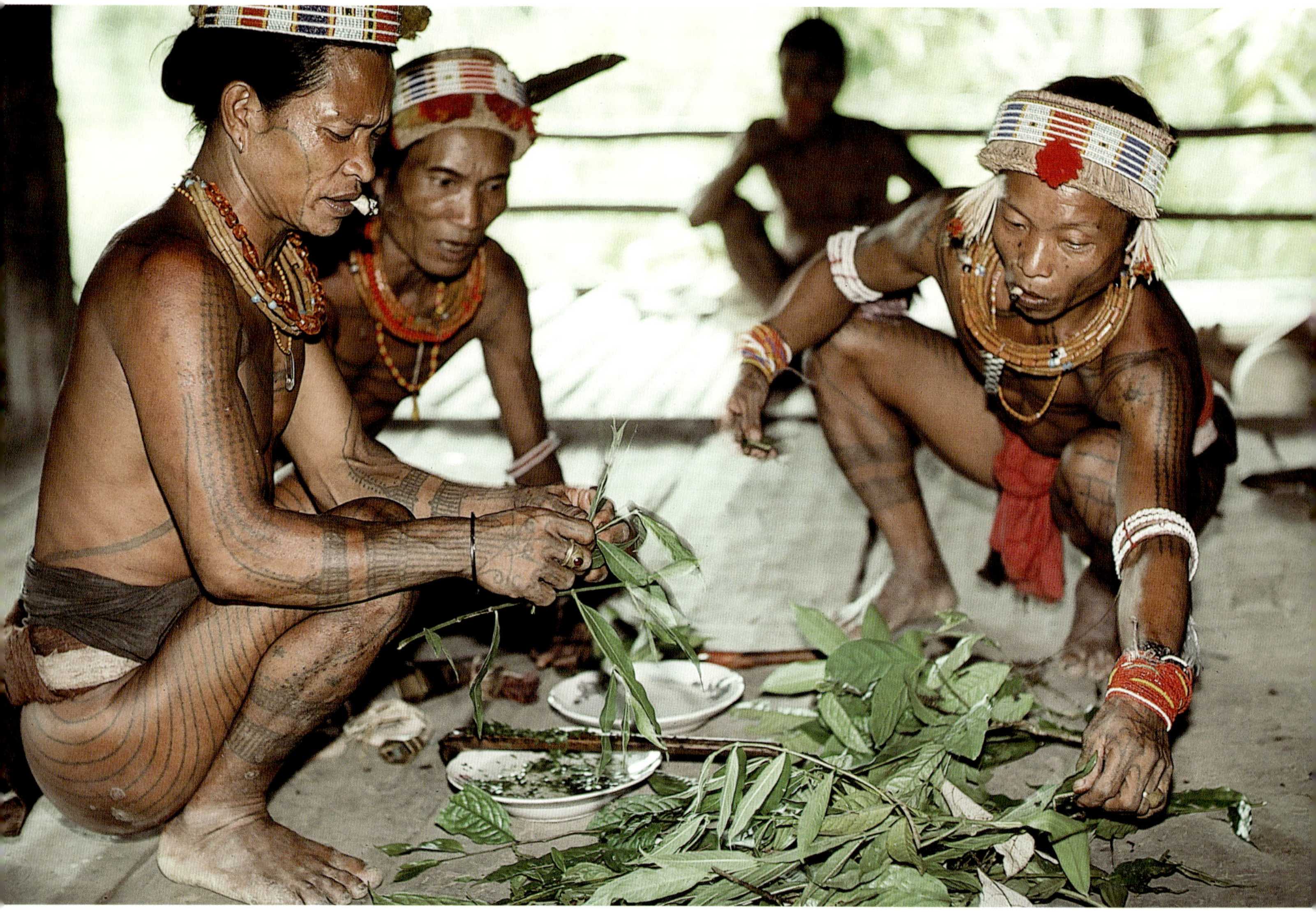

viele Patente auf diese Pflanze, deren Samen, Rinde und Blätter von den Indern seit Jahrtausenden für Rezepte der ayurvedischen Medizin, als Antiseptikum, als Fungizid, aber auch in der alltäglichen Hygiene benutzt werden. Um die »Piraterie« mit Heilpflanzen einzudämmen und der Verunsicherung entgegenzutreten, haben 1992 mehr als 150 Staaten eine Konvention unterzeichnet, in der festgelegt wird, dass jedes Land Eigentümer sämtlicher biologischer Ressourcen bleibt, die innerhalb seiner Grenzen liegen. Die Vereinigten Staaten haben diese Konvention nicht unterzeichnet …
Die wichtigsten Heilpflanzen, deren Wirksamkeit überprüft ist, müssen für jedermann zugänglich und erschwinglich bleiben. Richtige Ernährung ist Grundlage für einen guten Gesundheitszustand, und so sollte die Naturmedizin vor allem zum Konsum proteinhaltiger Pflanzen ermutigen, die leicht auch auf Böden gedeihen, die durch stetige Abholzung, Erosion oder aufgrund von schwierigen klimatischen Bedingungen ausgelaugt sind. Das Beispiel der *Mucuna*-Kulturen im Senegal ermutigt viele Mediziner zu intensiveren Forschungen und politisch Verantwortliche zum Handeln: Der Verzehr dieser auch »Brasilianische Bohne« genannten Pflanze kann durch Unterernährung verursachte Mangelerscheinungen lindern. In vielen Entwicklungsländern, wie zum Beispiel in Nordchina, werden die Bauern unterstützt, wenn sie neben ihren Gemüsebeeten auch einen Heilkräutergarten anlegen.
Mehr denn je sind Ärzte, was die medizinische Versorgung betrifft, mit einer Wirklichkeit konfrontiert, die bedenklich stimmt: Es fehlt an erzieherischen Maßnahmen zur Gesundheitsvorsorge und Hygiene, die Kindersterblichkeit muss reduziert werden, Mangelernährung bekämpft und Behandlungsmöglichkeiten für alle geschaffen werden. Jene Ärzte haben sich entschieden, das Miteinander von Norden und Süden nicht als ideologische Utopie zu vertreten, sondern in ihrer Berufung als Mediziner solidarisch zu leben. Dabei bleiben, unabhängig von allen Glaubensgrundsätzen, von restriktiven und dirigistischen Moralvorstellungen, die geistigen und ethischen Aspekte ärztlicher Arbeit als Maßstäbe nicht nur gültig, im Gegenteil, die Entscheidung, die Leiden des menschlichen Daseins lindern zu wollen, setzt auch persönliches Engagement voraus. Denn oft genug wird man mit der angsterfüllten Frage eines Kranken konfrontiert: Warum gerade ich?

FOLGENDE DOPPELSEITE:
Indien, Ladak. Tibetischer Arzt.

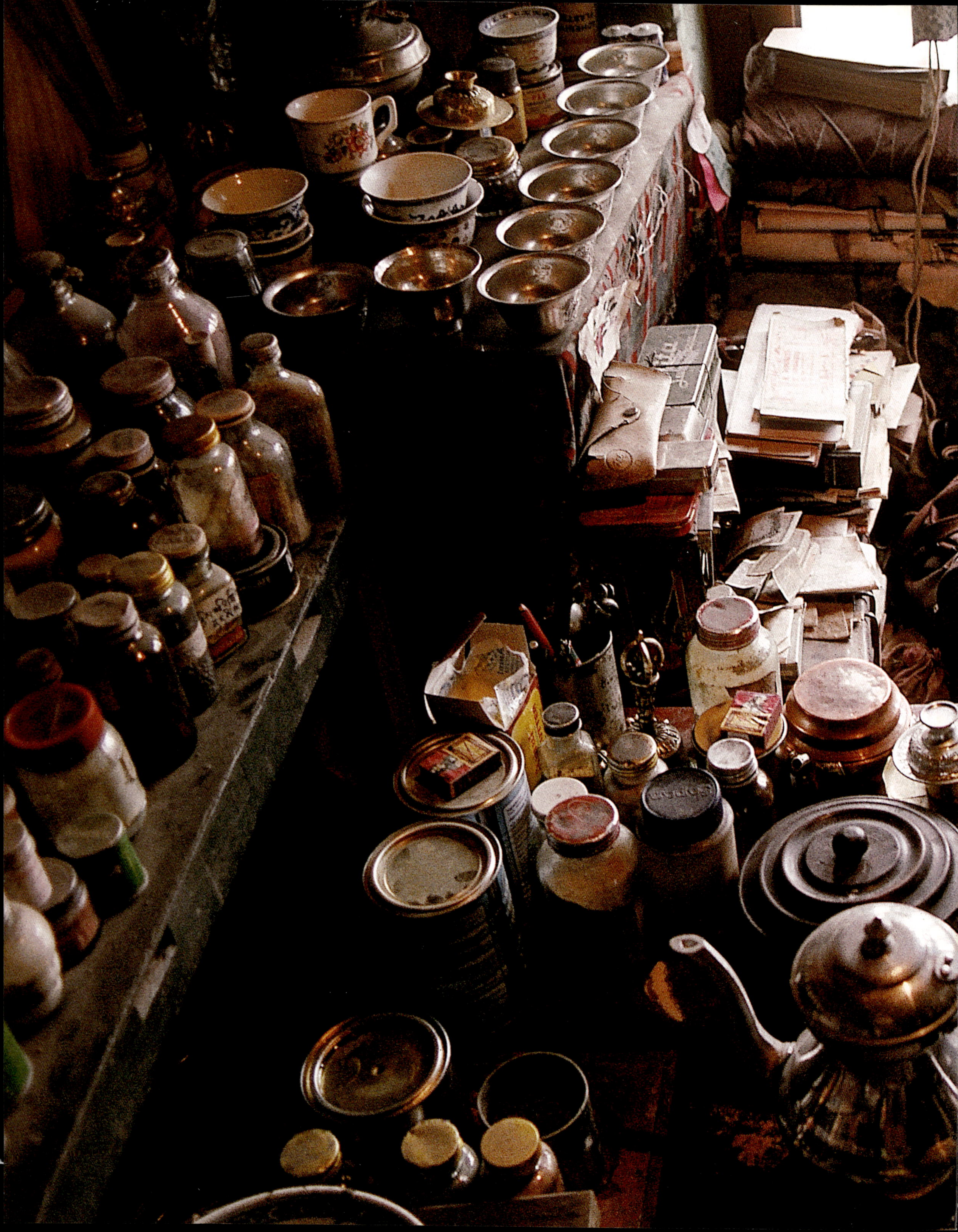

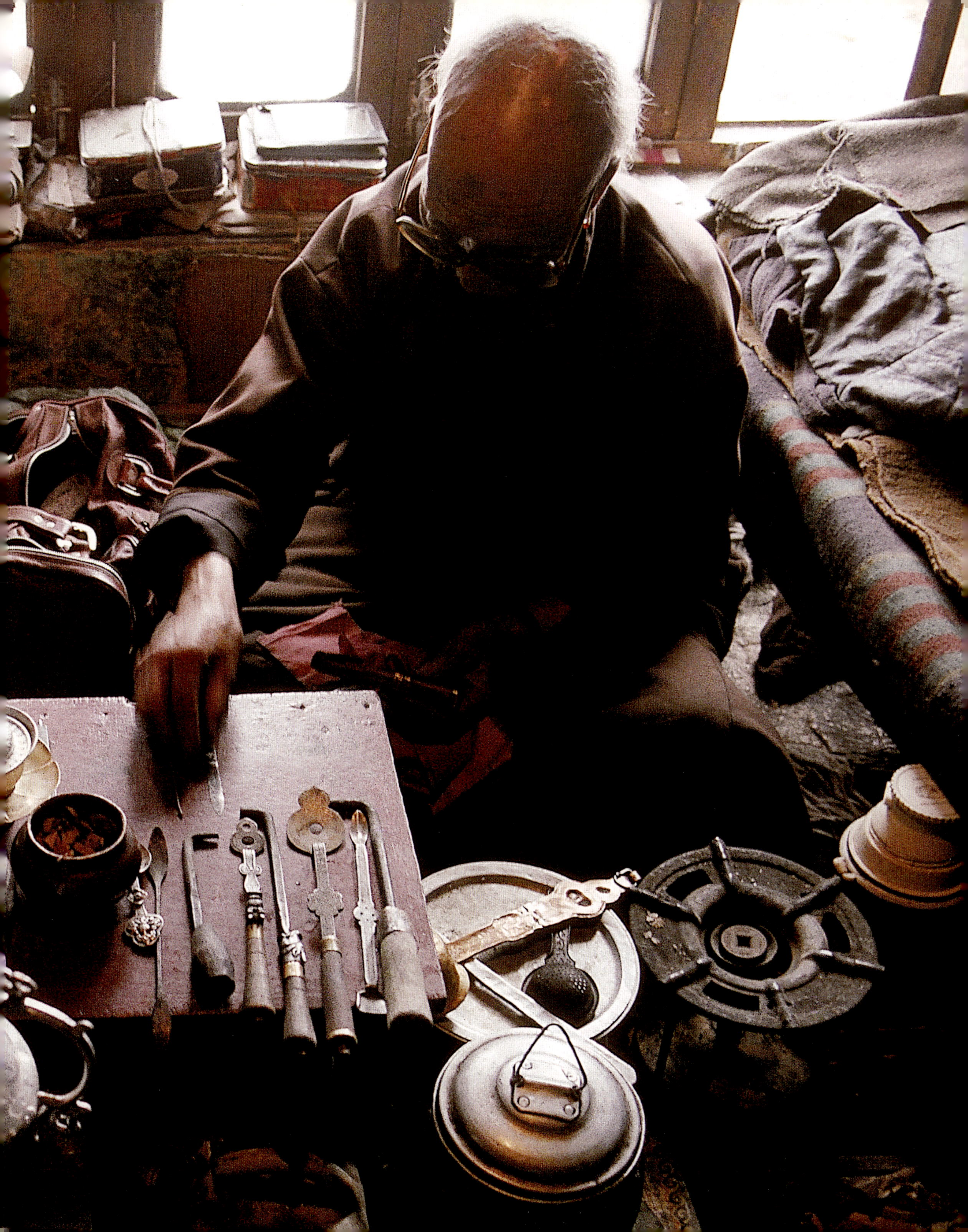

Glossar

Akupunktur
Vom lateinischen *acus*, Nadel, und *punctura*, Stich. Technik der traditionellen chinesischen Medizin, deren Ursprünge mindestens 4000 Jahre vor unserer Zeitrechnung liegen. Dabei werden bestimmte Punkte des Körpers angestochen, um die verschiedenen Energieströme anzuregen. Eine chinesische Legende erzählt, diese Technik sei von einem Schamanen zufällig entdeckt worden, als er einen Jäger versorgte, der sich einen Pfeil in den Fuß geschossen hatte. In den 1930er Jahren wurde die Akupunktur in Europa eingeführt.

Ayurvedische Medizin
Traditionelle indische Medizin. Der Begriff Ayurveda entstand aus zwei Wörtern des Sanskrit, die »Leben« und »Wissen« bedeuten. Nach dem Rigveda, den ersten Texten, die von der ayurvedischen Medizin berichten, existierte sie bereits seit 1200 vor Christus. Grundlage der Heilkunst ist die Theorie der Penchâ-Bhûta, der fünf Wurzeln der Materie. Der Mensch und alles, was existiert, besteht aus Erde, Wasser, Feuer, Wind und »Äther«. Bei der Diagnose wird versucht, die Gründe für die Störung im inneren Gleichgewicht des Körpers zu erkennen. Zu den wichtigsten Vorsorgemaßnahmen gehören die Beachtung von Grundsätzen zu Hygiene, Schlaf und Ernährung. Ayurveda berücksichtigt die individuellen Voraussetzungen und versucht, jedem Einzelnen eine besonders abgestimmte Behandlung zukommen zu lassen.

Chi
Der Begriff ist schwer zu übersetzen, da es in unseren Kulturen keine wirkliche Entsprechung gibt. Man könnte es als Lebensenergie oder Urhauch bezeichnen. Nach der taoistischen Tradition existierte das *chi* schon vor der Entstehung des Universums. Die Energie zirkuliert entlang der zwölf Meridiane über einen Kreislauf vom Kopf über die Gliedmaßen und die Eingeweide bis zu den Füßen. Die Meridiane sind beiderseits der Mittelachse des Körpers angelegt und können durch Akupunktur stimuliert werden. Fachleute meinen, es gebe einige Hundert Akupunkturpunkte.

Chinesische Medizin
Wie die indische Medizin, kann auch die chinesische Medizin auf eine Jahrtausende alte Tradition zurückblicken und setzt ebenso einen Schwerpunkt auf der Vorsorge. Die beiden Prinzipien *yin* und *yang*, die die gesamte Schöpfung beherrschen, finden sich als Heiß und Kalt, als Feucht und Trocken, Körper und Geist, auch im menschlichen Körper wieder.
Die Genesung des Kranken erfolgt durch die Wiederherstellung der Harmonie der Wechselwirkung beider Kräfte. Der Mensch besteht, wie die Natur, aus den fünf Elementen Wasser, Feuer, Erde, Metall und Holz. Jedes Medikament wird speziell für den einzelnen Patienten zusammengestellt.

Dampf- und Rauchbehandlung
Dabei wird, wie bei der Behandlung von Atemwegserkrankungen, ein Teil des Körpers Dämpfen von Heilpflanzen ausgesetzt. Besondere Dämpfe oder Räucherdüfte werden für die Reinigung von Orten (von üblen Gerüchen oder zur Desinfektion) eingesetzt.

Geomantie
Weissagungstechnik, bei der zufällige Formen interpretiert werden, die durch das Werfen von Kieselsteinen entstehen.

Heiler
Nach der Definition der Weltgesundheitsorganisation (WHO) eine Person, die innerhalb einer Gemeinschaft lebt und für Behandlungen mit pflanzlichen, tierischen oder mineralischen Stoffen,

für Methoden auf der Basis von Kenntnissen, Verhaltensweisen und Glaubensgrundsätzen, die dem körperlichen, geistigen und sozialen Wohlbefinden, verpflichtet sind, anerkannt ist. Auch die Erforschung der Ursachen von Krankheit und Behinderung in einer Gemeinschaft gehört dazu.

Hydromantie
Weissagungstechnik, die aus der Lage von Objekten liest, die ins Wasser geworfen wurden.

Hydrotherapie
Therapie, die sich die physischen und chemischen Eigenschaften des Wassers zunutze macht.

Kataplasma
Heißer Breiumschlag, der als Beruhigungsmittel oder zur Schmerzlinderung direkt auf die Haut gelegt wird. In unseren Breiten wurde der Brei oft aus Leinmehl oder Kartoffelmehl angerührt.

Mantra
Wort aus dem Sanskrit, das »Instrument des Denkens« bedeutet. Mantras sind heilige Sprüche der volkstümlichen hinduistischen Kultur, die magische Kräfte haben sollen. Sie werden wiederholt rhythmisch gesprochen, entweder um böse Geister zu vertreiben oder um Wohltaten der Götter zu erflehen.

Moxibustion
Bei dieser Therapie wird an einem der Akupunkturpunkte eine Wärmequelle angesetzt, um die Atmung oder die Aktivität der Eingeweide anzuregen, oder auch um dem Körper Kälte und Feuchtigkeit zu entziehen. Die in der chinesischen Medizin häufig benutzten Moxa sind kleine Kegel aus Beifuß, die auf der Haut abgebrannt werden. Manchmal werden ihnen auch noch andere Kräuter beigegeben.

Pharmakopöe
Verzeichnis pflanzlicher, mineralischer oder tierischer Substanzen, die für die Zusammenstellung von Arzneien benutzt werden.

Salbe
Fetthaltiges Präparat aus Wirkstoffen von Pflanzen, das direkt auf die Haut aufgetragen wird.

Schamane
Das Wort stammt aus dem Tungusischen, einer Sprache, die von den in Sibirien lebenden Ewenken gesprochen wird, und bedeutet »Mönch«. Schamanen können in Gemeinschaften, die zur Natur meist eine besondere Beziehung haben, zugleich als Heiler, Priester und als »Soziotherapeut« wirken. Besonders Trancezustände und Weissagungen gehören zu ihren Riten. Schamanismus wird in vielen Gesellschaften der Welt praktiziert, vor allem in Sibirien, in der Mongolei, in Australien, Süd- und Nordamerika, Südostasien, in Indien, Nepal und manchen Gegenden Afrikas.

Skarifikation
Kleiner Einschnitt in die Haut zu medizinischen Zwecken.

Tantra
Wort aus dem Sanskrit, das »Lehre« bedeutet. Gesamtheit der Praktiken und Texte des Tantrismus, einer Religion, die unter anderem auf dem Hinduismus und Buddhismus basiert. Im 17. Jahrhundert verfasste ein tibetischer Gelehrter das Buch *Blauer Lapislazuli*. Dabei handelt es sich um einen Kommentar der medizinischen Tantra, der mit 8000 Tafeln oder Vignetten, den Tankas, illustriert ist. Krankheiten und Pharmakopöen sind dargestellt sowie Kräuter und Heilpflanzen. Mit diesen beschreibenden Illustrationen sollte Studierenden eine Hilfestellung geboten werden.

Tibetische Medizin
Von fünf Grundelementen – Erde, Wasser, Feuer, Luft und Raum – dynamischen Kräften, die einander beständig durchdringen, um alles Existierende zu erschaffen, geht auch die tibetische Medizin aus, von der man weiß, dass sie von der indischen Heilkunde beeinflusst ist.
Für die fünf kosmischen Elemente sind im Körper des Menschen Entsprechungen zu finden. Die Festigkeit der Erde wird den Knochen, der Haut und den Haaren zugeordnet, Wasser den Flüssigkeiten und den Geschlechtsteilen, das Feuer der Verdauung und dem Stoffwechsel, die beide in der Körperregion um den Bauchnabel lokalisiert werden. Die Lebensenergie ist mit der Luft und dem Herzen verknüpft, der Raum mit dem Bewusstsein, dem Kopf und der Kehle. Alles, was die Störung des Gleichgewichts jener fünf Elemente im Körper beheben kann, besteht, entsprechend der Vorstellung, dass Gleiches Gleichartiges heilt, ebenso aus fünf Elementen. Eine tibetische Abhandlung zur Medizin betont, dass Körper, Krankheit und Arzneimittel zu ein und derselben elementaren Essenz gehörten.

Traditionelle Medizin
Nach der Definition der Weltgesundheitsorganisation WHO versteht man darunter die Gesamtheit an Wissen und Praktiken, die, erklärbar oder nicht, eine physische, geistige oder soziale Störung des Gleichgewichts diagnostizieren oder beheben können, und die sich dabei nur auf Erfahrungen und Beobachtungen stützen, die mündlich oder schriftlich von Generation zu Generation weitergegeben wurden.

Volksmedizin
Gesamtheit der Behandlungsmethoden für harmlosere Leiden, die bei der Bevölkerung eines Landes üblich sind.

Weissagung
Für die Babylonier Mesopotamiens gehörte die Weissagung, jene Form der Zwiesprache zwischen Göttern und Menschen, zu den Grunddiensten eines Arztes. So war es ihnen nicht nur möglich, den Willen der Götter – und damit auch die Ursache der Krankheit – zu verstehen, auch wertvolle Ratschläge zur Behandlung konnte er so in Erfahrung bringen. Um die Sprache der Götter zu entschlüsseln, mussten der Vogelflug, die Träume, die Stellung der Sterne oder das Erscheinen monströser Tiere so genau wie möglich interpretiert werden. Die Seher untersuchten auch die Leber von Schafen, um besondere Ereignisse vorauszusagen. Die Leber, das mit Blut am höchsten gesättigte Organ des Körpers, galt ihnen als Sitz des Lebens und der Gemütsregungen. Im Herzen hingegen saß der Verstand.

Wissenschaftliche Medizin
Medizin, die sich auf Kenntnisse stützt, die aus wissenschaftlicher Forschung gewonnen wurden.

Yin und Yang
Das *chi*, wie die Taoisten den Urhauch nennen, gebar Himmel und Erde. Das leichtere, dem *yang* entsprechende Wehen, stieg auf und formte den Himmel, das schwerere, dem *yin* entsprechende Wehen, sank hinab und formte die Erde. Der Mensch steht zwischen Himmel und Erde, und auch wenn er über eigene Energie verfügt, so ist er doch den himmlischen und irdischen Kräften unterworfen. Das Gleichgewicht der beiden einander ergänzenden Grundprinzipien *yin* und *yang* und den stetigen Wechsel der ihnen jeweils eigenen Energien sollte man respektieren, um Krankheiten zu vermeiden. Der Oberkörper des Menschen und das auf den Himmel bezogene Äußere sind *yang*. Der Unterleib und das auf die Erde bezogene Innere sind *yin*.

Bibliografie

ALMEIDA Théodore D', *L'Afrique et son médecin*, CLE, 1974.
ANDRÈS Gilles, *Principes de la médecine selon la tradition*, Dervy-Livres, 1980.
ARNOLD RICHEZ Florence, *Les Autres Médecines*, Bordas, 1980.
Association études populaires et initiatives, *Les Simples entre nature et société. Histoire naturelle et thérapeutique, traditionnelle et actuelle, des plantes médicinales françaises*, 1983.
BAKER Ian A., *Das große Buch der tibetischen Heilkunst,* Lübbe, 1999.
BEAUDOIN Gérard, *Les Dogons du Mali*, Armand Colin, 1984.
BECKWITCH Carol und FISHER Angela, *Cérémonies d'Afrique*, Éditions de La Martinière, 1999.
BENOIST Jean (Hg.), *Soigner au pluriel. Essais sur le pluralisme médical*, Khartala, coll. »Médecines du monde«, 1996.
CHEVALIER Jean und GHEERBRANT Alain, *Dictionnaire des symboles*, Robert Laffont, 1982.
CLAISSE-DAUCHY Renée, *Médecine traditionnelle du Maghreb. Rituels d'envoûtement et de guérison au Maroc*, L'Harmattan, 1996.
COSTA Jean-Patrick, *Les Chamans hier et aujourd'hui*, Flammarion, coll. »Dominos«, 2001.
DIETERLEN Germaine, *Essai sur la religion bambara*, Éditions de l'Université de Bruxelles, 1988.
DJEBBAR Ahmed, *Une histoire de la science arabe*, Seuil, 2001.
FAUBERT Gabriel und CRÉPON Pierre, *La Chronobiologie chinoise*, Albin Michel, 1983.
GIBBAL Jean-Marie, *Tambours d'eau*, Le Sycomore, 1982.
GIRAULT Louis, *Kallawaya, guérisseurs itinérants des Andes*, ORSTOM, 1984.
HERBERT Jean, *Wege zum Hinduismus*, Rascher, 1951.
KALIS Simone, *Médecines traditionnelles, religions et divination chez les Seereer Siin du Sénégal*, L'Harmattan, 1997.
KŒNIG Yvan, *Magie et magiciens dans l'Égypte ancienne*, Éditions Pygmalion/Gérard Watelet, 1994.
L'Homme et son corps, Ausstellungskatalog, RMN, 1978.
LACROIX Jean-Michel und THERRIEN Michèle, *Peuples des*

Grands Nords. Traditions et Transitions, Presses Sorbonne Nouvelle/Inalco, 1995.
LAPASSADE Georges, *Les Rites de possession*, Anthropos/Economica,1997.
LAPLANTINE François, *Anthropologie de la maladie*, Payot, 1986.
LE BRETON David, *Anthropologie du corps et modernité*, PUF, 1990.
LE BRETON David, *Corps et sociétés*, PUF, 1990.
Le Roi Salomon et les maîtres du regard, Ausstellungskatalog, RMN, 1992.
LÉVI-STRAUSS Claude, *Strukturale Anthropologie*, Frankfurt a. M., 1967.
LEWIS Paul und Elaine, *Völker im Goldenen Dreieck. Bergstämme in Thailand*, Stuttgart, 1984.
MÉCHIN Colette (Hg.), *Usages culturels du corps*, L'Harmattan, 1997.
PERRIN Michel, *Les Praticiens du rêve*, PUF, 1992.
Petit Larousse de la médecine, Larousse/Bordas, 2001.
PONT-HUMBERT Catherine, *Dictionnaire des symboles, des rites et des croyances*, J.-C. Lattès, 1995.
RENAN Colin, *L'Histoire mondiale des sciences*, Seuil, 1988.
ROSSI Ilario, *Corps et chamanisme*, Armand Colin, 1997.
SALOMON Christine, *Savoirs et pouvoirs thérapeutiques kanaks*, Inserm/PUF, 2000.
SANDIFER Jon, *L'Acupression*, J'ai lu, 2000.
SERVIER Jean, *L'Homme et l'invisible*, Éditions du Rocher, 1994.
SOUZENELLE Annick DE, *Le Symbolisme du corps humain*, Dangles, 1984.
STAMM Anne, *La parole est un monde*, Seuil, 1999.
SWERDLOW Joel L., *Nature's medicine. Plants that heal*, National Geographic Society, 2000.
TAMISIER Jean-Christophe (Hg.), *Dictionnaire des peuples. Société d'Afrique, d'Amérique, d'Asie et d'Océanie*, Larousse/Bordas, 1998.
THOMAS Louis-Vincent und LUNEAU René, *Les Religions d'Afrique noire*, Stock, 1995.
VITEBESKY Piers, *Les Chamanes*, Evergreen/Taschen, 2001.

Bildnachweis

BOXFORD, **Robert Estall Photo Library**/A. Fisher/C. Beckwith: 92–93, 97, 119, 158, 165, 166, 168/169 w GRENOBLE, **Marc Dosier**: 145/155 XX LIMOURS; **Studio B**/Black Star/G. Stubbs: 54 w LONDON, **Still Pictures**/ A. Arbib: 100; M. Edwards: 98, 101, 136/137 w MALAKOFF, **Étienne Dehau**: 74 w PARIS, **AKG**/E. Lessing: 57 oben – **Ana**/R. Charret: 144/145; D. Ducoin: 58, 127 – **Artephot**/J. Lavaud: 116 – **Bios**/F. Bidault: 40/41; A. Compost: 150; Cooper/P. Arnold: 8; N. Dickinson, 134; J.-L. Dugast/Lineair: 115; A. Greth: 151; G. Nicolet: 18, 77 – **Bridgeman-Giraudon**: 84, 85 oben und unten – **Christophe Boisvieux**: 129 – **Ciric**/P. Cocco: 120/121 – **Contact Press Images**/L. Grinker: 78/79; D. Mehta: 35, 43, 50, 82/83, 108/109; A. Reininger: 19, 52, 62/63 – Corbis/G. Rowell: 59; M. Yamashita: 73 – **Cosmos**/B. und C. Alexander: 123, 138/139, 143 unten rechts, 156, 157, 176; Aspen/J. Aaronson: 49; Aurora/R. Caputo: 125 oben, Mitte, unten; Aurora/L. Johnson: 6/7; P. Maitre: 34; Aurora/D. Walsh: 104 – **Diaf**/C. Frégier: 16/17; F. Kohler: 26/27; B. Simmons: 24/25; J.-D. Sudres: 130; Y. Travert: 51 – **Explorer**/J.-L. Charmet: 110 – **Gamma**/J. Bacheberle: 86; Gaillarde: 89, 103; E. Sampers: 162/163; C.-H. Vioujard: 117 rechts oben – S. Held: 102 – **Hémisphères**/P. Frilet: 148/149; B. Morandi: 90–91; J.-B. Rabouan: 13, 14, 47, 65, 71, 80/81, 128, 178/179 – Hoa-Qui/P. Body: 38/39; S. Grandadam: 159; Henriett: 32; Jouan/Ruis: 46; O. Martel: 106/107, 140; M. Renaudeau: 21, 160 – **Magnum**/B. Barbey: 72, 112, 174; Gillilson: 153; M. Rio Branco: 99; G. Sioen: 114; C. Steele: 20 – **Maria und Pascal Maréchaux**: 45, 48, 60 – **Rapho**/F. Ancellet: 15, 67; R. und S. Michaud: 22/23, 30, 31 oben, Mitte und unten, 56, 57 Mitte und unten, 70, 111 links und rechts, 117 oben rechts, oben Mitte und unten, 126, 133, 141, 142, 143 oben rechts, 146, 147, 152, 175; Network/P. Tweedie: 53; M. Yamashita: 11; 28/29 – **RMN**/G. Vivien: 68, 69 – **Michel Setboun**: 75 – **Sipa press**: 173 – **Nicole Viloteau**: 37 w SUCY-EN-BRIE; **Olivier Martel**: 55, 95, 164.

Titel der Originalausgabe: *Médecines d'ailleurs*
Erschienen 2002 bei Éditions de La Martinière, Paris

Bibliografische Information Der Deutschen Bibliothek
Die Deutsche Bibliothek verzeichnet diese Publikation in der Deutschen Nationalbibliografie; detaillierte bibliografische Daten sind im Internet über http://dnb.ddb.de abrufbar.

Deutsche Erstausgabe

Ein Unternehmen der La Martinière Groupe

Aus dem Französischen von Egbert Baqué
Grafische Gestaltung: Rampazzo & Associés
Bildrecherche: Jean Goussebaire
Satz: satz & repro Grieb, München
Printed in Italy

ISBN 3-89660-224-1

www.knesebeck-verlag.de